轻松控制慢性病

QINGSONG KONGZHI
MANXINGBING

徐光来◎编著

浙江工商大学出版社·杭州
ZHEJIANG GONGSHANG UNIVERSITY PRESS

图书在版编目(CIP)数据

轻松控制慢性病 / 徐光来编著.—杭州：浙江工商
大学出版社，2019.11
　ISBN 978-7-5178-3535-6

　Ⅰ.①轻… Ⅱ.①徐… Ⅲ.①轻松—控制—慢性病 Ⅳ.
①R4

中国版本图书馆 CIP 数据核字（2019）第 230739 号

轻松控制慢性病
QINGSONG KONGZHI MANXINGBING

徐光来　　编著

责任编辑	王　耀　白小平
封面设计	杭州林智广告有限公司
责任印刷	包建辉
出版发行	浙江工商大学出版社

（杭州市教工路 198 号　邮政编码 310012）

（E-mail:zjgsupress@163.com）

（网址:http://www.zjgsupress.com）

电话:0571-88904980,88831806(传真)

排　　版	杭州林智广告有限公司
印　　刷	杭州嘉业印务有限公司
开　　本	710mm×1000mm　1/16
印　　张	18
字　　数	320 千
版 印 次	2019 年 11 月第 1 版　2019 年 11 月第 1 次印刷
书　　号	ISBN 978-7-5178-3535-6
定　　价	72.00 元

序言

我国已进入老年化社会,慢性疾病患者也不断增加。然而慢性病病程长,病情迁延不愈,病理变化呈不可逆反应。

慢性病主要是指高血压、心脑血管疾病、恶性肿瘤、糖尿病、慢性阻塞性肺疾病和精神及神经性疾病等。慢性病具有多种因素共同致病(多因一果)、一种危险因素引起多种疾病(一因多果)、相互关联、一体多病等特点。因此要做到健康老龄化,这是一个贯穿生命全程的过程,从胎儿期减少对有害有毒化学物的暴露,到青、中年期预防慢性病的发生,再到老年期对慢性病正确有效经济的老有所医。

该书以科教普及的手段和风格,囊括了各系统的慢性病,面向三种人群:一般人群、高危人群、患病人群;关注三个环节:控制危险因素、早诊断早治疗、规范化管理;运用三种手段:健康促进、健康管理、疾病管理。是一本不可多得的有关慢性病防治知识普及的好书。

徐光来医师早年医学院毕业,从事心血管内科等临床工作 50 余年,发表专业论文 32 篇,获科技进步奖 5 项,著有《心血管健康新知》《慢性病飙升你如何应对》等著作。近 3 年从事慢性病管理研究和临床实践,对慢性病的流行病学和早防早治有较深入的理论造诣和实践心得。本书也是他临床生涯实践在慢性病防治中的总结和升华。

慢性病管理和自我管理已成为摆在我们面前的一大要题。希望健康人群和慢性病患者,通过对本书的系统阅读学习,以了解慢性病的发生发展规律,并针对读者自身的特点,确定有效的防治手段和方法,让广大人群不得或少得慢性病,让慢性病患者尽可能过上健康人的的生活。

感谢徐光来老前辈在慢性病防治中的付出与贡献。

浙江省医学会内科学分会主任委员
浙江大学医学院附属二院老年干部科主任

前言

　　《中国防治慢性病中长期规划（2017—2025 年）》提出我国防治慢性病的目标： 到 2020 年力争 30—70 岁人群因心脑血管疾病、癌症、慢性呼吸系统疾病和糖尿病等导致的过早死亡率较 2015 年降低 10％，到 2025 年过早死亡率较 2015 年降低 20％。目前我国慢性病患者众多，慢性病的防控形势十分严峻。

　　要实现防治慢性病中长期规划的目标，关口就要前移，首先要做好慢性病的零级预防和一级预防。本书根据循证医学、现代医学观点，从近年来防控慢性病的新知识、新理念角度，对心脑血管疾病、糖尿病、慢性阻塞、肥胖及癌症等主要慢性病提出一系列行之有效的措施和方法；对备孕期女性、孕期女性、患有儿童性肺疾的青少年等各类人群的零级预防慢性病、十余种癌症的高危因素筛查和预防、带致癌基因及晚期癌症的应对、癌症的过度诊断和过度治疗等方面进行系统阐述。

　　本书特别指出，防控慢性病的主要方式是强化自己健康的生活方式，短暂性脑缺血发作是一种急症，血脂异常要分层治疗，卒中、冠心病、心衰、慢阻肺患者要康复训练。

　　本书还在部分章节中提到一些防控慢性病的基本原理和相关应对知识，有利于提高读者防控慢性病的综合素养。

　　本书出版得到杭州锦江集团公司的热心支持，特此感谢。限于笔者水平，本书难免有不当之处，恳请同道和读者指正。

徐光来

目录

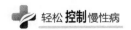
第三章 防控慢性病先干预心血管疾病 / 47

第四章 冠心病防控要知道的几件事 / 61

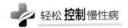

第九章　**慢阻肺——沉默的杀手** 　/ 163

第十章　**隐匿起病的慢性肾病** 　/ 175

第十一章　**十种肿瘤风险因素及防控** 　/ 189

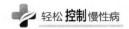
第十二章 肿瘤防控要知道的几件事 / 207

第十三章 如何照料和管理阿尔茨海默病患者 / 237

第十四章　**认识失眠症** / 247

第十五章　**防控慢性病值得关注的几件事** / 263

第一章

脑血管疾病可防可控

我国脑血管疾病防控形势十分严峻。卒中已成为我国居民疾病死亡的第一号杀手。不仅如此，在每年新发病例中，45岁以下患者占12%，卒中发作呈年轻化趋势，且农村卒中患者人数多于城市。

统计表明，我国卒中死亡率是欧美国家的4—5倍。导致这一结果的主要原因是许多卒中患者未能及时获得救治。缺血性卒中发病时，应尽早开通患者闭塞血管，恢复缺血区脑组织血流，这样可以避免脑组织损伤，改善预后情况。但我国仅有5%缺血性卒中患者在发病4小时内能够及时前往医院接受治疗，仅有0.4%的患者在发病6小时内能够及时得到动脉取栓治疗；而动脉机械性取栓术能够明显降低缺血性卒中患者致残率和死亡率，改善其预后情况。

值得欣慰的是，随着卒中防治工作的开展，我国卒中死亡率呈现出可喜的拐点。2017年6月中国卒中学会发布了一条消息：近年来中国卒中死亡率无论在城市还是农村地区均呈下降趋势，城市居民卒中死亡率下降31%，农村地区居民卒中死亡率下降11%，这说明卒中确实可防可控。

一、卒中可防可控

卒中是可防可控的。只要控制好以下9个危险因素，就可能遏制90%以上卒中的发生。这9个危险因素是高血压、血脂异常、糖尿病、动脉粥样硬化、超重或肥胖、体育活动少、蔬果摄入不足、吸烟和不良情绪。在这9个危险因素中，高血压、血脂异常和糖尿病是高危因素，控制好这3个高危因素，基本上能阻止卒中的病理基础——动脉粥样硬化的发生，从而降低卒中发病的可能。

我国首都医科大学在2016年发布了国民卒中风险量表。从量表中可以看出，35—50岁的男性人群，如果能把高血压、血脂异常、超重、肥胖、糖尿病等5个危险因素控制在理想状态，那么65岁前其患卒中风险近乎零。研究表明，卒中的防控成功与否，关键在于青、中年时期是否有健康的生活方式。

研究者还发现，随着血压的升高，不同年龄人群终生卒中风险也随之升高。可见，在这些危险因素中，高血压比其他危险因素在促成卒中风险方面更为显著。高血压不仅是卒中致病病因（导致动脉粥样硬化），也是卒中发病诱因（引起血压

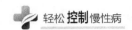

飙升），但目前我国高血压的防治仍处在高患病率、低知晓率、低治疗率、低控制率一高三低状态。这是我国卒中发病率居高不下的主要原因。

在控制卒中发生的因素中，高血压是最易干预，也是干预效果最好的危险因素。如果能把血压降到合理水平，卒中的发病率至少可以减少50%。因此，尽快改变目前"一高三低"的局面，把"一高三低"反转为"一低三高"是防控卒中的当务之急。

降压达标是防控卒中的关键。高血压患者只要能把血压长期维持在理想水平，卒中发病率就可大大减少。但目前高血压达标率只有30%左右，原因有以下几个方面。

1. 治疗依从性差

临床发现，不少患者血压一达标就减药或停药，认为"是药三分毒"。看到药品说明书上"不良反应"，更是忧心忡忡，擅自减、停药的现象比较普遍。

要知道，药品说明书是一纸法律文书，如果患者出现了药品说明书中没有述及的副反应，就会涉及法律问题。因此，只要药品在临床实验阶段发生过一例药物副反应，药品说明书就会将其列入，这也体现了正规药品生产厂家对病人负责的态度。如果有的药品说明书写得比较简单，药品不良反应条目寥寥数语，甚至"不详"，那么可能这类药品副反应确实很少，也有可能是对药物副反应的观察并不严密。

目前我国使用的降压药，无论是缓释片、控释片、单片制剂（含两种不同机制的降压药）或传统降压片（如复方降压片），治疗效果都比较好，副反应也很少。即使患者在服药期间出现了不良反应，药品选择和调整的余地都比较大。

高血压是卒中的元凶。防控卒中、提高血压达标率，只有提高患者治疗依从性，长期（甚或终身）服用靶剂量的降压药才能有效预防卒中。

我国高血压达标率与西方国家存在很大差距，一个重要原因是高血压患者不遵照医嘱服药，擅自减、停、换药的现象十分普遍。

安全用药需要患者仔细阅读药品说明书。患者是用药的主体，是药品副反应的感知者，服药期间如果出现了药品说明书上的症状，不要擅自停药，可咨询医师或药师是否调整药物。患者擅自停药后血压飙升，卒中可能随后就会发生。

2. 测量血压不规范

不按照操作规程测量血压，错误的血压读数会导致误判。误判后患者发现"血压偏低"可能会擅自停药，从而导致卒中发生。不规范测量血压，可能成为"高血压—卒中—残疾或死亡"发生过程的一个节点。

准确测量血压虽非易事,但并非难事。严格按照操作规程测量血压是高血压患者必须具备的基本技能,是安全有效治疗高血压和减少卒中发病的前提。高血压患者千万不能把测量血压看成是麻烦事,甚至看成是可有可无的小事。

3. 血压波动

心理应激、高压力、剧烈运动等均会使血压升高。有些患者当收缩压升到 200mmHg 以上时,害怕中风会自行加服降压药物。但当心理应激等升压因素解除后,血压自然下降,这时加用的药物却在起作用,结果导致血压降得过低。如果血压太低又用升压药,则患者的血压就像在坐"过山车",高血压患者是经受不起这种折腾的。血压剧烈波动是高血压引发卒中的重要因素,其引发卒中风险可能性比收缩压飙升还要高。

4. 控盐不足

中国人对盐升压反应的敏感度远高于西方人。高盐饮食、蔬菜水果摄入不足、叶酸缺乏,是高血压难防、难控、难治,导致卒中的重要原因。近几年来,我国公众摄盐量已逐步减少,但离每天摄盐 6g 以下的要求还有很大距离。低盐饮食是当前防止卒中的重要措施。

5. 情绪激动

在卒中初诊患者的病史中,情绪激动是排在第一位的诱因。有些老年人,常为家事操心,还常对社会问题较真。爱操心、爱较真的人,在情绪激动时,肾上腺素就会大量分泌,使交感神经兴奋,血管收缩,血压升高。血压飙升和血压波动对血管壁的损害有叠加作用,诱发卒中几率就会大大提高。

可以这样说,控制 9 个危险因素,预防 5 个诱发因素,卒中基本不会发生。

二、守住防控卒中的最后一道防线

中国的卒中发病率、复发率、致残率、死亡率相当高。新近研究指出,防控轻型卒中是预防卒中复发、致残和死亡的最后一道防线。研究者把脑血管疾病分为致残性(脑梗死)和非致残性(短暂性脑缺血发作和轻型卒中)两种,这两种卒中的干预策略完全不同。致残性脑血管疾病首先要采取溶栓等有效手段开通血管,而

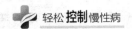

非致残性脑血管疾病只要当机立断,采取综合措施就能够控制病情进展和复发,从而避免发生脑梗死。

我国超过 60%的脑血管事件是非致残性的,防控非致残性卒中非常必要,如果没有抓住机会,患者就可能卒中复发致残甚至死亡。由此,有的医学专家将防控非致残性卒中喻为强化卒中预防治疗的"甜蜜区域"。

非致残性脑血管疾病包括:①短暂性脑缺血发作(TIA)和轻型缺血性卒中(症状迅速缓解,未遗留残疾);②急性多发性腔隙性脑梗死(磁共振或 CT 发现脑内多发性腔隙性小梗死病灶,临床症状轻微或无症状);③颅内或颅外大动脉粥样硬化性狭窄 50%。其中短暂性脑缺血发作表现是:症状发作突然,持续时间短暂(一般 10 余分钟,多在 1 小时内缓解,绝不超过 24 小时);单侧眼睛一过性黑矇、雾视、视野中有黑点或阴影;一侧面部或肢体麻木无力、失语、口齿不清、平衡失调、四肢突然无力跌倒等。

据统计,我国人群中 TIA 患病率高,且误诊率和漏诊率相当高,治疗也不积极。我国卒中的一级预防终点是控制好血压,二级预防终点是管理好非致残性脑血管疾病人群。从预防的角度,关口越往前移效果越好。

 ## 三、短暂性脑缺血发作——卒中的"震撼弹"

我国短暂性脑缺血发作(TIA)患者在进展为卒中之前未得到有效的治疗。主要原因是患者把短暂性(又称一过性)脑缺血发作症状不当回事,如一过性轻度的肢体活动不利、麻木、口齿不清、黑矇、眩晕等症状常常只有几秒钟或几分钟时间,且多在 30 分钟内缓解,很少超过 6 小时,过后患者完全恢复"正常",不留痕迹。

人们以为 TIA 这种病症比感冒恢复得还要快,因此并不介意。但这种症象并非一去不复返,大多要杀回马枪。回马枪杀到,不只是卷土重来,而且是变本加厉(演变成脑梗死)。患者此时往往措手不及,但为时已晚。

由此可见,TIA 发作既是警示又是"呼救",患者和家人必须及时拨打 120,立即就医,按急症处理。时间就是生命。

为什么 TIA 要临床急诊?因为脑组织内没有能量储备,神经元的存活依赖于持续供应的血液供氧和葡萄糖供能,所以对缺血、缺氧非常敏感,缺血数分钟内神经元就会坏死。24 小时内已经有相当数量的神经元死亡,已经是"梗死"而非"缺血发作"了。一般认为,TIA 症状持续时间超过 1 小时,就不大可能在 24 小时内缓解。知道了脑神经元如此"娇气",就不难理解为何 TIA 是急症了。

TIA 虽然持续时间较短,但在 1 周内,尤其是 48 小时内发生脑梗死的风险较高,约 10%的患者 90 天内可能发生卒中,其中近半数发生在 TIA 最初的 2 天内,而 TIA 发生后紧急采取干预措施可显著降低卒中危险。

　　防范 TIA 进展为脑梗死,第一,在于高血压患者的血压控制。要把高血压患者的血压控制在理想水平:在可耐受的情况下,降压目标一般应达到≤140/90mmHg;体质比较好的青壮年高血压患者或冠心病患者,血压要降到≤130/80mmHg;高龄老人和颅内血管或双侧颈动脉严重狭窄者为避免脑血液灌注不足,血压要维持在偏高水平,一般收缩压控制在 150—160mmHg 为宜。

　　第二,糖尿病患者的血糖控制。患糖尿病的 TIA 患者,血糖控制目标为糖化血红蛋白(HbA1C)<7%,年轻患者 HbA1C 可考虑控制在<6.5%水平。在降糖治疗的同时,饮食、运动、规律监测血糖也十分重要。

　　第三,高脂血症患者的血脂控制。高脂血症是引发动脉粥样硬化、进而发生 TIA 的重要危险因素。其中低密度脂蛋白胆固醇(LDL - C)是首要降脂目标,TIA 合并高脂血症患者,首选他汀类药物治疗,控制目标 LDL - C<1.8mmol/L 水平。

　　其他如超重、肥胖、吸烟、房颤等也是 TIA 常见的危险因素,要通过改变生活方式或辅以药物治疗来降低 TIA 风险。

四、脑梗死背后的因素

　　在脑血管疾病中,脑梗死约占 80%,脑梗死通常不会孤立发生。一项对卒中复发患者的研究发现,这些患者中 75%有高血压,56%有高脂血症,37%有缺血性心脏病,29%有心房颤动,24%有糖尿病,大多有不良生活方式。这表明脑梗死虽然是血栓形成堵塞脑动脉血流引发的,但血栓栓塞症的病因和诱因是多方面的,因而脑梗死防控也应该是多方面的、综合性的。

　　尤其要注意的是卒中发生后,由于生活方式的改变,如活动少、卧床多导致心输出量减少、血流缓慢、肺功能减退、肌肉减少、静脉血栓等,这些因素反过来诱发卒中多次复发。

　　脑梗死的主要因素是血管因素和心脏因素。

　　血管因素有三个方面:

　　第一是血管损害。高血脂、高血压、高血糖、高血黏度、静坐少动、超重或肥胖、吸烟等因素导致血管内皮细胞生成和释放抗凝物质减少,引发血管壁血栓的形成。

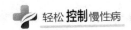

第二，动脉斑块脱落。动脉粥样硬化斑块在血压波动、情绪激动、饮酒过量、暴饮暴食、吸烟等情况时，动脉内膜的易损斑块（又称软斑块）破裂脱落，大量血小板随即黏附斑块聚集成血栓。

第三，动脉狭窄闭。脑动脉纤维化，血管壁增厚、狭窄、闭塞，同时也会形成血栓。动脉狭窄闭多与增龄、高血压、吸烟、不良生活方式等有关。

心脏因素也有三个方面：

第一，房颤。心源性血栓主要来源于房颤。阵发性房颤发作超过 48 小时，左心房内就可能有附壁血栓形成。这种血栓比较容易脱落，如果未进行或未坚持抗凝治疗，房颤患者的附壁血栓脱落的几率就比较大。脱落的血栓经主动脉、颈动脉到脑动脉堵塞血管发生脑梗死，房颤引发的脑血栓导致发病。

第二，瓣膜赘生物。风心病、心内膜炎、老年性退行性瓣膜病等疾病，在二尖瓣或主动脉瓣上形成赘生物，这些赘生物对血小板有一定的"亲和力"，血小板黏附在赘生物上从而形成血栓。

第三，卵圆孔未闭。这是一种心房间隔缺损的先天性心脏病，卵圆孔是胎儿血循环的要塞，正常情况新生儿出生后卵圆孔会自行关闭。如果没有关闭，在一定条件下，静脉系统的血栓会通过这个缺损口倒流到动脉系统，临床称"反向血栓"。

从上述血栓形成因素和血栓形成机制中可以看出两个问题：一是血栓的病因、诱因和发病机理比较明确，这些因素大多是可防可控的，即除了环境、社会、基因等因素外，多数血栓可以通过生活方式直接或间接干预来预防；二是血栓高危患者（如有短暂性脑缺血发作史、高脂血症、糖尿病、动脉粥样硬化等）可在医师指导下辅以药物，包括抗血小板药和调脂药进行防治。

治疗性生活方式干预＋药物治疗可遏制脑梗死的发病风险。如果对环境、社会、基因等因素再加以有益的调整，我国脑血管疾病的患病率、致残率和病死率将会大大降低。

五、慢性脑供血不足——卒中的前奏

慢性脑供血不足是中老年人多发病。据统计，老年人群中有 1/3 患慢性脑供血不足。慢性脑供血不足对多种脑血管疾病的发生和发展起着重要作用，长期脑供血不足可引发脑梗死和血管性痴呆。许多脑梗死和血管性痴呆患者发病前期有慢性脑供血不足史。

由于慢性脑供血不足的并发症是缓慢发生的，因此有较长时间的干预机会。

在这个时期内进行有效的干预,可以遏制卒中和阿尔茨海默病的发生。

慢性脑供血不足常见症状为头痛、头晕、视力模糊、四肢无力、麻木等。中老年人蹲得时间久了,猛地站起来会发晕甚至昏倒就是慢性脑供血不足的典型表现。慢性脑供血不足临床表现虽然多种多样,但头颅 CT 或磁共振(MRI)检查很少发现异常,因而常常被人们所忽略。

实际上,慢性脑供血不足与卒中只有一步之遥。因此,认真对待慢性脑供血不足是预防中风发作的关键。

慢性脑供血不足的主要原因是老年性颅内动脉硬化、颈动脉狭窄或粥样斑块。有以下征象时应考虑是否患慢性脑供血不足:①年龄 60 岁以上;②有引起脑动脉硬化的血管危险因素,如高血压、糖尿病、高脂血症、肥胖、代谢综合征等;③慢性心衰或持续性低血压;④有慢性脑功能障碍症状,如长期头晕、头胀痛、情绪不稳、反应迟纯、记忆力减退等;⑤CT、MRI、颅脑多普勒超声检查有脑低灌注现象。以上这些都是慢性脑供血不足因素或征象,尤其是符合 3 条以上者,需进一步检查,以明确诊断、早期治疗。

六、卒中后吞咽困难不可小觑

据调查,卒中急性期出现的吞咽困难患者,在卒中后 3 个月的死亡风险较吞咽正常者显著增高。因此,急性卒中后能够进食的患者应立即进行吞咽功能评估。吞咽功能评估常采用容积——黏度吞咽试验,即用稠度不同的糖浆或液体做吞咽测验,而最简单的观察方法是看进食或饮水时有否呛咳。

吞咽障碍如果偶然发生或单声呛咳,患者可在坐位或半卧位时摄入较稠的食物并细嚼慢咽;吞咽障碍较重患者,尤其是伴营养不良或脱水的患者,就要用鼻饲管摄食(这是居家治疗吞咽障碍常用方法)或施用肠外营养,即经静脉输注全能营养液。

特别要提醒的是有些居家治疗的卒中患者,在已经发生进食呛咳时家人还鼓励患者进食或喂食,以致造成吸入性肺炎。临床上常会见到一些因吸入性肺炎返复住院的卒中患者。由于复发性吸入性肺炎患者的致病细菌对抗生素易产生耐药,致使抗菌治疗的效果越来越差,最终成为难治性肺炎或肺部感染向全身扩散。

吞咽障碍是卒中患者常见的脑功能症状,常被人们忽视。其实,卒中后产生的语言和运动功能障碍虽然影响患者生活质量,但它对患者的预后影响并不严重;而吞咽障碍则不然,食物误入气管导致复发性吸入性肺炎往往是致命的。

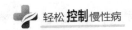

因此,卒中后吞咽困难是一个不能小觑的问题。卒中患者和家人要密切关注卒中后的呛咳情况,如发现患者有吞咽功能障碍,首先,不要鼓励其勉强进食;其次,寻求医生帮助,及时应对,以有利于患者早日康复。

七、房颤抗凝防卒中

心房纤颤(房颤)是一种常见的和比较严重的心律失常。因其起病时为阵发性心悸,有时瞬间即逝,常为人们所忽略;病情发展到持续性房颤时,有些患者也没有症状,从而使得房颤成为一种不做心电图就难以发现的隐匿性疾病。有些卒中患者发病时才发现其罪魁祸首是房颤。

房颤虽然病在心脏,但由于它形成的血栓与卒中相关,因而抗凝治疗是防止卒中的重要措施。但目前房颤患者接受或坚持抗凝治疗的并不多,致使房颤患者成为我国卒中高发病率、高致残率和高死亡率的主要原因之一。

房颤引发卒中如此凶险,那么有没有预警信号和可以消灾的办法呢?

实际上,多数房颤是有预警信号的,其中阵发性心悸最为常见,但多数人并不在意,以为是疲劳、紧张等引起的。为此,有过几次阵发性心悸发作的人,最好在发作时查心电图。若没有这个机会,可以做24小时动态心电图或穿戴式心电图检查,帮助发现隐匿性房颤。其实,自测脉律是比较好的方法:心悸发作时按腕部动脉搏动处的脉跳情况,如触到脉搏"乱跳",无规律可循且强弱不等,房颤的可能性就很大。

一旦得了房颤就要强化自己防范意识,最大限度地减少卒中发生的风险和可能造成的危害。目前,预防房颤发生血栓栓塞最有效的方法是抗凝治疗。遗憾的是,目前房颤患者接受抗凝治疗的还不足1/4,这就为我国成为卒中大国做了不少"贡献"。

目前房颤抗凝治疗常用的药物是华法令。阿司匹林也有一定抗凝作用,但一般不作首选。近年上市的几种新的抗凝药,如达比加群、阿哌沙斑、依度沙斑等,抗凝效果与华法令相当或更好,起效快,剂量固定,副反应少,特别是颅内出血风险明显降低。最大的优点是不需要经常化验血凝指标,可免去经常抽血的麻烦,但其价格昂贵,且未进医保。故目前常用的抗凝治疗还是传统老药华法令。华法令的抗凝效果是比较好的,华法令可以遏制房颤患者80%的血栓形成。但由于其治疗窗口窄,要多次监测血凝指标,药物在体内停留时间长,且受影响因素多等原因,患者治疗依从性比较差。不少患者不愿使用华法令,或用药后擅自停药。还有相当一部分患者用华法令时不能将血凝指标（INR）控制在理想范围之内，影响了药物疗效，增加了药物不良反应。但也有许多治疗依从性比较好的房颤患者，华法令用了一二十年，血凝指标一直控制在比较理想范围之内，他们偶尔也会出现牙龈出血或皮肤淤斑等轻度出血现象，然而很少发生缺血性中风。

在疾病治疗过程中，安全性总是第一位的。华法令主要的副反应是消化道出血，在服药过程中需要检测血凝指标，故应用华法令的患者要加强治疗依从性。把 INR 控制在 2.0—3.0 之间是安全用药的前提。但对核心治疗药物，在用药过程中即使有些不良反应（如用华法令后出现皮肤淤斑、牙龈渗血等出血倾向），可在医生指导和严密观察下，趋利避害、理性应对。实践证明，许多慢性病患者的优化疗效往往是在药物治疗的"再坚持一下"之后。

百年抗血小板老药阿司匹林有逐渐被新药（如氯吡格雷）取代的趋势。同样，用了几十年的华法令也可能由新型抗凝药替代，房颤患者也必定从社会发展和科学创新中受益。

 # 八、关注卒中后认知损害

卒中后认知损害是指缺血性卒中后出现未达到痴呆的诊断标准的认知功能障碍，主要表现为好忘事、丢三落四、记不住时间、忘记熟人、说话重复；日常活动能力下降，精神不集中；在熟悉环境中迷失方向；语言障碍——说话含糊、刻板、啰唆、找词困难、用词不当；情绪不稳、一过性抑郁等。

认知损害是卒中患者的常见并发症。据统计，卒中后半数以上患者并发不同程度的认知功能损害，这是卒中患者躯体残疾、心理健康缺陷和死亡率增加的重要因素。因此，在卒中的后续治疗中，认知损害的防控应成为改善患者预后的重点。

卒中后认知损害患病率与年龄有关。阿尔茨海默病卒中后认知损害随年龄增加而增加。值得注意的是，除典型的脑梗死外，频繁的一过性脑缺血发作和腔隙性脑梗死也是引起卒中后认知损害原因之一，慢性脑供血不足（如脑动脉狭窄、脑低灌注）也与认知损害有关。而这种轻症脑缺血常常被人们所忽略，成为防治认知损害的死角。实际上，许多血管性痴呆与此类隐匿性脑血管疾病有关。

另外,卒中后认知损害患者的生存率明显降低。

卒中后认知损害有哪些特点?一是突发性,即卒中发病后随即产生;二是累积性,表现为多次卒中的叠加作用,首次卒中后约 1/10 患者出现认知障碍,卒中复发后 1/3 患者出现痴呆,卒中复发次数越多,痴呆患病率越高;三是波动性,由于神经可塑性使神经功能缺损在卒中后一段时间内可有不同程度的自发改善。这与卒中后认知损害跟一般老年性痴呆有所不同,虽然血管性痴呆也是老年性痴呆综合发病因素之一,但老年性痴呆的认知损害一般表现是渐进性的,即与年龄相关的由轻度认知损害逐渐过渡为认知障碍,再演变为严重认知障碍——痴呆,病情多呈渐进性,波动性改变者少见。

卒中后认知损害的预测因素:除卒中高危因素,糖尿病、高血压、高脂血症、动脉硬化等血管危险因素均可增高认知损害和痴呆风险。其中,糖尿病危险性最大,而复发性卒中是强力预测因素,频繁的卒中发作,认知功能减退几乎难以避免。

另外,MRI 和 PET(正电子发射体层摄影)显示脑颞叶萎缩和白质损伤的程度与认知损害有一定关系。

如何防范卒中后认知损害?由于卒中是一种可防可治的疾病。因此,对卒中患者进行认知功能筛查,发现轻度认知损害并进行早期治疗是最有效的途径;对轻型、不稳定的卒中后认知损害患者,进行专业性康复训练并辅以生活方式干预,可遏止甚或逆转卒中后认知损害。如果已认定为血管性痴呆,则必须由专科医生进行药物治疗。

虽然目前仍无针对卒中后认知损害的特异治疗方法,但通过遏止高危因素可以防范或减少卒中后认知损害的发生和发展。复发是卒中后认知损害主要危险因素。许多临床资料提示,卒中复发频率与卒中后认知损害发病率正相关,即卒中复发一次,认知损害风险增加一次,复发次数越多,认知损害越严重,并逐步迈入阿尔茨海默病行列。因此,卒中幸存者,要尽力做到卒中发作只此一次。在控制卒中再发的同时,对引发卒中的糖尿病、高血压、高脂血症、肥胖或超重、动脉硬化等挑战性高危因素进行一次"清算",不能让这些危险有再次发生的机会。这需要对自己的生活方式"洗牌",强化自己治疗性生活方式,并坚持终生。同时,加强治疗依从性,血压、血脂、血糖、尿酸和体重等各项指标控制必须达标,降压、降糖、调脂、抗凝等治疗药物不能随意调整。卒中后认知损害已经成为继阿尔茨海默病症之后引起认知功能损害的第二大疾病。卒中幸存者只有通过严防死守,才可能远离卒中后认知功能损害和阿尔茨海默病。

九、颈动脉斑块如何应对

已经明确,1/3缺血性卒中是由颈动脉斑块引发的,而我国1/3成人颈动脉有粥样斑块。那么,颈动脉斑块是怎样形成的呢？如何防控与治疗劲动脉斑块？

动脉里的斑块是怎样形成的？

动脉里粥样斑块的形成并非一蹴而就的,而是需要几年甚至更长时间的一个渐进过程,大致可分为三个阶段:

第一阶段是血液中的"坏胆固醇(主要是低密度脂蛋白胆固醇,又称 LDL - C)"增多,沉积在动脉内膜下,在此聚集并发生炎症反应。如果不加控制,胆固醇在这里越积越多,形成早期的动脉粥样病变。

第二阶段是血管壁增厚。颈动脉分为三层,外膜、中膜和内膜。动脉内膜与中膜密切相连,正常情况下两部分厚度(简称为IMT)相加不超过0.9mm。在高血压、高血糖、肥胖、吸烟、静坐少动等危险因素影响下,血液中的"坏胆固醇"就会乘虚而入,继续渗透到血管壁内,使血管壁进一步增厚。

第三阶段为斑块形成。斑块逐渐增大,向血管壁内突出。当动脉内膜中层厚度超过1.3毫米时,斑块形成导致血管变窄。这些斑块会让局部血管变得僵硬,导致血管收缩和扩张能力受限,血流随之降低。随着时间的延长,钙盐也会沉积在斑块内,形成钙化。

动脉壁上斑块的危险主要取决于斑块的稳定性。稳定的斑块像皮厚馅少的"饺子"。包膜比较厚,不容易破裂,为稳定斑块。如果引发动脉粥样硬化的因素没有得到控制,就会像皮薄馅多的"饺子",斑块表面的包膜非常薄,斑块内部的脂质又非常多,容易发生破裂,为不稳定斑块(又称易损斑块)。不稳定斑块会逐渐变大,导致血管腔变窄,血流不畅,造成相应器官血流供应不足。斑块严重时,血管腔会完全被堵塞引发血管事件。

易损斑块常在一定的诱发因素作用下发生破裂。情绪激动、激烈运动、酗酒、寒冷等情况下造成肾上腺素等应激激素短期内快速增加,导致血压上升,血流冲击血管内壁,斑块的包膜就会破裂,继发血栓形成,血流中断,引发急性缺血。所以,不稳定斑块就像一枚"不定时炸弹",随时可以爆炸,从而引发严重的心脑血管事件,危及患者生命。

颈动脉斑块发展到一定程度就需要手术了。目前,手术治疗方式主要有两种:颈动脉内膜剥离术和颈动脉支架。

（1）颈动脉内膜剥离术。颈动脉内膜剥离术是治疗颈动脉狭窄比较成熟的经典方法,手术清除堵塞血管的垃圾——粥样斑块,使内壁光滑、内径恢复正常大小。由于切除了增厚的动脉内膜和粥样斑块,使血管得以疏通,脑供血得到改善,同时也切断了血栓的来源。

采用颈动脉内膜剥离术治疗后,发生卒中的比率比单纯用药物治疗预防下降了2/3。颈动脉内膜剥离术虽好,但不是所有患有颈动脉斑块的人都可以做的。适合做预防性颈动脉内膜剥离术的人群主要有以下几种:

第一,颈动脉狭窄70％以上,6个月内有一次以上短暂性脑缺血发作或轻度脑梗死者;

第二,无症状的颈动脉狭窄70％以上,斑块不稳定者;

第三,造影证实狭窄斑块不稳定伴有血栓形成者。

颈动脉内膜剥离术后要坚持口服一段时间抗血小板药物(如阿司匹林、氯吡格雷)和长期服用他汀类调脂药。术后3个月内做一次超声检查。

颈动脉内膜剥离术去除斑块比较彻底,尤其对重度颈动脉狭窄,预防卒中具有重要价值。但也有风险,需要全麻,而且有损伤神经的风险。

（2）颈动脉支架。就是把颈动脉狭窄处撑开,置入支架,把斑块压到支架外边,既稳定了斑块,又改善了远端脑组织的血供。支架的优势是不开刀,在血管内操作,也不涉及神经。但也有风险,在操作过程中不可避免地会造成一些碎小斑块脱落,可能造成次生性小栓塞(如短暂性脑缺血发作)。

（3）机械取栓术。近年开展的颈动脉机械取栓术能够明显改善缺血性卒中患者的预后,降低致残率和死亡率。机械取栓目前常用的是支架取栓:将一条直径0.3mm左右的导丝从患者股动脉穿入体内,在透视监测下穿过脑内大血管中的血栓进行定位。然后用微导管作为输送管道,将拧成麻花状的镍钛合金取栓支架送到血栓部位。拧成麻花状的取栓支架释放后,会自动弹开,形成圆柱形网状结构支架,与血管壁贴合,嵌入血栓,然后术者缓慢地将取栓装置抽出,血栓同时被取出。

动脉粥样硬化是卒中的病理基础,而动脉粥样硬化所危及的心、肾、四肢等大血管与其所伴随的小、微血管疾病及高血压、糖尿病、高脂血症、超重或肥胖等都要同时"打包"进行防控,因为这些疾病都会影响卒中的发病与预后。

看斑块是否稳定,最普及的方法是颈动脉彩超筛查。颈动脉彩超通过斑块的外表形态、所处位置和斑块生长导致动脉狭窄程度来判断颈动脉斑块的风险。

值得注意的是,斑块稳定性是动态可变的。不良的生活方式,如吸烟、酗酒、高密度的脂糖饮食、心理压力及患高血压、高血脂、糖尿病等病症控制不良时,斑块的稳定性就可能遭到破坏。因此,检出颈动脉斑块的患者要积极应对各种风险因素来保持斑块的稳定性，以免发生不测事件。

十、脑血管疾病防控要"打包"进行

一直以来，脑血管疾病防控的重点是血压、血脂、血糖及吸烟等高危因素。关注这些高危因素，虽然取得了一定的成效，但发病率仍在"稳步上升"。究其原因，可能与缺乏从源头上进行综合性预防，即"打包"进行防控有关。"打包"防控脑血管疾病有以下几个方面：一是不要依赖药物；二是改善生活方式。脑血管疾病经规范的药物治疗可以缓解症状，控制疾病进展，然而许多患者认为病情稳定后只要维持药物治疗就没有更多的风险了。于是，血压、血脂、血糖高一点，吃得咸一点，或者抽几根烟也无所谓，没有意识到病情稳定是暂时的、相对的，如果疏忽大意，血管内脂质就会沉积，斑块增厚且斑块变为不稳定，血管腔逐渐变窄。一有风吹草动（如血压升高、情绪激动）血管内环境马上就会"变脸"——发生血管栓塞事件。

脑血管疾病和其他慢性病一样，没有治愈的机会，稳定疾病是唯一的办法。抗凝药如阿司匹林、氯吡格雷、抗动脉硬化他汀类药等是目前经典治疗方法。但药物治疗对慢性病来说其作用是有限的。目前，科学对人体、疾病、药物以及其间的相互联系了解得还很少。脑血管疾病依赖药物治疗是一个误区，卒中的复发率很高，复发一次肢体功能性残疾加重一次，死亡风险靠近一次。因此，患者一旦进入依赖药物这个误区，后果十分可怕。

十一、卒中康复训练要科学

卒中后恢复瘫痪肢体功能是患者的迫切愿望，但有些患者和家人急于求成，采取不恰当的锻炼方法，反而使运动能力恢复延缓，甚至留下难以恢复的后遗症。

1. 康复训练方法错误导致病态步态

有些卒中患者病情刚稳定后，即由家人架着或拖着患肢进行步行训练。锻炼一段时间，也确实会勉强走几步路，但患者总是拖着腿"画圈"行走，由于肢体僵硬，站立不稳，往往难以独立行走。而这种不科学的锻炼方法造成的"偏瘫步态"一旦形成，以后再要纠正就比较困难了。

下肢瘫痪的中风患者康复训练，必须按照从坐起—站立—行走这一程序进

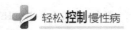
行。即具备独立坐、站、重心在患侧下肢能站立,以及具有分离运动出现的条件才可以进入步行锻炼。

2. 过度运动引发关节挛缩

过度的被动关节运动,超越关节本身的活动范围,引起关节疼痛、韧带撕裂、关节腔出血、关节挛缩,给康复治疗带来更大的困难。一般各关节每次活动 3—5次,每日重复 2—3次。运动幅度不要超越关节本身的活动范围,这样既可达到康复治疗的目的,又可防止关节挛缩。

3. 不恰当的物理刺激使肌张力增高

卒中患者在恢复过程中有一段时间会出现肌张力增高,此时如果做物理刺激(如电疗、针灸等)会使肌张力过度增高而阻碍随意运动的出现,影响瘫痪肢体功能的进一步恢复。

4. 缺乏综合性锻炼协调功能难恢复

卒中患者病灶在脑里,表现在脚里。肢体瘫痪不是单个神经、肌肉、关节受累,是一组神经、肌肉、关节的功能障碍,是复杂的运动控制、协调及精细技巧等功能丧失。所以,偏瘫患者只是训练患侧肢体的肌力,不能从根本上促进肢体功能的恢复。如果只训练患侧肢体,反而阻碍患肢功能恢复。因此,患者在住院期间,要根据专业医师制订的运动处方进行训练,出院后千万不能像平时健身运动那么随意,也要按照康复师制订的运动处方在家里锻炼。

脑血管疾病的特点是症状来得快,是按"分"计算的,一侧脑血管栓塞或出血,5分钟后对侧肢体就会完全瘫痪。但神经功能的恢复却非常缓慢,康复时间轻症按"月"计算,重症按"季"或按"年"计算。不科学的训练方法或急于求成的心理状态盲目锻炼,留下的往往是难以逆转的瘫痪后遗症。

卒中患者瘫肢的康复,是一组神经、肌肉、关节有序的综合性功能锻炼。住院期间根据临床医师或康复医师制订康复训练处方进行有序的康复训练,出院后也要按照运动处方在家里耐心锻炼。

卒中患者瘫肢的康复锻炼,实际上是一个重新学习的过程。病情稳定后即可先在床上做趾、踝、膝关节运动,如主动卷腿、抬腿、勾脚尖(朝外上方)等运动。当神经肌肉功能有所恢复时,可试用患肢负重站立,再逐渐过渡到行走锻炼。卒中后的步行康复训练是一个复杂的系统工程,必须要有专业医生的指导,并按照运动处方坚持锻炼,才可能获得正常行走能力。

第二章

高血压是慢性病的元凶

高血压是慢性病防控的切入点。从现行高血压特点来看，要实现我国 2020 年及 2025 年慢性病防控目标，需要付出巨大的努力才能实现。实现这个目标，需要国家、社会、媒体、医者和患者的共同努力。

就目前高血压流行态势来看，防控的主体是高血压患者和高血压前期人群。一般来说，事物的转化，外因是客体，内因是主体，外因只有通过内因才能起作用。因此，要实现高血压防控目标，国家、社会、媒体和医者责无旁贷，但关键还在于高血压患者和高血压前期人群自身努力。

一、左室肥厚——高血压患者的警告信号

一般认为，高血压病患者只要血压达标就很少出现并发症；但在临床上，有些高血压患者规范服药，血压水平控制尚可却出现了卒中和心力衰竭等严重并发症。究其原因，是由于对高血压患者片面地强调药物降压治疗，忽略了隐匿性并发症的存在，使许多高危高血压患者依然出现脑、心、肾等重要脏器损害。比如，高血压并发左室肥厚，是发生心脑血管事件的前奏，就属于高危性高血压，有深刻的预警意义，不可忽视。

左室肥厚是高血压病最常见的并发症之一，由于其潜在隐患甚多，明显影响高血压患者的预后。为此，医学界认为，应该把左室肥厚作为高血压病治疗中除控制血压之外的"第二靶点"。因此，在治疗高血压时，就要求对高血压患者进行左室肥厚的筛查、诊断和干预，以期改善高血压患者的预后。

调查显示，高血压与左室肥厚两者均是心脑血管疾病（如冠心病、心力衰竭、卒中和猝死）的独立危险因素，人体很难承受这双重致病因子的侵袭。因此，如不加以干预，就可能发生许多并发症。这种并发症的发生是缓慢的、渐进的、隐匿的，常常是在常规检查中被发现，或疾病发展到一定程度，如出现心衰症状时才被注意到，少数高血压患者左室肥厚没有发觉，或者发觉了也不治疗，等到心脏已经扩大，心功能已经发生问题才去看病，这已失去了最佳治疗时机。

高血压患者有多种因素导致左室肥厚。血压增高使左心室压力负荷增加；水钠储留使心脏容量负荷增加，加之循环中血管紧张素升高是导致左室肥厚的主要

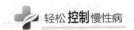

因素;而肥胖(心外膜被脂肪包绕,影响心内压力)、高盐膳食(本身会影响心肌,还会增加容量负荷)、精神紧张等情绪变化等也会导致左室肥厚;另外,遗传对左室肥厚也起到一定作用。

高血压并左室肥厚即可诊断为高血压性心脏病,患者一旦出现了这种并发症对机体危害很大,这表现为以下几个方面。

1. 降低心脏冠状动脉的血流量

正常情况下,当心脏需氧量增加时,冠状动脉会扩张,使冠状动脉血流增加。这种在心脏需氧量增加时,冠状动脉血流增加的能力被称作冠状动脉的血流储备。高血压并左室肥厚患者,心肌细胞体积增大、纤维化,冠状动脉结构和功能异常,血流储备能力显著降低,增加了心肌缺血风险,引起心肌缺血事件,因而增加死亡风险。

2. 影响心功能

只要高血压并左室肥厚,心功能就会受到影响,如不加以积极干预,会导致全心功能衰竭。高血压并左室肥厚患者一旦发展为心脏扩大,心功能恶化,常常导致终末期心衰,此时医学已无能为力。

3. 增加心律失常风险

左室肥厚的高血压患者与不合并左室肥厚者相比,发生心房纤颤及室性心律失常风险增加。这是因为肥厚的心肌组织结构改变,容易诱发心律失常,其中室性早搏最为常见。严重的室性心律失常(如室性心动过速、室性停搏)是心源性猝死的常见原因。

4. 增加心血管事件及死亡风险

高血压并发左室肥厚患者通过积极干预,肥厚的心肌是可以逆转的。逆转肥厚的心肌可降低心脑血管事件46%。干预高血压患者左室肥厚应作为治疗目标之一。

二、一过性高血压 血管的"黑天鹅"事件

研究证明,超过正常范围的血压一过性升高,将对人体不同器官产生不良影响。血压每一次升高,对全身动脉系统,尤其是心脑血管的一次冲击,这种冲击的

危害取决于当时血压升高的速度、幅度及患者的动脉系统是否有基础病变和病变的程度。年轻人，一过性轻中度血压升高，没有心脑血管基础疾病，可能造成危害不大，而对于一过性升高的收缩压＞200mmHg的老年人，尤其是有心脑血管疾病的患者，就有可能造成严重的，甚至是致命的后果。如有动脉粥样斑块、血管瘤、血管畸形的患者，一过性高血压能导致血管栓塞或血管破裂出血而引发致命性心脑血管事件。

一般阵发性高血压可表现为4种情况：①无高血压史，平时血压正常，在某些诱因（如情绪波动、劳累等）下出现血压一过性升高；②有高血压史，平时血压控制良好，在某些诱因（如情绪波动、劳累等）下出现血压一过性升高；③有高血压史，平时血压控制不佳，在原有血压基础上血压更加升高；④有严重高血压，平时血压控制不佳，血压波动大，血压一过性升高。第①②种情况可能是应激性血压波动，但需要继续观察血压波动情况。第③种情况属高危，必须在医生指导下用长效降压药强化治疗，同时注意驱除诱发因素。第④种情况属极高危，发生心脑血管事件的概率很高，应急诊就医及时治疗，以免发生意外。

阵发性高血压，无论是一时之间（如心理应急）、一日之间（晨峰血压、夜间高血压、餐后高血压等）或一年之间（季节性高血压），都会增加心、脑、肾等重要脏器的血管损害。

引发一过性高血压的原因很多，常见的因素有：不良情绪，如惊恐、焦虑、抑郁、失眠等，中枢神经系统疾病、打鼾、偏头痛、更年期（包括男女）等，还有一些药物可升高血压，包括激素类药物，如糖皮质激素（强的松、地塞米松等）、甲状腺素、非甾体类消炎镇痛药如布洛芬、对乙酰氨基酚（感冒类药中多含此药）、塞来昔布、消炎痛等，还有麻黄素、部分中药或中成药和口服避孕药等。

有明显一过性血压升高的人群，最好做24小时动态血压监测，以评估血压波动的幅度和频度，如果确诊为高血压病就必须长期降压治疗；如果偶尔出现一过性高血压，且血压升高幅度不是很大，也无相应头晕头痛等症状，定期测量血压就可以了；如果一过性高血压出现次数较多，或血压上升的速度或幅度较大，患者要引起高度关注；如轻度高血压患者短期内血压上升≥180/120mmHg或原来血压正常者，血压突然上升到160/100mmHg，就可能出现高血压脑病，就要按急症来对待。

其实，血压高不是很可怕，怕的是血压急剧波动，血压阵发性升高，因为这是卒中最常见的诱发因素。临床急诊科医生对每一个新发卒中患者都要常规询问发病诱因。生气上火、焦虑、劳累、高压力、暴饮暴食、酗酒等是最为常见的诱因。由于卒中大都是通过血压一过性升高诱发的。因此，高血压患者只要避开诱因，

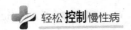

相当部分卒中是可以避免发生的。如同心房颤动引发卒中一样,持续性心房颤动并不可怕,怕的是阵发性心房颤动,其导致脑栓塞的概率远远高于持续性心房颤动。

三、适应性高血压风险大

适应性高血压,也称无症状性高血压,其特点是血压由轻度—中度—重度逐渐缓慢呈阶梯状上升。患者对这种缓慢升高的血压获得了适应,即使血压已很高,也无任何不适的感觉,完全像正常人一样,浑然不知自己有严重的疾病在身,但一旦发病,常常危及生命。

适应性高血压是一种高风险疾病。由于血压高无症状,有些患者认为自己很健康,因而不愿接受降压治疗。这种潜伏状态的高血压一旦血压升高越过身体能够承受的"红线",就像一颗炸弹,随时可能突然爆炸而置患者于死地。这种对人体的偷袭,最常见的后果是产生突发脑出血(蛛网膜下腔出血)、主动脉夹层、腹主动脉破裂、急性心肌梗死和心源性猝死等十分凶险的疾病。

适应性高血压多发生在体力劳动者、中青年或初老期老年人,尤其是平时自认为健康、从不测量血压的人群。有的人一辈子也不知道自己患有高血压,甚至猝死也不知道是高血压病所致。无任何不适的"健康者"发生猝死,其诱因约 1/3 是适应性高血压病。

其实,这种隐匿又善于偷袭的高血压是可以预防的。其防控措施主要是以下几方面。

1. 要提高对高血压病的认识

高血压病患者多数没有症状,或者有轻微头痛头昏而常被人们忽略。有些中青年人群以为自己很健康,长期不测血压,有的人甚至"这辈子没有量过血压"。适应性高血压的防控,最重要的是定期测量血压。青中年至少每年 2 次,老年人至少每年 4 次。如果血压增高,不管有无症状或状状轻重,最好每日早晚各测一次,降压治疗血压稳定后也要每周至少测 2 次。

2. 不能以症状有无来判断血压高低

许多人以为没有症状就没有高血压,降压治疗后头痛头昏等症状消失血压就正常了,再也不去关注自己的血压。这些患者最容易在心理应急时血压飙升突发心脑血管事件。因此,"健康"者或高血压患者即使没有症状也要定时测量血压,尤其是遇到心理应急情况时,更要关注自己的血压情况。

3. 规范测量血压

精确测量血压是了解血压水平的前提,但目前诊室血压或家庭血压测量只测一次的现象十分普遍。"只测一次"很容易造成误判,无症状的高血压病人如果测出的血压读数是"正常"的,便会放松警惕,长期不测血压,这无疑增加了风险。无论美国或还是欧洲的高血压指南都要求诊室血压或诊室外血压要测量3遍,每遍间隔1—2分钟;并强调只有在安静和不受干扰环境下的血压测量才有临床价值,这些做法值得我们借鉴。

4. 加强治疗依从性

适应性高血压的特点是"深处流水,表面平静",血压升高但无症状。因此,高血压患者不能以有无症状来判断血压高低,无论有无症状都要长期服用降压药物,千万不能随意减、停药物,擅自停药造成血压飙升,引发心脑血管疾病的事件已屡见不鲜。高血压患者在治疗过程中,即使血压正常或偏低,也要在医生指导下调整降压药物。除非出现以下3种低血压情况可临时减、停药观察:高龄老人血压有自然下降趋势,服降压药期间发生低血压;轻度高血压患者,经综合性治疗(如治疗性生活方式、降脂、减重等)血压偏低;季节性高血压,夏季血压偏低。如果出现以上3种情况并伴有低血压症状,可临时减、停药物进行观察,同时咨询医师并加强血压监测。

 ## 四、重视血压变异 降低血管事件

近年来,通过诸多的临床观察和科学实验,发现血压波动过大是卒中和冠心病突发事件的高风险因素。因此,血压波动过大逐渐引起人们的警觉和重视。现在,医学界已经把控制血压过度波动作为高血压治疗的一个靶标。

人在不同时间不同应激状态下血压会发生不同的变化,即血压变异性,这是人体的生理特点。一般人平均血压上下波动不会超过10—15mmHg。如果超过这个界限,就会形成病理性的血压波动,或称血压波动过大。

正常人血压昼夜节律表现为双峰模式:血压凌晨3:00—5:00最低,清晨觉醒后血压迅速上升,到6:00—10:00形成晨峰,中午稍有回落,到了16:00—20:00又

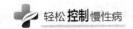

形成第二个高峰,总体曲线类似长勺状。

血压波动过大有以下几种情况。

1. 清晨高血压

从清晨醒前开始到晨醒后的最初几个小时内血压迅速上升,称为"血压晨峰",人们把这段时间称为"魔鬼时段"。把"血压晨峰"现象称为"魔鬼时段"并非空穴来风,这是清晨时段交感神经兴奋增强、体内升压激素被激活、血小板聚集、血黏稠度增加、血管内不稳定斑块容易脱落等综合因素共同"造孽"的结果。因此,这一时段成为高血压心血管事件的高发时段。

另外,也要注意 16:00—18:00 血压,这个时段是第二个血压高峰时段。这个时段血压如果特别高,往往会引起脑出血和蛛网膜下腔出血,致残致死事件发生。

2. 夜间高血压

控制夜间血压升高,对于高血压患者预后至关重要。此类患者在医生指导下,于夜间临睡前服用降压药,可以优化夜间血压管理,避免靶器官损害,减少心脑血管事件的发生。

还有些高血压患者夜间血压下降幅度超过正常人或一般高血压人群的下降程度,同样会引起脏器损害。此类患者临睡前千万不能服用短效降压药,上午也应该使用时效较短的降压药。

3. 直立性低血压

有些患者从卧位改变为直立体位的 3 分钟内,收缩压下降幅度≥20mmHg 或舒张压下降幅度≥10mmHg,同时伴有头晕、乏力、视力模糊、恶心、苍白、冷汗等脑低灌注症状,这是直立性低血压导致的结果。有些患者因此跌倒、骨折和外伤,甚至猝发中风。

预防直立性低血压的方法是,患者卧、起、坐、立、走的动作"慢三拍",可避免直立时发生意外。此外,可多喝点水或多吃点盐以提高血压(盐不可多吃,以免血压飙升),穿弹力袜让下肢血液重新分配,可减轻症状。避免饮酒,饮酒会扩张血管降低血压,增加发病风险。如果出现直立性低血压相应症状,要立即卧床,抬高下肢高于心脏水平,使回心血量增加从而改善症状。

此外,尚有少数老年人患直立性高血压。这些患者患小中风(短暂性脑缺血发作)的风险更高。同样从卧位改变为直立位时也要"慢三拍",并可以在医生指导下采取夜间临睡前服用降压药的方法加以防范。

4. 餐后低血压

这是由于进食时迷走神经兴奋、消化器官通过自分泌产生具有扩张血管作用的体液因子,造成内脏血流增加而脑部血供不足,大脑缺血缺氧,产生头昏眼花、晕厥、跌倒、心绞痛、脑梗死等症状和疾病。餐后低血压多见于患有高血压、糖尿病、心血管病以及瘫痪的老年人,多于早餐后 30—60 分钟发生,午餐次之,晚餐少见。大部分餐后低血压患者可通过自身调控较快恢复到常态,部分持续时间较长的患者可诱发心脑血管事件。年老体弱、长期卧床、患慢性消耗性疾病、糖尿病神经病变以及服用镇静剂、抗抑郁药、β 受体阻滞剂者均易诱发餐后低血压。餐后低血压对老年人的危害不亚于清晨高血压,应加以重视。

5. 季节性血压变异

冬季是高血压患者,尤其是重度高血压和老年高血压患者的一个难关。寒冬来临,随着温度的急剧下降,交感神经兴奋,血管强烈收缩,导致血压急剧上升,发生卒中、急性心肌梗死和猝死等事件明显增加。故在寒流和气温剧烈波动时段特别要注意保暖,加强血压监测,及时调整降压药物,以减少血管事件风险。

另外值得注意的是,气温比较低的早春正好是农历过年时节,也是中老年高血压患者最容易出事的时节。亲人团聚,喝酒多,高脂肪、高热量、高盐食物吃得多、情绪激动,休息和睡眠少,这些综合性因素会使血压飙升,极易引发卒中或冠心病急性发作。因此,每年春节期间各家医院急诊室最为繁忙,救护车来回奔跑,医生加班加点,应对高发的心脑血管疾病和急性胰腺炎等急症。

特别要提醒的是,在防控血压变异性时,不可因气温变化而出现的血压波动轻易加药、减药或撤药。有些患者在气温急剧变化时,血压一上升就加药,血压一下降就减药或撤药,人为地造成血压急剧波动。结果是,随意停药导致血压过高引发脑出血或心肌梗死,随意加药导致血压过低引发脑梗死或心绞痛。其实许多患者血压波动并不太大,完全可以通过休息观察或咨询医师再做处理的方式来解决。急于求成、仓促应对,往往成事不足败事有余。

6. 情绪激动

临床上高血压患者发生心脑血管事件,不少是情绪激动、血压飙升诱发的。有些高血压患者,当心情不悦或生活中遇到意外情况时,感觉自己血压可能会波动,便自测血压。发现血压升高,便心情紧张,频繁测量。结果血压越量越高,越高越量,形成恶性循环。到急诊室后,医生让患者闭目养神,安静休息,10 分钟后收缩压从 220mmHg 降到 160mmHg。这种因情绪激动引起血压升高的情况有时在正常人或非高血压患者中亦可见到。比如刚上手术床的患者几乎血压都会升高，有些病人收缩压升到 200mmHg 以上，患者进入麻醉状态后血压便正常了。

在日常生活中，人体受内外环境的影响，血压时有波动。这时，机体有一套精细的神经内分泌激素反馈系统进行调控，无论是血压升高或降低，这套系统调控在瞬间就能发挥作用，但我们要允许它有个"温醒"过程，有个发力的时间段。我们平时所用的许多降压药就是作用于这个调控系统的。也就是说，对待应激性高血压，不仅要有方法，更要有耐心。

人体血压是不断波动变化着的，它受生命周期波动节律、年度季节波动节律、全天昼夜波动节律和即时波动节律支配。在自动血压监测评估系统尚未普及之前，患者本人能够定时正确测量血压是一种保护自己健康的必要手段。

 ## 五、低舒张压是血管事件的高危因素

什么叫低舒张压？一般认为，舒张压≤70mmHg 为低舒张压。但临床发现不同人群对"低舒张压"的耐受性存在很大差异。如有些血压持续升高的高血压患者，当舒张压降至＜70mmHg 时便感头昏、乏力甚至晕倒，有些冠心病患者，当舒张压＜65mmHg 时心绞痛便发作；而许多体质较好的老年高血压患者，舒张压长期＜60mmHg 甚至于＜50mmHg 也无头昏、乏力等不适现象，生活起居照常。

由此可见，低舒张压目标值要根据个体情况而定，尤其是在药物降压时需要注意。

长期以来，人们对于舒张压降压目标值存在不少争议。实际上，低舒张压的危害不亚于高血压。低舒张压的危害多见于以下几种情况。

(1)老年高血压。老年高血压主要表现为收缩压增高，舒张压不高或偏低、脉压差大，动脉硬化的高龄老人这种现象十分常见。调查显示，常人 50 岁之前舒张压与收缩压一样呈渐增趋势，此时舒张压是心脑血管疾病最重要的危险因子；50—60 岁是过渡阶段，而超过 60 岁，收缩压继续升高而舒张压不再升高，甚至会轻度降低。而老年高血压患者中有很大比例是单纯收缩期高血压。这时收缩压和舒张压的预测作用相似。一组对单纯收缩期高血压的研究发现，当舒张压降至 70mmHg 时，心脑血管风险已明显增加；若舒张压＜50mmHg 时，风险增加 2 倍。这在伴有动脉硬化和脉压差增大的老年高血压患者中更为明显。因为此类患者往往缺乏血压自我调节功能，极易引起重要脏器灌注不足而产生心脑血管事件。

尤其要警惕舒张压过低的潜在风险,如由持续低舒张压导致脑小血管灌注不足而引发的腔隙性脑梗死、阿尔茨海默症等疾病。因此,老年高血压患者出现舒张压过低现象即使不出现症状也不可掉以轻心。

(2)冠心病。高血压是冠心病最常见的危险因素,合理的降压治疗对预防冠心病至关重要,对合并冠心病的高血压患者进行降压治疗能很好地改善预后。然而许多合并冠心病的高血压患者并未达到预期效果,其中一个原因是过度地降压治疗。这是因为,心脏对低舒张压的耐受性较其他脏器要差,这是由于,心脏的血供更多依赖于舒张期灌注,舒张压降得过低使心脏舒张期有效供血不足。尤其是心肌发生缺血后冠状动脉侧支循环建立比较差的患者,过低的舒张压容易诱发急性心肌梗死。

(3)高血压合并糖尿病。糖尿病是脏器受累最多的慢性病之一。一般认为,高血压合并糖尿病患者的降压目标值是 140—130/90—80mmHg。一组对126092 例高血压合并糖尿病患者的研究显示,强化降压<130/80mmHg 死亡风险反而增加。高血压合并糖尿病患者不仅要降压达标,还要注意糖尿病患者心、脑、肾等器官并发症,把握好降压的幅度和速度,保持平稳降压以保证器官足够的血液供应,防止过度降舒张压诱发心脑血管意外和肾功能不全的发生。

随着舒张压过低与心血管风险增加相关的证据越来越多,提示我们降压治疗要遵循个体化原则,既要降低血压,又不要盲目降压。老年高血压、冠心病和糖尿病等高危人群降压要格外谨慎。

 ## 六、儿童青少年高血压的风险和防控

1. 儿童青少年高血压的风险因素

(1)超重和肥胖是儿童青少年高血压的主要危险因素。在超重和肥胖的儿童青少年中,30%患血压偏高。判断孩子是否肥胖最简单的方法是,用皮尺顺着肚脐水平方向测一圈,用腰围长度除以身高,如果超过 0.48 就提示孩子肥胖。

(2)遗传因素。父母至少一方为高血压的子女,遗传因素在病史中占很大比例。又如,盐敏感性是我国原发性高血压重要遗传性易感因素,在高血压家族史阳性和阴性者中,检出率分别为 40%和 14%,阳性家族史者高血压患病率显著高于家族史阴性者。

(3)低出生体重儿童。早产低出生体重儿童,尤其是长大后肥胖的孩子,80%

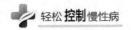

都有得高血压的隐患。

（4）继发性高血压。对发现血压升高的儿童、青少年必须排除继发性高血压，如肾性高血压、甲状腺机能亢进、阻塞性睡眠呼吸暂停综合征（打鼾）等。其中，鉴别肾性高血压和内分泌性高血压尤为重要。2017 年美国内分泌学会发布内分泌性高血压筛查科学声明，在儿童和＜40 岁的年轻成人患者中，肾性和内分泌性高血压分别为 50％和 30％。其中 5％—10％的高血压患者可能患有最有治愈可能的原发性醛固酮增多症（原醛症），原醛症会增加心血管事件风险。肥胖儿童、青少年如果出现打鼾现象，家人应加以注意其血压情况。

2. 儿童青少年高血压的诊断比较复杂

由于儿童青少年一过性血压升高的情况常见，因而血压容易波动；加之血压随年龄、身高、体重而变化，且舒张压测量方法与成人又不大相同。因此，血压最好请医生来测量。对 15 岁以上发育正常的青少年，可以用成人血压计测量。

标准的血压测量程序是在半年至一年期间进行 3 次不同时间点的血压测量，如果 3 次测量均超过该年龄段的正常水平，就是高血压了。要注意的是，当一次测量血压严重超标，不要轻易地认为是环境因素的影响，要加强观察。

中国儿童青少年高血压标准（收缩压/舒张压，mmHg）

年龄（岁）	男	女
3	105/69	104/68
4	107/70	105/69
5	110/72	107/71
6	112/74	110/73
7	115/77	112/75
8	117/78	115/77
9	119/79	117/78
11	122/81	121/80
12	124/81	122/81
13	125/82	123/81
14	127/83	123/82
15	129/84	123/82
16	130/85	123/82
17	132/85	124/82

此标准为 2010 年由首都儿科研究所牵头，全国十余家儿科机构对 11 个省、市

近 12 万名 3—17 岁儿童的血压数据综合分析、研究制定的儿童青少年高血压标准。此标准采用听诊法(汞柱血压计)测量的评价标准。

3. 儿童青少年高血压治疗方法与成年人有所不同

成年人一旦诊断为高血压就主张早期药物治疗,而绝大多数儿童和青少年通过非药物治疗即可达到血压控制目标,儿童青少年肥胖首先是控制体重。对于 6 岁以上的儿童,若处于肥胖范围,建议减重;而对于成长期儿童,若处于超重范围,建议保持体重不增长。对于肥胖相关高血压来说,减重不仅降低血压,更重要的是解决了潜在的病因。

已经确认,儿童青少年高血压通过膳食和运动干预 5—12 个月,收缩压可下降 6—16mmHg。美国儿科学会指出,无论高血压处于何种阶段,均应建立心血管健康生活方式膳食,采用终止高血压的膳食方案,包括调整饮食结构、限盐(年龄≥14 岁儿童每日盐摄入量<2.3g,1—3 岁儿童为<1.5g/日)、控制体重、延缓身体质量指数(BMI)上升、增加体能锻炼(5 岁儿童进行每天 1 小时以上的中至高强度运动)、减少静态活动时间(每天<2 小时)、保证充足睡眠等。

出现临床症状、继发性高血压、心脑肾等靶器官损害(如左心室肥厚、颈动脉内膜中层厚度增加、蛋白尿等)、糖尿病和非药物治疗 6 个月后无效者,则需要进行药物治疗。

七、年轻人要重视舒张期压

高血压有 3 个亚型。①收缩压和舒张压均高(SDH):收缩压≥140mmHg,舒张压≥90mmHg;②单纯收缩期高血压(ISH):收缩压≥140mmHg,而舒张压<90mmHg;③单纯舒张期高血压(IDH):收缩压<140mmHg,舒张压≥90mmHg。在中青年人群中,IDH 是常见的高血压类型,其原因是年轻人血压增高的机制主要是外周血管阻力增加,而后者主要是舒张压升高。

早年,人们将血压随年龄不断增高视为一种生理性代偿机制,后来发现收缩压增高比舒张压增高更常见、危害性更大且治疗更困难。因而人们对舒张压的关注度逐渐下降,甚至有人提出降压治疗主要只需控制收缩压的观点。

现在,大部分年轻 IDH 患者不知道单纯舒张压增高的危害,既未对不良生活方式进行干预又不进行药物治疗,任其发展。随着时间的推移风险逐渐增大,50 岁以后转变成 SDH,60 岁以后又转变成 ISH。在推移过程中,随时都可能发生心

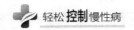

脑血管事件而遗憾终生。

IDH 的治疗主要是改变不良生活方式。首先要限盐,同时要保持心态平衡、减轻工作压力、增加体能锻炼、戒烟限酒、控制体重及合理膳食。在此基础上,大多数患者还须使用降压药物。现在还没有只降低舒张压的药物,根据患者相对年轻的特点,在 5 类降压中,优先考虑降低神经激素系统活性的药物,其中 β 阻滞剂降低舒张压的作用相对较强,但多数患者需要联合应用降压药,才能把舒张压降到 90mmHg 以下。

八、高血压低血钾——原发性醛固酮增多症

我们平时所说的高血压,是指病因还不十分清楚而难以治愈的原发性高血压。而在高血压群体中,约有 10% 是继发生高血压。继发生高血压是一种有病因可查和可能治愈的高血压。目前,不少未明确诊断的继发生高血压被当成原发性高血压长期用降压药来治疗,如原发性醛固酮增多症(原醛症),因而影响了疾病的预后。在高血压患者中,原醛症占 5% 以上,在顽固性高血压中占 20%,而确诊者还不到 10%。

因此,在庞大的高血压群体中,分离出继发性高血压是当今医患共同的愿望和医学界面临的课题。

原醛症是一种容易被人们忽略的继发性高血压。这种病虽然比较常见,但因为它主要表现为高血压,极易被当作常见的原发性高血压病,因此漏诊、延诊、误诊、误治的情况十分常见,但只要我们能够正确识别,就不需要终生服用降压药了。

原醛症患者是肾脏上缘长了良性小瘤或肾上腺增生,瘤体很小,有 1—2cm。由于它释放超生理需要量的醛固酮,使体内水钠潴留,导致血容量增加,血压升高,这和人们盐吃多了引起高血压是一个道理。醛固酮还有排钾作用,因此患者可能产生低钾血症。因此,高血压并低血钾是原醛症的特征性表现。

尽管部分原醛症患者可药物治疗血压可能控制达标,但升高的醛固酮有直接损害心、脑、肾等脏器作用,因而原醛症发生心血管事件的时间更早、程度更重。

目前,人们普遍认为,血压升高就是高血压病,很少知道还有 10%(这在我国是个庞大的群体)有因可查的继发性高血压。因此,要提高人们对原醛症的认识,改变高血压的传统理念和偏见,加强对原醛症的筛查。

在血压升高患者中,原醛症是排在第三位且可治愈的疾病。从这个意义上说,得了原醛症是"荣幸"的。原醛症患者病初多为轻—中度血压升高(120—150/

90—109mmHg），随着病情的进展，舒张压升高可达 120mmHg 以上。少数表现为恶性进展，血压可高达 210/130mmHg，引起心、脑、肾等脏器损害；有些患者发生低钾血症，表现为全身无力和周期性麻痹（常突然发生，双下肢不能自主移动，重者甚至发生呼吸肌麻痹，引起呼吸困难及吞咽困难）。

"高血压伴自发性低血钾"虽然是原醛症的特征性表现，但还有近一半患者没有低血钾症的表现。另外，原醛症筛查和确诊的流程比较复杂，费时费事费钱，这是影响筛查的因素之一。

具备下列之一的高危人群需进行原醛症筛查：①3 次非同日血压≥150/100mmHg；②联合使用 3 种传统降压药（其中一种为利尿剂）血压仍≥140/90mmHg；③需联合使用 4 种以上降压药才能将血压控制在 140/90mmHg 以下；④高血压伴自发性或利尿剂所致的低血钾；⑤高血压伴睡眠呼吸暂停综合征；⑥有早发（＜40 岁）高血压家族史或有早发脑血管意外的高血压患者；⑦一级亲属且伴有原醛症。建议符合以上 7 条指征之一的高血压患者要进行原醛症筛查，筛查结果无论是排除或确诊都能从中获益。

为避免筛查结果出现假阴性或假阳性，患者在筛查前要配合医生做好几件事：①纠正低钾血症（补钾后的血清钾要达到 4mmol/L 以上）；②停用降压药中的排钾利尿剂（如氢氯噻嗪、呋塞米）、保钾利尿剂（如氨体舒通、氨苯蝶啶）和甘草制剂至少 2 周；③对正在服用的降压药进行调整。

筛查后如疑患原醛症，还要通过各种仪器和实验室检查来确定诊断。如果诊断明确，患单侧肾上腺病变的患者（如肾上腺瘤或肾上腺增生）推荐行腹腔镜下单侧肾上腺病灶切除术。

如果患者不能够或不愿意手术治疗，可推荐药物治疗。合适的药物治疗有一个调整过程，即逐渐确定有效的最低剂量，长期治疗也能取得比较好的效果。

九、嗜铬细胞瘤 凶险的高血压

嗜铬细胞瘤也是一种继发性高血压，它与原醛症有些亲缘关系，它们同居于肾脏上缘；只不过它们引发高血压的机理不同，原醛症是肾上腺过量释放醛固酮使水钠潴留来升高血压，而嗜铬细胞瘤是肾上腺嗜铬细胞过量分泌肾上腺素和去甲肾上腺素，使血管收缩引发的高血压。两者都是继发性高血压中的常见病，不过嗜铬细胞瘤的病不像原醛症那样温和，病情比较凶险。由于这种病变化多端，来去匆匆，易误诊误治，但一旦确诊又容易治愈，故了解点常识不无好处。

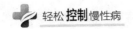

1. 有以下症状要考虑嗜铬细胞瘤

（1）有阵发性高血压。可表现为单纯阵发性高血压（发作时血压增高，而非发作期间血压正常，甚至偏低）、持续性高血压伴阵发性血压升高和持续性血压升高3种类型。这3种类型患病率约各占1/3。

（2）发作时面色苍白，手脚发凉、多汗、心率增快。

（3）升高的血压对一般降压药反应差，而对α受体阻滞剂如哌唑嗪反应好。

（4）不典型表现：因肿瘤可异地流窜到头、胸、腹、盆腔、膀胱等部位，故可表现为头痛、耳痛、视力下降、胸痛、腹痛和排尿障碍等。

2. 筛查

高血压除伴有上述4个特点之外，有些患者还有伴高血压反复发作的快速性心律紊乱、视力下降、原因不明的发热或体重下降等症状，高血糖、高血脂、血小板增多等，也要考虑患嗜铬细胞瘤的可能，需进一步进行相关影像学和实验室检查。

嗜铬细胞瘤患者必须通过手术摘除瘤体才能治愈。在继发性高血压疾病中，嗜铬细胞瘤是治愈率比较高的一种疾病。瘤体切除以后血压就会自然下降。

要特别注意的是，外科手术本身即可触发瘤体急性释放大量肾上腺素和去甲肾上腺素，使血压急剧升高，引发急性心脑血管疾病而危及生命，故患者要密切配合医生做各种术前准备，手术前患者要梳理好自己的心绪，情绪紧张会刺激肾上腺素和去甲肾上腺素超量释放，给手术带来困难和风险。但只要做好术前准备，手术会是安全的，医生完全有办法采取措施保护好患者。即使在术中超量释放肾上腺素和去甲肾上腺素，麻醉科医生也有办法控制好血压。

嗜铬细胞瘤患者一旦明确诊断就要尽快争取手术治疗，因为发生心脑血管事件和猝死的风险很大。这种病不像原醛症患者那样，还有内科治疗的次选方案。

 十、打鼾是最常见的继发性高血压表现

睡眠呼吸暂停综合征（OSA，俗称打鼾）在继发性高血压中最为常见，但也最易为人们所忽视。打鼾在人们生活中司空见惯，人们很少会想到打鼾与高血压的关系。因而，OSA引发高血压在不少人眼中还是一种"新生事物"。我国成人中OSA患病率是20%，其中60%伴发高血压。这样，继发性高血压占高血压的比率就可能有20%左右。高血压是卒中的主要发病因素，OSA对卒中的影响有多大就不言而喻了。

1. OSA 为什么会引起高血压

OSA 患者由于气道反复阻塞,反复产生呼吸暂停致间歇性低氧、高碳酸血症,从而使交感神经过度兴奋,心排出血量增加和全身血管阻力增加而导致血压增高。

2. OSA 高血压的特点

（1）夜间血压增高。正常人睡眠时血压下降,沉睡时达到最低点。OSA 在睡眠过程中反复出现呼吸暂停,频繁短暂的低氧血症,导致患者在短期内出现剧烈的血压波动。久而久之,引起持续性高血压。

（2）血压晨峰现象。许多 OSA 患者血压晨间升高,还有些患者夜间血压升高,昼间血压正常（即隐蔽性高血压）常导致漏诊和误诊。血压晨峰现象是心脑血管事件的好发时段,大多数急性心肌梗死和卒中在这个时间段发生,故有人称其为魔鬼时段。夜间血压升高是心、脑、肾等脏器损害的重要推手。24 小时动态血压检测能发现血压晨峰及隐蔽性高血压。

（3）降压药效果差。OSA 引发高血压是一种难治性高血压,降压药治疗的效果都比较差,因而并发急性心肌梗死、卒中、严重心律失常、猝死等心脑血管事件的风险就更大。

3. OSA 有办法治疗吗

OSA 没有像原醛症和嗜铬细胞瘤等继发性高血压那样"荣幸"有治愈的希望。目前对 OSA 的治疗,除了对阻塞气道的局部进行手术处理和床边简易呼吸机（自动持续气道内正压通气,即 CPAP）之外,尚无更好的治疗方法。

因此,建议 OSA 人群莫把打鼾不当回事,最好到医院去做多导睡眠仪和 24 小时动态血压检查。对中重度 OSA 患者可考虑床边简易呼吸机治疗,通畅气道了,夜间低氧血症改善了,升高的血压也会自然降下来,高血压的并发症也会明显减少。在尚未发现 OSA 病因治疗之前,CPAP 是目前治疗 OSA 最好的办法。

十一、满月脸水牛背——库欣综合征

库欣综合征是又一种引起继发性高血压的肾上腺疾病,不过这种病与原醛症和嗜铬细胞瘤不同,它是过多分泌对糖、盐、蛋白质、脂肪代谢的多种激素,导致机

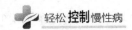

体多系统代谢失调的一种疾病。这种病看起来比较温和,没有狂风暴雨式的病情变化,但实际上对全身脏器组织的影响面相当大,病情比较重,早期诊断也比较困难。但如果能早期发现、及时治疗,预后是满意的。

库欣综合征有明显的临床特点:

一是高血压。库欣综合征患者80%以上有高血压,半数伴低血钾,这和原醛症类同。

二是高血糖。库欣综合征半数血糖异常,20%有糖尿病。

三是向心性肥胖。这是库欣综合征特征性表现:患者脸部和躯干都胖,而四肢和臀部不胖,显得相对纤细;满月脸、水牛背、悬垂腹是向心性肥胖的特征,少数患者尤其是儿童可表现为均匀性肥胖。库欣综合征患者多为轻中度肥胖,极少有重度肥胖者。

四是因蛋白质分解加速和合成减少,使肌肉萎缩无力、皮肤菲薄、皮下紫纹或淤斑、骨质疏松、腰背痛、肋骨或胸腰椎骨折等。

因此,对高血压伴有满月脸、水牛背、悬垂腹,向心性肥胖者应到内分泌科做进一步检查。库欣综合征如果治疗不及时,病情会不断加重,严重心脑血管并发症是最常见的死亡原因。库欣综合征确诊后大多采取手术治疗,部分患者可采用被称为"药物性肾上腺切除"的内科治疗。

 # 十二、高血压心率快要双重管理

不知你有没有注意到,血压升高心跳就加快。两者形影相随并非"巧遇",而是由于交感神经激活是它们共同的发病机制。心率是反映交感神经激活的重要指标。高血压患者即使血压控制良好,静息心率快者心血管事件的风险也显著升高。

静息心率增快是指在静息状态下心率≥80次/分,是交感神经过度激活的表现。心率增快对高血压、冠心病、心力衰竭、心律失常、动脉粥样硬化和斑块不稳定等疾病都有促进作用。所以,静息心率增快是心血管疾病的独立预测因子。高血压患者当静息心率≥80次/分,其双重作用使心血管并发症和心脑血管事件发生率明显上升。

调查表明,有30%以上高血压患者(中青年常见)静息心率增快。因此,无论是高血压前期人群、高血压患者,还是高血压合并心血管病患者,如长期心率加快就应高度重视。

由于交感神经过度激活是高血压发病、心、脑、肾并发症和降压治疗难以达标的重要因素。因此，心率监测应当纳入高血压管理的新靶标。高血压患者把心率控制在 60—70 次/分，不仅可以有效降低血压，而且可大大减少心肌梗死、卒中、猝死等不良事件的发生，明显改善患者的预后。

　　对于普通人来说，静息心率在每分钟 60—100 次范围内均属正常，但高血压患者应该将心率控制在 60—70 次/分比较合适。如果高血压患者合并冠心病或心力衰竭，心率管理应该更加严格。有研究显示，高血压伴冠心病患者的心率在 60 次/分左右时风险最低，大于 70 次/分时风险明显升高。因此，这类患者心率超过 70 次/分时应当进行干预。目标心率为 55～60 次/分较为合适。

　　观察心率有两种方法：一是电子血压机在测血压时同时显示心率；二是摸脉搏，这是最简便的方法：用右手的二、三、四指指端，轻轻地按在桡动脉上（手腕侧，桡骨茎突的前内方，也就是中医把脉的地方）计数 1 分钟。

　　目前，控制心率的方法除了患者的心绪和环境因素外，常用药是 β 阻滞剂（如美托洛尔），此药既有抑制交感神经兴奋，减慢心率作用，又有降压效应，但当前此药使用不足，可能是我国高血压控制率低的一个因素。我国一项对 21 个城市，136 家医院心内科对 115229 例高血压患者进行血压、心率测量。结果显示，我国高血压患者平均静息心率为 76.6 次/分，其中心率≥80 次/分者占 38.2%，这表明我国在高血压管理中 β 阻滞剂使用不足。

　　因此，高血压合并心率偏快的患者，要进行血压和心率双重管理，应在降压同时启动减慢心率措施。β 阻滞剂为当前优选药物，该药不仅有降压效应而且可减慢心率。高血压合并心率偏快的患者，把静息心率控制在 60—70 次/分，可明显减少心、脑、肾合并症，有利于改善患者预后。

十三、高钠低钾的摄食固习要改了

　　在西方国家，冠心病和卒中比例约为 5∶1，在中国的比例却刚好相反。这些差异与我国人群饮食习惯密切相关，其中最突出的问题是饮食中的钠/钾比例失调，即国人的钠/钾比例高出西方人的 4 倍。从人体生理机制来说，钠是"升压"离子，钾是"降压"离子。体内钠多了，机体为了维持生理平衡，会用水来"稀释"钠，这样，血溶量增加，血管内压力升高，医学上称"溶量型高血压"。钠/钾比例越高血压就越高。国人口味重，吃得咸，含钾食品如蔬菜水果吃得少或选择不当，高血压的风险就会大大增加。

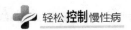

高血压患者的钠/钾比例失调，除了饮食因素之外，还有机体的自身因素。人类肾脏维持着保钠排钾的平衡，此机制非常有利于史前人类，因人类祖先摄入的食物缺钠而富钾。但这种机制不能适宜富钠低钾的现代膳食，肾脏不能适应这种膳食的结果而导致钠过多钾缺乏。此外，钾还会通过内皮依赖性血管扩张而起到降压作用。现实的问题是，不是肾脏这一生理机制"错判"了现代人高钠低钾的饮食习惯，而人们"错判"了人体这一恒定的生理机制。

西方有学者质疑，中国人群的菜篮子丰富，摄钾量不会低。人群水平的低钾现象从何而来？答案很简单。首先，中国人爱吃米饭和馒头，西方人爱吃土豆。土豆中含钾量丰富，米饭和馒头中含钾量相对较低。其次，对肉类的选择也有关系。牛肉含钾量很高，猪肉相对较低，西方人爱吃牛肉，国人爱吃猪肉。再次，蔬菜的吃法也不同。西方人爱生吃，钾流失少，国人爱煮熟吃，钾流失多。另外，西方不少国家强制性在食盐中添加钾，我国含钾盐尚未被大众广泛接受。这些不同的饮食习惯，构成了中外人群血钾水平的差异。

钾是人体血液中高度稳定的电解质。细胞膜内外合理、稳定的钠/钾浓度差保障了人体细胞正常的兴奋性、自律性和血管的舒缩功能，不合理的钠/钾浓度差引发血管痉挛导致血压升高。而富钾饮食可以降低血压正常者和高血压患者的钠敏感性，还可通过抑制动脉血栓形成、动脉粥样硬化和动脉壁中层肥厚来降低心血管病的风险。

钠/钾比例高另一个易被人们忽视的原因是隐性盐。一些受到人们青睐的包装食品，如烤鸭、香肠、腊肉等钠盐含量极大；日常生活中有的休闲食品钠盐含量也很多，商家为了食品"美味""可口"，便添加甜品来掩盖其咸味；我们通常饮用的无味矿泉水也含有不少钠盐，以增加醇厚的口感来带动销量增长；另外，国内大多数酒店、餐厅、食堂、排档、小吃等用盐不受限制。由此可见，我们日常生活中高钠食品无处不在，这是我国高血压发病率高、控制率低的重要原因。

高钠饮食是国人的固习，可谓源远流长。孩子结束母乳喂养后，吃饭一般随大人，食盐摄入量也和大人相近。加之孩子爱吃的很多食品都是"含盐大户"，如薯片、汉堡、饼干、炒货等，儿童不知不觉中吃进大量盐。传统的饮食习惯使孩子重口味延续终生，为孩子日后患高血压、心脑血管疾病等慢性病埋下隐患。

 # 十四、控盐，试试这样做

"限盐"两个字，人们已经很熟悉了。限盐其实就是限钠。食盐的化学成分是氯化钠,平时总强调限盐,其实主要是指降低钠的摄入,因为钠才是引起血压升高的"捣乱分子"。正常人每天需要钠量是 2200mg,一般日常所摄取食物大约含钠 1000mg,需要从食盐中摄入的钠为 1200mg。因此,实际在每天食物的基础上摄入 3g 食盐就基本达到人体钠的需要量。

摄入含钠较高的食物,机体为了调整水和电解质平衡,会引起水分在体内潴留,使血溶量增加,心脏就要增加泵血功能;同时,钠在体内蓄积还会引起小动脉收缩,导致心脏将血液注入血管的阻力变大。这样,心排量增加+血管阻力增加,两者共同作用造成血液在血管内拥挤不堪,使血管内张力增加,血压便升高了。而高血压是卒中的头号杀手。

盐与钠的换算方法:食盐由氯化钠组成,其中钠所占比值接近 40%。因此,1g 钠可换算为 2.5g 盐。将食品包装上营养成分表中的钠含量乘 2.5,便可得出其盐含量。

《中国居民膳食指南(2016)》要求我国成人每天摄入食盐量不要超过 6g。如果你的早餐中有一根油条和一个咸鸭蛋,那么,这一天的摄盐量已经够了,再吃含盐食品盐量就要超标了。限盐要从生命早期开始。2013 年伦敦大学玛丽皇后学院与我国长治医学院对 28 所小学的 280 名 10 岁学生和 560 名家长进行调查。结果发现:儿童平均每日摄盐量为 7g,家长平均每日摄盐量为 11.7g。通过一个学期的限盐理念教育后,结果显示:学生平均每日摄盐量减少 1.9g,家长平均每日摄盐量减少2.9g,学生和家长的收缩压平均值分别下降了 0.8mmHg 和2.3mmHg。根据相关计算方法,收缩压下降 2.3mmHg,可减少 9% 的卒中发生率和 5% 的心脏病发生率。以此估算,采取上述方法能有效帮助其家庭盐摄入量降低 25%。

尽量减少去餐馆就餐的次数。如果在餐馆就餐,可在点菜时提出少盐请求。

在家里烹调时用盐勺控制用盐量。在用腌肉、咸菜、咸鱼等食物制作菜肴前,先在清水中浸泡,去除部分盐分。可在烹调时加入少量醋,以改善口味,减少用盐量。

尽量食用低钠盐或替代盐(含钾、镁离子,既有咸味又有排钠、降压作用)。吃低钠盐一举多得。

对于肾功能不全或使用保钾类利尿剂(如螺内酯)的患者要慎用,长期使用可能引发高钾血症,危及健康。除此之外,极少产生高钾盐血症。因此,大家可以放心食用。

十五、衰弱老年人降压要谨慎

老年衰弱综合征是老年人由于多系统多脏器生理储备减少和生理功能减退、机体功能处于临界平衡状态,使得应激刺激易造成机体功能失调,较小的应激(如感染、跌倒、便秘或尿潴留、情绪波动等)即可使处于临界状态的老年衰弱患者健康状况恶化。调查显示,我国 80 岁以上老人高血压患病率为 70%—90%,高龄老人衰弱综合征发病率高血压达 20%—30%,高血压与老年衰弱互为因果,未控制的老年高血压患者衰弱的发病率明显增加,而衰弱的老年高血压患者因血压容易波动和舒张压偏低,降压治疗风险较大。因此,衰弱老年人降压治疗要十分谨慎。

一般高血压伴衰弱综合征的老年人血压控制的目标为:80 岁以上老年衰弱综合征伴高血压患者以＞160/90mmHg 作为治疗起始点,血压控制目标值为140—150mmHg/70—90mmHg,对于原本存在舒张压降低(如老年动脉硬化性纯收缩期高血压、脉压差增大)的患者,药物治疗后舒张压不宜低于 60mmHg,绝对不能低于 50mmHg。舒张压低于 50mmHg 易引发晕厥、缺血性中风、冠心病心绞痛发作和认知功能障碍。

总之,对衰弱综合征的老年人高血压患者降压治疗原则是"宁高勿低",如收缩压≤160mmHg、舒张压≤60mmHg,或收缩压≤170mmHg、舒张压≤55mmHg,可密切观察血压波动情况,不一定要用药物来降压治疗。

值得注意的是,老年高血压伴衰弱综合征患者由于血管舒缩功能受损,容易产生体位性高血压和体位性低血压。因此,在治疗高血压的同时要合理营养和适当体能锻炼,才能提高治疗的安全性。

十六、降血压，补叶酸片别过量

我国高血压患者约 3/4 存在高同型半胱胺酸血症(HHCY,又称 H 型高血压),HHCY 被认为是"新世纪的胆固醇",会增加卒中、冠心病和动脉粥样硬化风险。美国和加拿大从 1998 年开始向面粉中添加叶酸,极大改善了叶酸和 HCY 水平,并显著降低了冠心病和卒中的发病风险。

我国高血压人群卒中高发,同等程度的血压升高,中国人发生卒中的风险是欧美人群的 2.2 倍。究其原因,主要有两个因素:一是 HCY 水平升高与心脑血管疾病,尤其是卒中的发生具有更强的关联性,HCY 每升高 5μmol/L,卒中风险增加 59%,缺血性心脏病风险增加 33%;而 HCY 降低 3μmol/L,可降低中风风险24%,降低缺血性心脏病风险 16%。二是我国高血压患者普遍存在高 HCY 状态,尤其是高血压人群叶酸代谢途径中关键酶缺乏或基因突变携带者比例显著高于其他国家。

由于高血压与 HCY 在卒中发病风险上有显著的协同作用,我国学者提出了 H 型高血压的概念,即高血压合并高 HCY 血症(HCY≥10μmol/L)。高血压与 HCY 的协同作用使卒中风险增加 11.7 倍。与美国相比,卒中风险男性增加 11 倍,女性增加 16.3 倍。

为了降低这种危害,国内外学者提出用补充叶酸来降低同型半胱胺酸水平,以减少心脑血管疾病的首次发病风险。但目前过量服用叶酸片的情况普遍存在,如叶酸片 5mg 1 天 3 次,即每天总量达 15mg,这是治疗巨红细胞贫血的药物剂量。而我国学者经大样本研究提示,H 型高血压患者,叶酸片 0.8 毫克/日,就达到预防卒中的效果。

补充叶酸有两种方法:一是从食物中摄取,如绿叶蔬菜、豆类、肝和柑橘类水果等。但果蔬中叶酸属于维生素,烹调加工或遇热容易分解流失,长期存放也会流失。因此,天然食物中的叶酸生物利用度很低。即使每天吃很多蔬菜水果,也不足以补充人体每天必须摄取叶酸 0.4mg 的需要量。二是直接口服叶酸补充剂,合成的叶酸稳定性好,生物利用度高,比食物中的能更好地被机体吸收和利用。推荐量为 0.8mg/日,长期服用,使用 3 年以上效果才比较好。

要注意的是,目前市场上的叶酸片有 3 种规格,一种用于治疗巨幼红细胞贫血,规格为 5mg/片。即使治疗巨红细胞贫血,也不主张大剂量长期使用,贫血改善叶酸就必须减量。长期过量服用可能出现腹泻、失眠和免疫功能相关的自然杀伤细胞活性改变等副反应。近年有报告长期过量服用叶酸可引起基因变异,虽目前还没有确切依据,但要引起足够重视。

高同型半胱胺酸血症或 H 型高血压患者,只要按照推荐量服用一般不会产生副反应,而且服用时间长的患者效果才好。

围孕期(妊娠期、哺乳期)用于预防胎儿先天畸形的叶酸片,规格为每片 0.4mg (400μg),这种剂型每天 0.8mg 最适合 H 型高血压患者服用。

此外,复合维生素片也含有叶酸(0.4—0.6mg)可以选用。同时服用维生素 B_6 和 B_{12} 可能效果更好。现在还有一种由降压药和叶酸组成的复方单片制剂(马来酸依那普利+叶酸),H 型高血压患者服用更加方便。

《中国缺血性卒中和短暂性脑缺血发作二级预防指南 2014》《中国脑血管疾病

一级预防指南》《美国心脏病学会和美国卒中学会卒中一级预防指南》等国内外指南均推荐普通人群,以及高血压病伴有高 HCY 患者补充叶酸、维生素 B_6 及维生素 B_{12},以减少卒中发生风险,对我们有很好的参考价值。

我国高血压患者 2/3 为 H 型高血压,普通人群约 1/3 为 HHCY(HCY≥10μmml/L)。因而,筛查 HCY 和对 HHCY 人群科学补充叶酸或同时补充维生素 B_6 及维生素 B_{12},对防控卒中等动脉硬化性心血管疾病是有益的。

十七、高血压患者要用他汀吗

高血压虽为动脉粥样硬化的首要危险因素,但单纯降压治疗对防治冠心病的获益有限。有研究显示,降压治疗收缩压降低 10mmHg,卒中风险降低 41%,而冠心病风险只降低 22%;随着血压的下降,卒中事件持续下降,即使收缩压降到 110mmHg,卒中患者仍能获益,但当收缩压降到 120mmHg 以下,冠心病患者反而增加。

为什么两者降压效果相差如此之大?这是因为高血压是一个复杂的综合征,血压对心脑血管的影响机制并不完全相同,况且心脑血管疾病还受着许多代谢因素(如血脂、血糖等)影响。

近年来,临床研究已经明确,高血压患者如具以下风险者应同时进行降压和他汀类药物降脂治疗。

一是高血压合并缺血性卒中(含短暂性脑缺血发作、腔隙性脑梗死)和高血压合并冠心病,无论基线胆固醇水平如何,胆固醇高伴冠心病,胆固醇不高伴冠心病,胆固醇高不伴冠心病均应降脂治疗。

二是高血压合并糖尿病或代谢综合征。高血压合并糖尿病患者心脑血管风险极高,我国约 75% 糖尿病合并高血压。40% 糖尿病死于心脑血管疾病。其实,几乎所有糖尿病都是心脑血管高危患者,均应进行降脂治疗。糖尿病的降脂治疗是强适应证。

三是高血压合并动脉粥样硬化(如颈动脉粥样斑块颈动脉狭窄＞50%,同时伴 3 个以上危险因素(如吸烟、肥胖、临界高胆固醇、高甘油三酯、低高密度脂蛋白血症、家族中早发心血管疾病史等)的患者。

高血压心脑血管高危者坚持降压和同时选择他汀类降脂治疗,对于防控心脑血管疾病发病率、残损率和死亡率有着重要意义。长期坚持他汀类治疗,保护血管,减少并发症,改善预后,终身受益。

十八、改善睡眠降低血压

近年来许多研究发现,越来越多的人由于现代生活方式以及工作压力遭受睡眠障碍而引发血压异常。一组调查 40—100 岁 5910 例受试者和综合 264978 人的资料显示,睡眠时间与高血压存在 U 形曲线关系,即睡眠时间过短(≤5 小时或≤6 小时)或睡眠时间过长(≥9 小时),高血压风险均增加。在睡眠障碍中,失眠与高血压关系最为密切。

失眠分为 3 种类型。一为入睡障碍性失眠:就寝 30 分钟后仍不能入睡。二是保持睡眠障碍性失眠:夜间醒来>2 次,觉醒时间 15% 以多梦为特征。三是终末性失眠:清晨早醒,总睡眠时间<6 小时,在起床时间之前 2 小时即醒且无法再入睡。

失眠指标包括时间和质量两个方面。睡眠时间:通常以夜间睡眠时间<6 小时(或<5 小时)判为短睡眠时间,>9 小时判为长睡眠时间,而 6—9 小时为长合适时间;睡眠质量可依据近 1 个月的情况进行主观评价,多导睡眠仪记录评价睡眠质量较为客观。

高血压患者的失眠被称为"共病性失眠"。较之正常血压者,高血压患者失眠患病率增加 40%—60%,女性、高龄、病程长、用药数量多者患病率更高。高血压伴失眠患者的血压波动性大,血压更难控制,睡眠质量差。

失眠引发高血压的主要机制是体内应激系统被激活。神经内分泌系统失调,交感神经活性增强,血管收缩导致血压升高。早年有学者曾做过一个睡眠剥夺试验,结果显示:健康成人整夜睡眠被剥夺后血压随即升高。研究者认为,睡眠剥夺是一种应激源,血压升高与神经内分泌压力系统激活有关。

打鼾(睡眠呼吸暂停综合征)是一种常见的特殊类型的睡眠障碍,与高血压(尤其是难治性高血压)的关系更为密切。统计资料显示,睡眠呼吸暂停综合征在 30—70 岁人群中发病率为 25%,37% 高血压患者伴发此病,其中 30% 为夜间血压升高的隐蔽性高血压。

打鼾引发的高血压为可治性继发性高血压,通畅气道(如床边简易呼吸机)随着睡眠改善血压就会下降。打鼾人群最好做睡眠呼吸机检查,对睡眠障碍的程度进行评价,并提示是否需要床边简易呼吸机治疗。同时做一次 24 小时动态血压仪检查,了解睡眠障碍对血压的影响。

值得提醒的是,对中老年高血压患者,无论伴有或不伴有睡眠障碍,都要注意自己睡眠时是否伴有打鼾现象,许多人并不知道自己患有睡眠呼吸暂停综合征,更多的是医生通过询问家人得知的。睡眠呼吸暂停综合征一旦漏诊,不仅在高血压治疗上会走很多弯路,而且对患者预后产生不良影响。

睡眠不足已成为高血压的潜在风险因子,改善睡眠对高血压发病和辅助降压药物的治疗作用是不可忽视的,尤其是药物治疗难以奏效的睡眠呼吸暂停综合征患者。夜间使用简易呼吸机是目前改善睡眠最好的方法,其对降压和防治心脑血管等靶器官损害是十分有效的。

 ## 十九、高血压防控,美国先走一步

近日,美国心脏学会公布了《2017年美国高血压新指南》(简称《新指南》)。新版指南对高血压病的诊断治疗重新做了全面定义,颠覆了人们对高血压传统的认知。

2003年美国首先提出,正常血压(120—129/80—84mmHg)和正常高值血压(130—139/85—89mmHg)这一概念。理由是,如与血压110/75mmHg比较,当血压为120—129/80—84mmHg时,心血管风险增加1倍;血压在140/90—149/94mmHg时,心血管发病风险增加2倍。随后,对我国11省市31728例人群研究也得出同样的结论:高血压前期(正常血压高值)已经存在亚临床血管病变,并成为心、脑、肾等血管疾病的重要风险因素。

2016年,一项国际权威性研究发现:与标准治疗(血压<140mmHg)相比,强化降压(收缩压<120mmHg)可使全因死亡风险降低27%,心血管病死亡率下降43%,冠心病下降17%,卒中下降38%。

《新指南》将高血压定义更新为130/80mmHg,即上压达到130mmHg,下压达到80mmHg,两者符合其一即可诊断为高血压。也就是说,高压和低压的标准均下调了10mmHg;高压120—129mmHg、低压80mmHg时,称为血压升高,高血压前期这一定义被删除。

研究提示,血压超过130/80mmHg,心脑血管风险已加倍,需要进行生活方式干预(如限盐、调脂、减重、增加运动量等);同时,《新指南》将血压130—139mmHg/80—89mmHg定为Ⅰ级高血压;140—159/90—99mmHg定义为Ⅱ级高血压。高血压级别提升可以使患者及早启动强化降压治疗,如起始即采用联合降压药物治疗,这无疑对于高血压患者并发症的早期预防是有益的。美国高血压的定义和治疗方案不断更新和推进,对我们是一种启迪、促进和挑战。

美国新指南的更新是基于美国国情,并不完全适宜于我国实际情况。按照美国新标准,中国 18 岁以上居民高血压患病率为 50.8％,相当于 5.9 亿人患高血压。如按照今年实际数据,可能我国高血压人数会超过 7 亿,这是一个惊人的数字。原本血压按照现用标准控制得还算稳定,如果套用美国新标准仍然算作高血压不达标患者,这让他们有很大的挫败感。再者,7 亿高血压患者怎么做好管理,是一项很大的挑战。但美国新标准对我国高血压作为"黄牌警告",具有警示和借鉴的积极意义。

美国高血压《新指南》概括起来有两层意思:一是早防;二是早治。如果把我国目前高血压的一高三低(发病率高,知晓率低、治疗率低和控制率低)的严峻形势比作一场洪灾,那么,治理的原则就是以疏为主,而不是以堵为主。疏是防,治是堵。轻疏重堵难免连年洪灾,事倍功半。也就是说,我国庞大的高血压前期的后备大军源源不断地补充到现症高血压队伍中来。而目前这种重堵轻疏、重治轻防的方法,即使百倍努力,投入更多的财力、精力,耗时、耗事也无济于事,这是我国高血压"一高三低"的局面长期难以改变的重要原因。美国高血压《新指南》提醒我们高血压防控的关口要前移,要重疏轻堵,先疏后堵,早防早治。

据调查,2005 年,我国 22 万人的心血管死亡由高血压前期所致,其中男性 13.5 万,女性 8.2 万。美国高血压《新指南》把原来定为高血压前期的人群拉进高血压队伍中来,同时要求对Ⅰ级高血压进行生活方式未来干预,对Ⅱ级高血压及早联合降压药物治疗,把那些高危而需要治疗的患者纳入及早治疗范围。如果我们也这样调整,就可能从源头上改变我国高血压"一高三低"的被动局面。

鉴于我国由高血压引发的卒中发病率、致残率和死亡率的形势十分严峻,新标准启迪我们,我国每个成年人对自己的血压要重新加以认识,原来定为正常血压的,对照新标准可能是高血压患者了。不要以为新标准是美国人的事,虽然新标准是基于美国的流行病学及循证医学证据而制定的,我们与美国人在种族和饮食习惯等生活方式上有所不同,鉴于我国特殊情况,目前高血压的诊治标准也不可能进行修改;但对于我们每个个体来说,有必要梳理一下自己的血压认识,借鉴别人的经验,取其精华,"洋为中用"。建议我国高血压"后备大军"中青年人群和初老期老人,把自己置于新标准之中,先走一步,或者说是跟进一步,尽早通过调整自己的生活方式,把血压控制在 120/80mmHg 的理想水平,改变目前"一高三低"的态势。但对脏器功能有问题的患者,则要在医生指导下来标定自己的血压水平,以避免血压波动过大而造成不良后果。

近日,牛津大学教授陈铮明和北京大学教授李立明通过对我国 10 个地区 512891 例 30—79 岁人群、为时 9 年的跟踪,发表了血管和血压关系的研究论文,该论文发表在《柳叶刀》全球健康子刊《中国慢性病研究》上。研究显示,我国一半

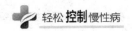

的血管死亡事件归因于血压升高(收缩压＞120mmHg)。他们认为,考虑到血压与血管疾病之间的强关联,我国人群平均血压即使小幅度降低,也可能对血管疾病的发病和死亡带来重大影响。此研究结果与美国高血压新标准相符。

二十、哪些高血压可以减停降压药

就目前来说,高血压的病因还不很清楚,因而治疗效果有限。目前最有效的手段是长期(甚至终生)服用降压药物控制血压,防止出现并发症。如果停用降压药,血压就会反弹,诱发心脑血管事件。但有些情况是可以考虑减停降压药的,有时还必须减停药物,否则会影响健康甚或发生意外。以下几种情况或可考虑暂减停药物观察。

一是继发性高血压。继发性高血压是有病因可查的高血压,如肾上腺疾病、肾实质疾病、肾血管疾病、呼吸睡眠暂停综合征(打鼾)等。这些有因可查的疾病,去除病因或有效控制病情后血压便会自然下降。如嗜铬细胞瘤、原发性醛固酮增多症等肾上腺疾病,手术后就不必再用降压药。呼吸睡眠暂停综合征是继发性高血压的常见原因,虽然病因难以除去,但使用简易呼吸机进行人工呼吸,阻塞的气道畅通后血压亦会自行下降,亦可能减停药物观察。

二是高龄老人。高龄老人血压特点是收缩压高,舒张压正常或偏低,脉压差大。不少80岁以上的高血压老人,虽然收缩压偏高(140—150mmHg),但舒张压持续过低(＜60mmHg),少数患者出现头晕、嗜睡甚至昏倒等症状。其原因是,老年人随着机体脏器功能衰退和升压激素减少,血压会自然下降。这些高龄老人如果继续服降压药,可能导致舒张压进一步下降引发心、脑、肾等脏器供血不足而发生意外。高龄老人如果出现这种情况可以试停药观察。停药后观察1周,如果收缩压能维持在140—150mmHg,舒张压维持在60—70mmHg,可继续停药观察。

要强调的是,在高龄高血压老人出现脏器供血不足症状,施行临时减停药物时,必须定时测量血压,减停药物后如果发生轻度的头晕、乏力等症状,可咨询医生,调整药物,如何出现昏倒、胸痛等严重低灌注症状应立即就医。

老年高血压是个特殊的慢性病群体,降压治疗受许多不确定因素的影响,因而减停药物要十分谨慎,患者只有提高治疗依从性,按医嘱服药才比较安全。

三是精神因素引发的高血压。如白大衣高血压。患者就诊到了医疗环境(如诊室、手术室)后血压升高,有些人收缩压甚至可升到200mmHg以上。类似情况如心理应激、惊恐、突发事件等血压也会飙升。接诊医生当时很可能用降压药物来治疗，但这是应激性高血压，血压会随着心绪紧张的缓解而下降。如果过去没有高血压史，可自测血压 1 周，如果血压均在正常水平，可停药观察。

四是特殊类型高血压。如季节相关性高血压。法国对 8801 名 65 岁以上一组老年人经两年的血压观察发现，这一组人群冬季高血压的发病率为 33%，而夏季仅为 24%。血压随季节变化冬升（血管收缩）夏降（血管舒张）在老年高血压患者中比较常见。因此，如夏季血压在理想水平或偏低，可考虑降压药减量观察，入秋后血压有复升倾向时再滴定服药剂量。

但季节相关性高血压患者自己在夏季减停药物有一定风险。这是由于，夏季气温高，气压低、空气湿度大，在血管扩张血压下降的同时，回心血量减少；出汗增多则血容量减少，血液黏滞度增加；人在高温状态下，交感神经兴奋性增强，心率加快，心脏冠状动脉收缩，心肌供氧量减少等均会直接影响心脏供血而诱发冠心病发作。因此，高血压的诊断要考虑季节性，诊断高血压最好选在冬春时节，如在夏季诊断，对部分冬季血压高的病人可能导致误诊误治。所以，在寒冷地区的高血压病人应对诊室血压、家庭血压、24 小时动态血压进行评估，以明确在季节变换时是否需要调整降压药物。

再如肥胖而缺乏锻炼的年轻高血压患者，经强化生活方式干预，体重下降后血压可能恢复正常，也可考虑减停药观察。

又如少数人因长期睡眠不足，工作压力大、大量饮酒等情况，血压会一过性升高。经过改善睡眠、缓解工作压力、限酒后，血压如能得到有效控制，也可试减停药观察。

但必须注意，除了以上这些特殊情况外，绝大多数高血压患者都是要终生服用降压药物，高血压患者即使血压控制在理想水平，也不能轻易减量或停服。降压药调整剂量或停服都必须在医生指导下实施，盲目停药的风险极大。

这里特别要指出的是，在减量或停服降压药物前后要准确测量血压。准确的血压值是调整药物的前提。否则，会导致治疗不足或治疗过度，这种误判误治对疾病预后的影响是十分严重的。

高血压是常见病，不规范测量血压也是常见病。准确测量血压，除了按照规范操作外，在测量时间上一般需要不同日测出 3 次血压值均达到高血压标准，才可诊断；平时观察血压，应在早晨服药前和晚餐前至少测量 2 次血压，间隔需要 1 分钟以上，取平均值加以评判；如果更换降压药物，应在服药 2 周后记录 1 周血压值，再加以评估。

第三章

防控慢性病先干预心血管疾病

目前,我国心血管疾病患者已经超过 2.9 亿,每年死亡总人数为 350 万,占全部死亡总人数的 42% 以上,心血管疾病成为我国首要死亡原因。防控慢性病须先干预心血管疾病。

 # 一、心血管病的一级预防

2017 年,《中华心血管病杂志》发表了《中国心血管病预防指南》(简称《指南》),这是一份预防心血管病科学性和实用性比较强的指导性文件。为了使《指南》落地生根,直接受益于心血管病高危人群和广大健康群体,现对心血管病一级预防的部分内容做摘编和解读。

1. 心血管病危险因素

大量研究证实,高血压、高脂血症、糖尿病、肥胖、吸烟、缺乏运动和不健康饮食习惯是主要的且可改变的心血管危险因素。有效干预这些危险因素,可大幅度降低心血管病患病率和死亡率。

2. 心血管病危险人群

(1) 极高危人群:已患动脉硬化性心血管病(如冠心病、脑梗死、下肢动脉栓塞等)。

(2) 高危人群:糖尿病(年龄≥40 岁);单个血症水平极高者,包括 LDL－C≥4.9mmol/L 或 TC≥7.2mmol/L、3 级高血压(≥180/100mmHg)、重度吸烟(≥30 支/日)、体重指数≥28。

3. 怎样预测心血管病风险

《指南》认为,心血管病防控必须进行总体风险评估来预测一个人的 5 年、10 年或余生发生心血管病(如冠心病)和急性血管事件(卒中、急性心肌梗死、心源性猝死),由于动脉硬化是心血管病的主要病理基础,故又称动脉硬化心血管病未来发生危险因素评估预测。

《指南》建议，凡符合以下条件之一，可直接列为心血管病高危人群：

（1）已诊断为动脉硬化是心血管病（如冠心病、卒中）、慢性肾脏疾病和外周血管病（如下肢动脉栓塞症）的患者。

（2）糖尿病患者，低密度脂蛋白在 1.8—4.9mmol/L 或总胆固醇在 3.1—7.2mmol/L，且年龄≥40 岁。

（3）单个危险因素极高者，包括：（1）低密度脂蛋白≥4.9mmol/L 或总胆固醇≥7.2mmol/L；（2）3 级高血压；（3）重度吸烟（每日吸烟 30 支以上）。

4. 心血管病一级预防

即在未发生心脑血管疾病的人群中采取干预措施，预防相关疾病的发生。

（1）生活方式。

戒烟。戒烟者发病和死亡风险显著低于持续吸烟者。无论何时戒烟都会受益。越早戒烟，获益越多。

限盐。现今我国人民钠盐摄入量普遍较高（平均 10.5g/日），远高于我国营养学会 6g 钠盐/日的推荐量。减少钠盐摄入量可以降低血压，而高血压是心血管病最主要的可控制的危险因素。同时，膳食中钾含量和钠钾比例与卒中死亡率相关。在减少钠盐摄入的同时，增加含钾食物的摄入量可减少心血管病的发病率。富含钾的食物多为蔬菜水果，可同时提供健康需要的维生素和纤维素。

限酒。过量饮酒是 200 余种健康问题的重要危险因素。长期少量饮酒无预防缺血性心脏病及缺血性卒中的作用。饮酒量与高血压、心房纤颤及出血性卒中密切相关。长期大量饮酒和偶尔大量饮酒都会严重影响健康。

减重。身体活动不足是心血管病、糖尿病、某些肿瘤的主要危险因素。中低强度的运动在控制血压，改善心肺功能方面较高强度的运动更有效。每天 30 分钟，每周至少做 3—5 次的运动可以有效改善心血管健康，重在长期坚持。工作忙的中青年，每周 2 次较大强度的运动比完全没有运动的人较少发生心脑血管疾病。

合理膳食。控制总热量，增加膳食中非精制米面的比例，减少膳食中总脂肪，特别是饱和脂肪酸（如肥肉、猪油）的含量，增加蔬菜水果摄入量。建议每人每日摄入：奶类 300g，蔬菜 300—500g，水果 200—300g，禽蛋类 120—200g，谷薯类 250—400g。

其他还要保持乐观的生活态度和良好的睡眠等。

（2）血压控制。

高血压是心血管病独立的、最重要的危险因素，收缩压从 115mmHg 开始与心血管风险呈连续正相关,高血压防控形势十分严峻。因此,需要采取更积极的降压治疗。健康成人至少每2年监测1次血压,35岁以上人群至少每年监测1次血压,高盐饮食、超重或肥胖、高血压家族史、年龄大于55岁、过量饮酒和血压正常高值人群应每半年监测1次血压。高血压患者在调整治疗期间每日至少测量2次血压,血压平稳后每周测量血压2次。

高血压诊断及控制目标。诊断:诊所血压140/90mmHg,家庭血压135/85mmHg,动态血压130/80mmHg。

降压目标:<140/90mmHg,老年高血压<150/90mmHg,如患者可以耐受,可进一步降至<140/90mmHg,糖尿病、卒中、心肌梗死及肾功能不全和蛋白尿患者,在患者可以耐受的前提下,最好将血压降至<130/80mmHg。

（3）血脂控制。

不同危险人群LDL-C治疗达标值(mmol/L):低/中危<3.4,高危<2.6,极高危<1.8。如表3-1所示:

表3-1　血脂水平表

分层	TC	LDL-C	TG
理想水平	—	<2.6	—
合适水平	<5.2	<3.4	<1.7
边缘水平	≥5.2	≥3.4	≥1.7
升高	≥6.2	≥4.3	≥2.3

动脉硬化性心血管病人群血脂合适水平和异常分层标准(mmol/注:TC(总胆固醇),LDL-C(低密度脂蛋白),TG(甘油三酯)血脂异常人群治疗方法:治疗性生活方式＋调脂药物。

（4）综合控制目标。

空腹血糖4.4—7mmol/L,非空腹血糖<10.1mmol/L,血压<140/80mmHg,总胆固醇<4.5mmol/L,甘油三酯<1.5mmol/L,低密度脂蛋白:未合并心血管病<2.6mmol/L,合并心血管病<1.8mmol/L,体重指数<24。糖化血红蛋白多数糖尿病患者控制目标为<7%,更严格的控制目标为<6.5%,适合于病程较短、预期寿命较长、无并发症、未合并心血管病的患者;对有严重低血糖史、预期寿命较短、有显著并发症或合并症患者,糖化血红蛋白可放宽至<8%。

（5）低剂量阿司匹林(75—100mg/日)适合于以下人群服用。

10年动脉硬化心血管病风险≥10%;糖尿病患者,年龄50岁以上,伴有以下至少一项危险因素：早发心脑血管疾病家族史（男＜55 岁，女＜65 岁）、高血压、吸烟、血脂异常、蛋白尿、慢性肾脏病患者。

不符合以上条件者，同时具备以下危险因素中至少 4 项者，也是服用阿司匹林的适应证：吸烟，男性≥45 岁，女性≥55 岁，早发心脑血管疾病家族史，肥胖（体质指数≥28），血脂异常。

需要提出的是，对于难以控制的高血压、严重肝病、肾功能衰竭、血小板减少、上腹部疼痛、消化道溃疡等不推荐用阿司匹林做一级预防。为了预防阿司匹林引发出血等不良反应，服药前最好请医生进行风险评估和采取防范措施。

二、如何延缓血管老化

血管老化是老年人多种心血管疾病的发病基础。血管老化表现为随着增龄动脉管壁僵硬度增加，弹性降低，管腔增大，收缩压增高，脉压增宽，原有的血管机能逐渐衰退甚至丧失。部分老年人血管壁钙盐沉积，血管钙化。统计显示，大于 70 岁人群中 93％的男性和 75％的女性均有不同程度的血管钙化。血管钙化是评估血管老化程度和预测心血管事件的独立危险因素。

其实，衰老并非老年人的"专利"。对于机体而言，衰老进程固然发生于生命周期的终末阶段，但这一过程在胚胎时期就已发生。有证据表明，胎儿动脉壁上出现动脉粥样硬化的先兆——脂质沉着，且血管弹性蛋白在出生不久就开始进入衰老过程，但转换非常缓慢。因此，对衰老的干预不应该仅仅将目光投视在终末的阶段，而应着重于生命的全过程。虽然目前尚无特效的方法逆转血管结构的改变，但仍有一些手段可以延缓血管老化的进程。

1. 保护端粒，延缓血管老化

血管老化的遗传特征与染色体端粒的长度有关。随着生命的延长，端粒细胞分裂次数的增加，端粒逐渐缩短，当缩短至一定长度，将导致端粒周期停滞，生命也就终止了。正常细胞中端粒的活性很低，而受损的血管内皮细胞端粒有较高活性，端粒细胞分裂次数增加。端粒在染色体中逐渐缩短，好像是一支点燃的蜡烛，树欲静而风不止，在动态环境（如血管内皮细胞损伤）中，蜡烛烧得快，血管老化加速。端粒缩短是细胞衰老的标志，在病理情况下，血管相关疾病如高血压、动脉粥样硬化、血管性痴呆等，较健康人端粒的长度要短。

保护端粒要从胎儿时期准妈妈开始，甚至从女性备孕时启动良性的生活方式,一直延续到中老年及至终生。延缓血管老化,其中更重要的是保护血管内膜光滑,防止血管内积蓄粥样斑块。

2. 热量限制饮食

热量限制饮食是目前最获公认的延长生物体周期的措施。国人脂肪摄入量大,而蔬菜水果摄入不足,这种膳食方式可能是心血管疾病高发的主要原因之一。大样本研究显示,素食饮食模式有利于心血管健康。32 项观察性研究的 21604 名受试者(平均 46.6 岁)中,素食者收缩压和舒张压分别降低 6.9mmHg 和 4.7mmHg。素食降压可能机制:肥胖是高血压风险因素,素食者体重较低;素食中富含钾离子,降低肾素等收缩血管的激素水平使之扩张血管;素食者饱和脂肪酸含量较低且不饱和脂肪酸含量丰富;血液黏稠度降低。这些因素都有一定的保护血管和降压作用。我国学者研究发现,与非素食者相比,素食者缺血性心脏病风险降低 32%。肾脏病和内分泌疾病病死率显著降低,其中男性较为明显。

但长期严格素食可能会造成营养不良。我国香港一项研究显示,在 30—50 岁、超过 10 年的受试者中,40% 颈动脉内膜素食者较正常饮食者增厚、血压高且体内缺乏维生素 B_{12}。维生素 B_{12} 主要来自肉类、鸡蛋和牛奶,其缺乏可使血液中同型半胱氨酸水平升高,导致动脉硬化。后续研究表明,对长期补充维生素 B_{12}(500μmg/日)明显降低同型半胱氨酸水平,改善动脉内膜脂质沉积,延迟动脉粥样硬化进程。

长期严格素食虽可延缓血管老化,但营养不良对健康的影响也不容忽视。如何使"鱼和熊掌"得兼,这是我们探讨的问题,但已有不少这方面的论述,如基本素食、多素少荤、合理膳食等。

另外,低钠饮食可通过降低血容量使血压下降,改善血管壁张力,延缓血管老化。

3. 运动训练

运动训练对血管功能的改善已经获大量研究证实了。适当有氧锻炼可改善血管内皮功能,延缓血管老化。研究发现,久坐的中年男性进行 3 个月的有氧训练后,与同年龄未进行有氧训练的男性相比,颈动脉顺应性提高。这是因为有氧锻炼可以减少血管收缩因子的释放,使交感神经张力下降,有助于血管扩张,延缓血管老化。

4. 药物治疗

他汀类药物不仅可以降低低密度脂蛋白胆固醇浓度,还可通过一氧化氮合酶,增加端粒酶活性,修复血管功能,从而延缓血管老化。

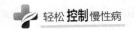

 ## 三、静脉血栓可致命

长期以来，人们对卒中和心肌梗死等动脉血栓栓塞十分关注，而对静脉血栓知之不多。其实，静脉血栓的发病率比动脉血栓高4倍，部分患者首发表现为猝死，静脉血栓栓塞症已成为第三位心血管杀手。由于静脉血栓病情凶险、误诊率高（80％病例没有临床表现，非专科医生也难以及时正确判断）、病死率高和人们对其认知度极低，因而被极其严重地忽略着，导致大量生命受到损伤和流逝。

1. 静脉血栓的易患因素

（1）强易患因素：重大创伤、外科手术，如骨科大手术，包括髋、膝关节置换是深静脉血栓风险极高人群，其发生率是9.7％，盆腔手术深静脉血栓发生率是9.2％，下肢骨折和脊髓损伤等发生率＞5％。

（2）中等易患因素：膝关节手术、自身免疫性疾病、炎症性肠病、肿瘤等。与非肿瘤病人相比，肿瘤患者深静脉血栓风险增加4—7倍，深静脉血栓是肿瘤患者术后30天内常见死亡原因，尤其是腹部手术，其风险增加14倍。口服避孕药、激素替代治疗、卒中瘫痪、慢性心衰或肾衰等也是深静脉血栓的易患因素。

（3）弱易患因素：静坐不动（如长时间坐在电脑前工作、上网、打游戏、乘车或飞机旅行，每静坐1小时，患深静脉血栓的风险增加10％）、卧床超过3天、老龄、静脉曲张、妊娠（其血液高凝状态风险贯穿全程，尤其是分娩前后）、脱水（喝水少、出汗多、用利尿剂等使血液浓缩）等。弱易患因素是院外深静脉血栓（包括致死性肺栓塞）的常见原因。

另外，深静脉血栓与动脉疾病，尤其是动脉粥样硬化有着共同的危险因素，如吸烟、肥胖（尤其是腹部肥胖）、高脂血症、高血压、糖尿病、房颤等。还有一些缺乏已知获得性危险因素的静脉易栓症与遗传缺陷有关。

值得注意的是，内科疾病而制动（3天以上）患者，深静脉血栓发病率为10％，其中以卒中、急性心肌梗死和感染性疾病发病率最高。内科住院患者中约有50％存在2种以上的危险因素，而深静脉血栓是我国院内可预防的首要死亡原因。

经济舱综合征是指由于长时间空中飞行，静坐在狭窄而活动受限的空间内，双下肢静脉回流减慢、血流瘀滞，从而形成深静脉血栓。长时间坐车（火车、汽车等）旅行也可以引发深静脉血栓。

凡是做过手术的人，手术后总会有医生护士不停地唠叨：腿脚多动动，早点下地别老躺着。这种唠叨看来平常，其实意味深长。手术过程中人始终处于平卧状态，缺少肢体活动。如果是全麻手术还会存在血液循环相对缓慢的问题，这些都会导致下肢静脉血流瘀滞，引发血栓。而这些下肢静脉中的血栓又可能脱落，随着静脉血流回于心脏，进而进入肺血管，形成肺栓塞。

血栓可发生在任何人和任何部位的血管内，血液在静脉血管里流动，如果血液中血脂多，凝血因子多，血液为浓缩，那么血细胞就会堆积，聚集到一定程度就会形成血栓。很多上班族，长时间坐着工作，使得血液循环缓慢，特别是在夏天，久坐不动，再加上天气炎热，如没有及时补充水分，很容易使血液黏稠度增高，从而引发深静脉血栓。

麻将是一项在我国广大城乡地区十分普遍的娱乐活动。这与长时间坐飞机诱发的深静脉血栓形成——即"经济舱综合征"异曲同工，两者发病机制均涉及下肢血流瘀滞，血浆蛋白浓度高，高黏滞血症形成。然而，麻将相关性深静脉血栓形成在发病机制上又不同于"经济舱综合征"之处——聚精会神地"绝对"静坐，其血栓风险比"经济舱综合征"有过之而无不及。

2. 深静脉血栓报警症状

深静脉血栓好发于三类人：一是高龄老人，80岁以上的人所承受的风险是40岁人的5—6倍；二是有血栓家族史的人；三是体重指数（BMI）大于30的人，这类肥胖者患静脉血栓症的风险是非肥胖者的2—3倍。

深静脉血栓好发于下肢，判断的简单方法是：单侧腿出现肿胀、疼痛、压痛、浅表静脉隆起；如果是单腿，那下肢静脉血栓的可能性比较大。

静脉曲张是深静脉血栓的前奏。静脉曲张早期除了外观上青筋突出外，一般少有其他症状，但随着时间的推移和病情的进展，逐步出现：一是小腿水肿，多表现为晨轻晚重；二是皮肤色素沉着、皮肤变黑，从点状蔓延到片状；三是出血，由于曲张静脉所在区域皮肤营养不良，皮肤较为坚硬，缺少弹性，若不小心，易引起皮肤连同下方的静脉破裂，引起出血但不伴有疼痛，若发生在夜梦中，有可能引发大出血；四是皮肤溃疡。这是静脉曲张常见并发症，可反复发作，一旦感染，可能危及全身。

急性肺栓塞因缺乏特异性症状和体征，故极易误诊。出现以下警报应警惕肺栓塞：不明原因的呼吸急促，胸痛，尤其是深呼吸时加重的胸痛，心跳加快，头晕或失去知觉。小面积的肺栓塞可无或有轻微的憋气、胸痛等不适。如果感到自己的体力明显下降，耐力突然大不如前，这个时候就要考虑是否因为小型肺栓塞引起的。

3. 静脉曲张的预防

预防静脉曲张在生活中应注意下列事项：一是尽量避免久站，若是工作关系必须长久站立，也最好采取两脚轮流站立的方式，即曲弯一只脚，让身体的重量在另一只脚上，或将两腿轮流动一动、甩一甩，养成多走动的习惯；二是勤按摩；走累了坐下来休息时，别忘了由下往上给小腿做个简单的按摩；三是戒掉跷腿的毛病，尤其是长时间坐着时，不要交叉两腿或跷二郎腿，以免影响血液循环；四是穿弹力袜；五是不要穿紧身裤；六是睡前抬腿，每晚睡前下肢抬高 30—45 度，维持 10—15 分钟，有助于下肢血液回流。

最重要的还是要坚持运动。坐 90 多分钟，就可使膝关节血液循环降低 50％，下肢静脉血栓风险升高 1 倍。如果长时间（4 个小时）不运动，比如驾车、坐公共汽车、乘飞机旅行，甚至坐办公室，尤其是弯着膝关节。如果能花点时间站起来伸展腿部，并在附近走动一下，这对健康的血液循环是十分有利的。多喝水，体内水分充足，血流通畅，血液不易在血管里凝聚。

除了加强体能运动外，还可进行机械预防和药物预防。机械预防包括分级加压弹力袜、间歇充气加压泵和足底静脉泵。

临床上使用比较多的是弹力袜。分级加压弹力袜将自下而上的梯度压力作用于肌肉组织，再借助肌肉组织把压力传给静脉，促进静脉血液回流，从而达到治疗目的。除了已有明显症状的下肢静脉曲张患者应该使用外，那些只见"小蚯蚓"爬上腿，却还没有觉得不舒服，或只有酸胀感等轻微症状的人都可以用。因为医疗弹力袜对缓解症状，减慢和进一步阻止病情发展都有较好的效果。妊娠期女性也容易出现静脉曲张，弹力袜可以在一定程度上减轻她们的痛苦和血栓风险。所以需要长期站立的职业人群也可穿弹力袜，以预防静脉曲张。

在购买弹力袜时，最好在医院或药店由专业人员测量腿部位的周径后按照医嘱选用合适的型号。弹力袜选得不合适，会导致压力过低或过高，不仅起不到治疗效果，有时还会适得其反。

抗凝是防治有潜在致命风险的血栓性疾病的基石。血栓强易患因素（如骨科大手术）和部分中等易患因素（如膝关节手术）患者应接受抗凝治疗。常用抗动脉血栓药物对抗静脉血栓的效果均不理想，美国心脏病学会报告，每天 100mg 阿司匹林可降低静脉血栓栓塞症 32％，利伐少班比阿司匹林效果要好些；中等和弱易患因素者除加强体能锻炼和多动少静外，良好的饮食习惯和生活方式十分重要。

四、老年人腿痛要警惕脉管炎

我们有时会看到有些老年人走一段路，腿痛起来了，停下脚步，休息一阵子后腿痛缓解了，继续行走，走了一段路，又停下来歇歇。这种走走停停的现象并不是老年人身体疲劳的需要，而是得了间歇性跛行症，就是下肢动脉硬化闭塞症（脉管炎）。这种病起病时症状轻微，如不加注意任其发展，其结果是十分可怕的：截肢，甚至威胁生命。

脉管炎是下肢动脉硬化狭窄或堵塞，导致小腿缺血缺氧，肌肉的营养差了，就会出现乳酸堆积，堆积到一定程度，就会出现缺血性疼痛。

下肢缺血有以下症状：

（1）轻症期：仅感觉到患肢皮温降低、怕冷或腿肚子发酸、轻度麻木、活动后疲劳。

（2）间歇性跛行期：随着病情的发展，下肢动脉狭窄程度加重，阻塞范围不断扩大，病变动脉只能满足下肢肌肉组织静态下的供血，病人在行走一定距离后出现腿部胀痛不适，不得不停下来休息，休息（10分钟左右）后腿部胀痛可完全消失，可以继续步行，如此反复。如果此时没有诊治，病情继续恶化，便进入第3期。

（3）静息痛期：患者即使在不动的情况下下肢的血供也会受到影响，因此出现下肢持续性疼痛，尤其在夜间更加明显，影响睡眠。有些老人甚至因为剧烈疼痛而诱发心梗。

（4）组织坏死期：由于肢体严重缺血，脚趾出现溃疡和坏死，并逐渐向上发展，导致截肢，甚至死亡。

有的脉管炎患者误认为截肢是病情发展最后的结局，截了肢，一刀两断，从此病情就稳定了。其实不然，脉管炎患者的动脉粥样硬化是全身性的。山不转水转，心、脑、肾等动脉也可能步下肢动脉的后尘，而这些重要脏器的动脉粥样硬化病症，就难以像4期脉管炎患者一样一刀两断了事了。研究显示，超过90%的间歇性跛行症患者，同时存在严重的冠状动脉疾病。脉管炎患者病在腿上，波及全身。因此，不论疾病处于哪个阶段，都要有个全局观念以免"城门失火，殃及池鱼"。

脉管炎是可防可治的病。在引发脉管炎的风险因素中，吸烟排在首位已是不争的事实。吸烟对脉管炎的"贡献"有两个方面：一是烟雾中的尼古丁和一氧化碳使血管内膜处于低氧状态，血管的通透性增加，血液中的有形成分沉着于血管壁上,促进动脉硬化,血管腔变窄,这是长期的累积效应;二是一氧化碳与血红蛋白结合形成碳氧血红蛋白,使血液黏稠度增加,影响血液在血管内的流速,易形成血栓并使血管阻塞。这是一种即时效应,脉管炎患者吸烟后几个小时甚至几分钟就会出现腿痛加重,步行困难。

因此,防控脉管炎:

一是绝对戒烟(包括二手烟和三手烟),戒烟以后病情得到缓解,而再度吸烟又会使病情恶化。

二是积极治疗动脉粥样硬化、高血压、高脂血症以及糖尿病,维持血压、血脂、血糖在理想水平内。同时,多饮水,控制每日的总热量,减少摄入动物性脂肪、高胆固醇、高盐和高糖食物,以防控动脉硬化发生和进展。

三是运动锻炼。步行是最常见的锻炼方法。一般以正常中等步速每天坚持行走至少 30 分钟,每次行走距离至能够忍受的最大疼痛时再休息,恢复后以相同的时间间隔重复该循环。

在所有非手术治疗措施中,锻炼是最有效也是最方便经济的。药物不能取代锻炼的作用。

五、你是否要用他汀预防心血管疾病

近 20 年来,我国心血管疾病死亡率仍处于上升阶段。研究表明,中国人群死因前 3 位依次是卒中、冠心病及慢阻肺,其中前两位占到全部心血管病的 90% 左右。已经明确,动脉粥样硬化是心血管疾病的病理基础,同时也是心血管事件的主要原因。血胆固醇尤其是 LDL - C 水平升高是动脉粥样硬化性心血管疾病(ASCVD)主要的危险因素。降低 LDL - C 对于动脉粥样硬化性心血管疾病的发病、心血管事件的预防起到关键作用。他汀类药物是调脂药中降低 LDL - C 作用最强、安全性和耐受性最好的药物。

近 30 年来,一系列大宗研究证实,对冠心病患者,无论 LDL - C 水平是否升高,他汀能够显著减少冠心病再发和 ASCVD,降低心血管疾病死亡率。对卒中患者,积极降低 LDL - C 水平,可明显减少复发率、致残率和死亡率。目前,他汀已从单纯降低胆固醇演变为治疗 ASCVD 的基础药物。

对无 ASCVD 病史有危险因素人群,他汀降脂治疗属于一级预防(防发病)措施之一。一级预防是按 ASCVD 危险分层来启动他汀治疗。ASCVD 的主要危险是高胆固醇血症、高血压、高血糖、超重肥胖、吸烟、代谢综合征、低高密度脂蛋白血症、早发冠心病家族史等。

研究证实，LDL－C动脉粥样硬化发生发展的主要危险因素，LDL－C水平越高，ASCVD的风险也越高，危险因素聚集越多，ASCVD的风险亦急剧升高。他汀是目前最有效的降低LDL－C水平的药物之一，对高风险人群及早开始治疗，有效降低LDL－C水平，能够在预防ASCVD中获益更大。对无明确ASCVD患者，即使已接受抗高血压、抗糖尿病药物治疗，无论其基础胆固醇水平是否升高，他汀治疗通过降低LDL－C水平仍能使风险进一步降低。

启动他汀一级预防的人群有以下几种：一是50岁以上的中年和老年人，经过评估，得出风险达到中危或高危以上，则应在干预生活方式的基础上，尽早启动他汀治疗；二是家族性高胆固醇血症患者；三是LDL－C＞4.7mmol/L人群，在治疗性生活方式干预后，如LDL－C未降到理想水平亦应启动他汀治疗。

一般他汀治疗起始剂量要获得低密度脂蛋白（LDL－C）30％—40％水平的降幅，平均降低绝对水平1.0mmol/L，高风险人群须控制到更低水平。

他汀长期治疗均可显著减少ASCVD事件，坚持时间越长效益获得越大。一组随访25年资料显示，随着他汀治疗时间延长，心血管病死亡率进一步显著下降，同时因心肌梗死及心力衰竭住院的明显减少。

然而，我国用他汀一级或二级预防ASCVD的情况令人担忧。据推算，我国心血管病患病人数达2.9亿，心血管病死亡率的上升趋势，主要是缺血性心脑血管疾病死亡率上升所致。而死因77％归咎于胆固醇水平的升高。主要原因是极高危患者LDL－C达标率过于宽松（不到30％），一级预防LDL－C达标率才15％。也就是说，即使已经接受降脂治疗，今后仍面临着相当大ASCVD的风险。这种现状可能正是我国目前ASCVD上升和心血管病事件持续高发的重要原因。

尽管总体上他汀治疗安全有效，但中国人对他汀的耐受性比较差，极少数人对大剂量他汀会出现一些不良反应，这也是他汀使用不足的一个不可忽视的原因。

但在临床上，遇到不少患者惧怕他汀对肝脏损害而不敢用药。其实这是一种误解。常规剂量他汀对无肝病者用药是安全的，服用他汀后少数人肝酶可能轻度升高，这是一种他汀促使肝酶释放的机制，并非他汀对肝细胞有毒性作用，一般不必停药，也不用调整剂量。只有肝酶升高达参考值3倍以上才可能是肝损，这时可咨询医生考虑停药观察。目前，许多患者因肝酶轻度升高擅自停药，从而失去宝贵的治疗时机，值得引起医患双方关注。

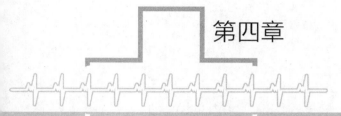

第四章

冠心病防控要知道的几件事

一、心源性猝死多有诱因

心源性猝死(SCD)是一个世界范围内公众的健康问题,是一种由心血管疾病引起的非预料中的迅速死亡。尽管近年来心肺复苏的成功率有所提高,但多数患者复苏不能成功。让公众充分了解引起 SCD 的诱发原因,采取适当措施,才可能减少 SCD 的发生。

我国每年发生猝死 180 万人,其中心源性猝死 80% 以上。因为猝死病因复杂多样,且在短时期内死亡,往往不能及时检查处理。由于机体代偿适应功能的作用,引发 SCD 的病因通常较隐蔽,患者往往不呈现症状或只有轻微症状。因此,患者未发病前与常人无异,不能查明其真正病因,但 SCD 发病的诱因常常是比较明确的。这就留给我们防止 SCD 发病的一个机会。从这个意义上讲,SCD 并非猝不可防。

SCD 主要病因是冠状动脉病变、心肌病变、心脏瓣膜病、先天性心血管病和心脏传导系统病变等。

值得注意的是,不少"正常人"发生 SCD。尤其是死亡后人体解剖结构正常的年轻患者,尸检大多有组织学异常如导致恶性心律失常的心肌瘢痕组织、局灶性心肌炎、隐性冠状动脉疾病或心脏传导系统病变。在尸检阴性 SCD 患者中,约 50% 有遗传性心脏病。还有一些心脏结构无明显异常的儿童及年轻人发生 SCD,多为常染色体显性遗传。这些"正常人"在出现情绪激动、剧烈运动、植物神经功能紊乱、冠脉痉挛、血小板血栓等症状时触发了恶性心律失常而猝死。

病因学的资料表明,SCD 患者体内多有显性或隐性疾病存在,但这些疾病不会无缘无故发病,而是要有一定诱发因素"激活"才能发病,就好像炸弹只有引信点燃了才能爆炸。因此,对 SCD 高危人群要避免诱因被"激活"、引信被点燃。

SCD 诱因主要有以下几点。

1. 饮食因素

酗酒和暴饮暴食最易引发 SCD,饮水中低镁也易诱发 SCD。在"美国护士健康研究"中,共研究了当时无任何疾病的 88375 例女性健康受检者,通过 26 年随访,发现共发生 505 例或致死性心律失常。研究发现,血浆中每增加 0.25mg 的镁,可使 SCD 危险减少 41%。另一项研究 81722 例受检者,经过 26 年观察,以不吸烟,体重指数小于 25,每天锻炼 30 分钟以上,并以摄入全谷物、水果、蔬菜、豆

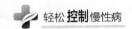
类、鱼类、坚果为主时 SCD 风险较低。

有报道,酒精与 SCD 呈 U 形曲线关系,少量饮酒(含酒精 5—14.9g/日)的危险性最低,而当酒精摄入量超过 30g/日时 SCD 发病风险即增加。

2. 精神因素

精神、情绪与猝死之间关系十分密切。急性心理应急状态触发 SCD 最为常见。焦虑、抑郁及心理过度紧张与 SCD 有关,过度劳累可导致交感和迷走神经功能紊乱,引发严重心律失常而致 SCD。

3. 睡眠呼吸暂停综合征

在睡眠中呼吸暂停超过 120 秒就可能出现猝死,打鼾多为此病的先兆。一项 10701 例患者经过 5.3 年研究,142 例睡眠呼吸暂停综合征患者发生过复苏或 SCD。夜间低氧血症,平均氧饱和度<93%和夜间最低氧饱和度<78%是发生 SCD 的独立危险因素。

4. 生活压力大

生活压力大会加重高血压、冠心病等多种疾病,并增加心律失常、血管痉挛的风险,诱发猝死。

5. 生物钟紊乱

生物钟广泛存在于全身各脏器组织,并通过自主神经系统和内分泌系统维持着机体良好的生理状态。长期熬夜使生物钟节律紊乱,诱发心脏早搏及其他快速性或缓慢性心律失常而致晕厥,若未获得及时抢救,易发生猝死。

6. 抽烟

研究证实,35—59 岁的吸烟者发生 SCD 的风险每 10 年烟龄增加 2—3 倍。抽烟使交感神经兴奋性增高,血压上升,心率加快,血液黏稠度增加,使心肌梗死患病率增加 3 倍。有些人早晨吸第一支烟时发生猝死。抽烟是诱发心脏病发作的关键。早晨是自主神经最不稳定的时段,吸烟又使交感神经过度激活,这种叠加作用,诱发 SCD 的概率明显增加。

7. 肥胖

肥胖增加 SCD 发生的危险性,是发生高危性心律失常独立危险因素。肥胖患者心肌细胞肥大、纤维化、局部心肌纤维排列紊乱,脂肪浸润和心包脂肪增加,所有这些因素都与恶性心律失常有关。且肥胖者的体重与 CSD 发生率呈正比例关系,即体重越重发生 SCD 越多。另外,肥胖引起心脏心房肌结构异常会引发房颤,而 18% 的室颤的上游心律是房颤。房颤在不伴心脏病的病人中,可增加 3 倍致命性室颤的发生风险。因而,有学者提出房颤——室颤——SCD 这条疾病链。

8. 空气污染

短时间内暴露于高浓度污染的空气(主要是小颗粒物质,如 PM2.5)、一氧化碳、一氧化氮等增加 SCD 的发生。而长时间暴露更能增加 SCD 的风险。

9. 运动

剧烈运动 SCD 的相对风险增加 17 倍。运动后心率恢复是预测的摩新指标。交感神经张力增高者,其运动后心率恢复减慢。通过测量运动停止后 1 分钟心率下降值进行风险评估。如果运动停止后 1 分钟心率下降≤12 次/分,结果即为阳性,同时运动停止 5 分钟内,出现频发室性早搏者 SCD 风险增加。

由于 SCD 与自主神经不稳定有关,尤其是 SCD 的前奏往往是心律紊乱,故 SCD 高危人群,特别是存在 SCD 诱发因素时,要学会把脉。把脉是一种预测 SCD 简便的方法。心跳太快(静息心率≥100 次/分)、心跳太慢(静息心率≤50 次/分)、心跳时快时慢或时强时弱、心跳不规则、有早搏(在规则的心律中出现一次提前心搏,其跟随有一个长间歇)。如把脉发现这种心律紊乱,不必惊慌,首先要安定情绪,去除诱因,部分心律失常会缓解或消失,如心律紊乱同时出现胸闷、胸痛、头昏、晕厥等症状应立即就医。

此外,过冷过热、感染、外伤等也是 SCD 的诱发因素。

二、把脉捕捉猝死的预警信号

心源性猝死多由心血管疾病引起的非预料中的迅速死亡,复苏成功率很低。由于引发 CSD 的症状通常比较隐蔽,患者往往不呈任何症状或只有轻微症状,在未发病前与正常人无异,可以从事日常活动,发病后在短时期内死亡。因此,多数患者难以查明真正病因。

CSD 主要以病因为基础,同时伴随诱因的作用和参与。在外因的作用下,诱发和促使机体内潜在性疾病突然向恶性转化。

冠心病是 CSD 的常见原因,无论隐性心脏病或冠心病,猝死前都要出现几种严重的心律失常:室性心动过速(室速)、心室颤动(室颤)或心脏停搏。室速多以室性早搏(室早)为前奏,连续的快速的室早 3 次以上便成为室速,发作时心率可达 200 次/分以上,室颤是心脏像蚯蚓样蠕动,往往是心跳逐渐减慢直至停搏。这3 种致死性心律失常并非突然发生,而有一个过程:有前奏,有高潮,最后曲终而谢幕。如室早→室速→室颤→心脏停搏,心跳过缓→心脏停搏。而这种表现为心跳"快""慢"或"乱"(早搏)的心律失常情况均可在把脉时获得。

传统医学的"把脉"能获得许多疾病信息。脉搏是心脏收缩和射血冲击血管导致的搏动感,有一次心脏收缩,就会产生一次脉搏,正常情况下脉搏节奏均齐,节律规整。当我们用食、中指轻触腕关节上外侧时,指蹼便会感到这种脉搏波。如果摸脉搏时感觉脉律不整齐、漏跳或者提前跳了,那可能就是早搏现象。

特别要强调的是,摸到脉搏"快""慢""乱"并非都是猝死的预警信号征兆。这种现象,不少是无害的甚至是良性的,只有存在以下背景时,才可能是猝死的预警征兆。

(1)有猝死或早发冠心病家族史。

(2)有晕厥或猝死史。

(3)有冠心病、心肌病、先心病、肺心病、心衰、高血压、糖尿病、重度肥胖、重度睡眠呼吸暂停综合征等病史。

(4)有酗酒、暴饮暴食、心理创伤、工作生活压力大、过度劳累、长期熬夜等诱因。

(5)同时伴有心慌、胸痛、胸闷、冷汗、面色苍白、极度乏力等症状。

符合上列 4 条中之 1 条和第 5 条者,如果脉搏存在"快""慢""乱"现象,即为心源性猝死高危人群,需立即就医,及时救治,以避免悲剧发生。

三、高龄老人冠心病要注意什么

高龄老人冠心病是一类特殊人群,冠心病患病率高,死亡率高,治疗难度大,应引起人们的关注。

老年人随着年龄的增加,动脉硬化日渐严重,且高龄老人常合并高血压、高脂血症、糖尿病等多种危险因素,冠状动脉病变常呈多支、弥漫、慢性完全闭塞等病变,因此易发生心肌梗死。但由于高龄冠心病患者病情隐蔽,临床症状不典型,心绞痛多表现为胸骨后闷痛、紧缩感或仅表现为气急、心悸、乏力、上腹不适、上腹痛、食道阻塞感、左肩左臂痛、牙痛、下颌痛、头痛等,心电图缺血反应不敏感。如合并糖尿病,心梗发作可表现为无痛性,且常常没有一点警示,处于危险之中却不自知,因而预后更差。

CT冠状动脉造影(CTA)是高龄老人筛查、诊断冠心病常用手段。但由于高龄老人心律失常(如早搏、房颤等)、冠状动脉钙化较多、检查时屏气能力较弱,且在造影时使用对比剂容易发生肾损害。这些因素都会影响检查结果,限制了CTA临床的检查,因而急性心肌梗死误诊率高,治疗风险大,预后比较差。

其次,高龄稳定性冠心病一般只作内科保守治疗。而长期抗血小板治疗(如阿司匹林或氯吡格雷),会导致消化道和脑出血和风险增加,是否要同时服用抑酸剂进行"对抗",或选用双联抗血小板治疗,应咨询医生进行个体化治疗。

如果在正规药物治疗基础上仍有反复心绞痛发作,在身体条件许可情况下,可考虑做支架植入治疗或"搭桥"手术。"搭桥"手术的优势是术后不需要长期抗血小板治疗,减少出血并发症的发生。

健康的生活方式是高龄冠心病稳定病情和减少并发症的关键。戒烟、限酒、限脂、限盐,补充优质蛋白质,多吃含纤维素和维生素的蔬菜水果和适当体力锻炼同样适合于高龄冠心病患者。但因高龄老人味觉和消化功能减退、肌肉量减少,摄食不必过于严格,如吃点猪蹄、肥肉之类爱吃的食物也未尝不可。

同时,要控制危险因素。只有控制危险因素才能稳定病情,主要有以下几个方面:血压≤150/90mmHg,糖化血红蛋白不超过8%,低密度脂蛋白降低至1.8mmol/L以下,体重指数(BMI)调整至24左右,微胖(BMI 25、26)也不必介意。

更重要的是要加强治疗依从性。高龄老人药物的代谢、排泄、血清浓度以及药物的相互作用都有改变,因而药物不良反应比较多。高龄冠心病患者用药主要应关注以下几个方面。

首先,注意抗血小板药物不良反应。冠心病患者一般都要服用阿司匹林,高龄患者服用阿司匹林消化道和颅内出血风险增加,平时注意观察有否排黑大便,大便潜血试验阳性可能有消化道出血,可咨询医生适当减量使用,如阿司匹林75mg/日,加用质子泵抑制剂可减少消化道出血的发生。不能耐受阿司匹林(如消化道反应)可用氯吡格雷替代。

其次,注意他汀类药物不良反应。高龄冠心病患者绝大多数服用他汀类药物,一般使用中等强度他汀治疗。由于高龄老人对他汀类药物比较敏感,因此不可盲目加大剂量,以免产生肝脏或肌肉等不良反应。如用中等强度他汀血脂仍未达标(低密度脂蛋白降低至1.8mmol/L以下),可考虑他汀联合依折麦布治疗,以提高疗效,减少药物副反应。同时,也不要擅自停药。有些老年患者在用他汀初

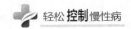

始治疗时看到化验单上肝酶偏高,便以为是他汀的毒性反应而自行停药。其实这是一种误解。有些人服用他汀后肝脏会释放少量肝酶,继续用药过一段时间肝酶便会自然下降。一般认为,只有肝酶上升到参考值3倍以上时才考虑停药观察。但要注意排除其他肝脏受损原因引发的肝酶升高。

再者,要优化多重用药。高龄冠心病患者因合并其他慢性病,普遍存在多重用药现象。他们常常看一个专科开几种药,几个科室看下来便是十多种药。每天(或每顿)服一大把药,其药物的相互作用如何,究竟有多少疗效,会不会产生更多的副反应,这些隐藏在背后的潜在问题常常被人们忽视。一般认为,慢性病用药以不超过5种药物为宜,特殊情况也不能超过8种,否则药物之间的相互作用会使药物副作用增加,疗效降低。因此,多重用药的老年冠心病患者要优化用药。优化用药就是找出最优先治疗的疾病,根据具体情况选用药物,如他汀通过调整血脂,对心、脑、肾及下肢等动脉粥样硬化性疾病都有防治作用,可谓"一石多鸟",在多重用药的老年动脉粥样硬化性疾病患者,就可考虑减少一些其他相应治疗药物。同时,患者要加强治疗依从性。凡是未按医嘱用药,疗效不确切,耐受性差的药物,包括保健品、单方、秘方等一律停止使用。多重用药的老年患者在不同专科看病时,要表明自己病症和治疗药物品种,最好用文字将所用药物列出。此外,老年病科是综合性科室,老年病科医生对多重用药患者进行综合评估、优化用药都比较在行,临床药师对药物的相互作用、药物的毒副反应和优化用药比较熟悉,患者对自己使用的药物存有疑虑可向他们咨询。

最后,要精确用药。高龄患者多重用药现象十分普遍,潜在不当用药发生率高,是住院率、死亡率增加的重要原因。为预防潜在不当用药,多个国家已经颁布老年人不当用药评估标准,我国已建立老年人潜在不当用药目录。医患对照目录优化选用药物更为准确。

以基因为导向的精确用药,对个体化、合理用药具有指导意义。有选择性地进行基因多态性监测,有助于精确评估个体情况,合理选择药物。

 # 四、冠心病男女有别

在通常情况下,因雌激素对女性血管的保护作用,女性冠心病的发病时间较男性晚10年,但女性绝经期后冠心病发病率明显增高。研究显示,1987—2004年期间,在35—44岁的女性中约有1万例心梗患者,而在45—64岁的女性中心梗发病人数陡然增到9.5万例。75岁以上女性心梗发生率亦超过男性。

女性冠心病临床症状和治疗效果与男性存在差别。

一是症状不典型。女性冠心病心肌缺血发作时,可无典型心绞痛症状,而是表现为乏力、头晕、恶心、食欲不振、冷汗等。半数以上女性急性心梗时不是典型的压榨性胸痛,而表现为肩颈痛、背痛及上肢疼痛,部分患者表现为胸部烧灼感、大汗、气促、上腹部不适等。研究显示,因心梗漏诊的患者中近2/3是女性。

二是预警征兆出现早。女性在冠心病发作前几个月就可能出现不同寻常的疲劳感、睡眠不宁、消化不良、周期性身体(胸部、下巴、背部、腿部)麻木或疼痛感。当女性冠心病患者或冠心病高危人群出现这些症状时要警惕可能心脏病就要发作了。

三是风险大。女性有独特的风险因素。引起冠心病主要风险因素,对男性和女性来说都是一样的,但同时吸烟和糖尿病,女性冠心病发作的概率比男性高2倍。当女性冠心病患者发生心梗时,其并发症如心力衰竭、心源性休克、心脏破裂、房室传导阻滞、心脏停搏发生率均比男性高,且其首发症状为心力衰竭者明显增加,心梗复发率为男性的2倍、再次住院率和死亡率亦比男性高。

四是心理应激性心肌缺血多。心理应激性心肌缺血,又称"伤心综合征"。女性在极端的压力、悲伤、惊吓和争斗、敌意等情况下比男性更易引起心肌缺血。女性冠心病患者发生应激性心肌缺血的发病率为20%—70%。更年期女性冠心病患者应激性心肌缺血发作风险比男性高9倍。这与女性心理应激时区域性脑血流增速和交感神经兴奋性增高有关。尤其伴有焦虑、抑郁状态的女性冠心病患者要提高自己心理素养,多与心理医生沟通、联系,接受专科医师的相关治疗,以免发生心脏不测事件。

五是治疗效果比较差。由于女性冠心病患者发生心梗时症状不典型、并发症多,不但容易误诊、延诊,而且再灌注治疗(如介入治疗)不如男性患者及时有效。在做介入治疗时(如支架植入、搭桥手术),女性较同龄男性更容易出现冠状动脉损伤、出血、穿刺部位出血等并发症。

总之,与男性心肌梗死相比,女性心肌梗死存在其特殊性。目前,缺乏针对女性大规模有关冠心病的临床试验,现有的资料存在一定局限性。因而,女性冠心病患者或疑似者当出现不典型心绞痛症状时,尤其是伴有高危因素者(如高血压、糖尿病、高脂血症、动脉粥样硬化等)和更年期女性,应警惕冠心病心绞痛发作,要及时就诊,以免贻误治疗时机。

值得指出的是,不少非冠心病女性(如患焦虑症的更年期女性)会出现胸痛、胸闷等类似冠心病症状,甚至心电图出现心肌缺血性改变(如下壁导联ST段压低),患者常常辗转于医院各科室治疗,长期吃药疗效不明显。若更年期女性、职

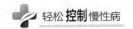

场高负荷、频频吸入二手烟、焦虑或抑郁状态等患者,若遇到类似冠心病症状时而治疗无效时,可找心理咨询师或精神科医师诊治,可能会取得意想不到的疗效。

五、女性被动吸烟与冠心病相关

近年来,医学研究资料显示,中国男性冠心病发病率有病死率逐渐下降,而女性冠心病发病率有病死率逐年升高趋势,女性冠心病已成为全世界女性首位死因。中国女性仅少部分主动吸烟,而大部分暴露在被动吸烟环境中。近年来,大量研究已证明被动吸烟女性不但肺癌患病率明显上升,而且与女性冠心病发病率及预后密切相关。

世界卫生组织将被动吸烟定义为每周至少1天吸入烟草烟雾＞15分钟,又称二手烟。2015年我国流行病学调查显示,中国非吸烟女性二手烟暴露率城市为60.6%,农村为63.4%。女性二手烟暴露率相当高。

早在1997年美国学者对32046例女性护士研究发现:偶尔暴露于二手烟环境中的女性冠心病患病率为1.59%,每天暴露于二手烟环境中的女性冠心病患病率为1.91%。为了更客观、科学地评估被动吸烟情况,研究者通过测量人体血液、尿液中的烟草生物代谢产物评估被动吸烟情况。烟草生物代谢产物在人体血液、尿液中的停留时间很短,在头发、指甲中停留时间比较长。研究者对美国健康女性护士62641例脚指甲样本检测可替宁浓度,发现趾甲可替宁浓度与冠心病发病率呈明显剂量相关关系,即可替宁剂量越大冠心病发病率越高。

二手烟为什么会增加冠心病风险和病死率?

吸烟所散发的烟雾,可分为主流烟(即吸烟者吸入口内的烟)和支流烟(即烟草点燃外冒的烟),支流烟被人吸入即为被动吸烟。支流烟较主流烟所含有害成分更多,其中一氧化碳、焦油、烟碱、氨、亚硝酸胺分别是主流烟的5倍、3倍、3倍、46倍、50倍。支流烟参与动脉粥样硬化的全过程,其机制有以下几个方面。

一是二手烟的烟雾中含有大量超氧自由基,可直接损害血管内皮细胞功能,启动动脉粥样斑块形成。研究显示,在吸入二手烟20分钟后血液循环中坏死的内皮细胞增多,血管的舒张功能下降,血管腔变窄,二手烟烟雾的这种双重作用使冠状动脉血流量减少,形成缺血性心脏病。

二是被动吸烟导致女性脂质代谢紊乱,同时使血小板活性增强,血液中凝血因子升高,易形成血栓从而诱发冠状动脉血栓事件。

三是二手烟使血液中低密度胆固醇(坏血脂)升高,高密度胆固醇(好血脂)降低。这一高一低的双重作用加速了女性动脉粥样斑块形成的进程。

四是二手烟增加糖尿病的发生率。糖尿病是冠心病的易危因素,被动吸烟产生的大量氧自由基引发胰岛素抵抗。胰岛素抵抗是糖尿病的前奏,配偶吸烟对女性影响更大。

五是二手烟使女性植物神经紊乱。被动吸烟使女性交感神经维持在较高水平,调节性降低,使夜间血压不降或反而升高(常人夜间血压比白天下降 10％ 以上),增加了冠心病发生血管事件的概率。

大量研究表明,被动吸烟是女性冠心病独立高危因素,冠心病发病率增加25％—80％。数据表明,通过强力实施公共场所禁烟法律法规,可显著减少女性急性心肌梗死的发生率;并且控烟时间越长,社会获益越多。

 # 六、心血管高危人群如何服用阿司匹林

阿司匹林是预防动脉硬化性心血管疾病的经典抗血小板药物。一直以来,阿司匹林对动脉硬化性心血管疾病一级预防(有危险因素预防疾病发生)的适应证在医界存在争议,在社会群体中也存在诸多疑虑。但近年国内外医学专家对此问题认识日趋统一。

动脉硬化性心血管疾病高危人群服用阿司匹林一级预防的适应证:下列人群建议服用阿司匹林(75—100mg/日)。

(1)高脂血症患者。总胆固醇(TC)≥7.2mmol/L 或低密度脂蛋白胆固醇(LDL - C)≥4.9,且年龄≥55 岁。

(2)糖尿病患者。年龄≥50 岁,伴有以下至少 1 项主要危险因素:早发心脑血管疾病家族史(男≤55 岁,女≤65 岁发病)、高血压、吸烟、血脂异常,TC≥5.2mmol/L或 LDL - C≥3.4mmol/L 或高密度脂蛋白胆固醇(HDL - C)<1.04mmol/L或蛋白尿。

(3)肾小球滤过率降低的慢性肾脏疾病。

(4)不符合以上条件者,同时具备以下 5 项危险因素中的至少 4 项:年龄(男性≥45 岁,女性≥55 岁)、吸烟、肥胖(体质指数≥28)、血脂异常、早发心脑血管疾病家族史。

由于服用阿司匹林有一定副反应,故患者用药前必须由医生评估出血风险。出血危险因素包括:大剂量长期应用阿司匹林、凝血功能紊乱、严重肝病、肾衰竭、血小板减少、消化道溃疡、上腹部疼痛史、出血史(胃幽门螺杆菌是消化道出血的重要危险因素)、难以控制的高血压、年龄≥80岁或＜30的人群、无症状的外周动脉粥样硬化(如肾动脉或下肢动脉狭窄,狭窄程度＜50%)人群等,必须服用阿司匹林要采取防范措施。

(5)服用阿司匹林要注意的几个问题。一是服药时间。心脑血管的不良事件大多数发病在清晨和上午。阿司匹林口服直至发挥作用需3或4小时以上,睡前服用可在清晨进入血液浓度高峰期,更有疗效。二是预防消化道损伤。服药期间,有时需要使用抑制胃酸的质子泵抑制剂(PPI),来预防所引起的消化道损伤。如有消化道溃疡、消化道出血史,或同时服用其他抗凝药治疗者,年龄≥65岁、使用糖皮质激素、消化不良或胃食道反流病3项危险因素中至少2项者需预防性服用PPI(如泮托拉唑)。三是长期服用须注意监测,简单、有效的方法是粪便颜色,如发现黑便、柏油样便便是消化道出血的征象。并要每1—3个月定期检查大便隐血及血常规,以便在出现异常时及时治疗。四是不能随意停药。

其实,低剂量的阿司匹林一级预防风险很小,擅自停药可能导致血管内血栓形成,从而诱发动脉硬化性心血管疾病,甚至发生心脑血管事件。因此,阿司匹林的启用、剂量和疗程必须由医生来确定,除非出现消化道出血等严重并发症,不可擅自停药。

由于阿司匹林是"久经考验"的百年老药,其知名度高,使用率高,临床医生接受"我是否要用阿司匹林"的咨询也很多,有些具动脉硬化性心血管疾病风险因素,但无适应证的人群,如吸烟者(单个风险因素)、血压控制不理想(≥150/90mmHg)的高血压患者也用阿司匹林来预防心脑血管疾病。甚至有些非动脉硬化性心脑血管疾病风险患者也跟风想通过用阿司匹林来防癌(国外有阿司匹林防结直肠癌、卵巢癌和提升认知功能的报道,但目前证据不足)。

阿司匹林对心脑血管的防治作用毋庸置疑,但是口服前切记一定要找相关专家咨询了解有无服用必要性、适应证及相关注意事项,切忌跟风随大流。

七、冠心病患者康复运动受益多

早年,医师们强调急性心肌梗死患者应严格卧床休息至少6周。当时认为心梗后6周左右梗死区心肌才能形成牢固的疤痕,而过早活动有引发心脏破裂的风险。因此,心梗患者要求绝对卧床休息。但长期卧床休息也会带来许多问题,如虚弱、抑郁、感染、免疫功能紊乱、坠积性肺炎、血栓形成等,且长期卧床肌肉萎缩,脏器功能衰退,基本成为"废人"。于是,医师们探讨让心梗患者做轻度活动,以改善预后。观察发现，随着活动量的增加，疾病恢复效果也越来越好，这就是早期心脏康复运动疗法。此后，许多学者提出了"心脏康复"的概念，强调了心梗后康复运动的重要性，从而使心脏康复得以完善并不断推广。目前，国内外冠心病相关指南已将心脏康复作为最重要的治疗手段之一。

其实，康复运动对于所有心脏病患者都有较好的治疗效应，只要病情稳定就应毫不犹豫地做，但前提是有充分的风险评估和精准的运动处方，才能把风险降得更低，并获得最大的效益。

风险评估一般是患者在住院时通过运动平板试验对运动耐量进行测评。一般对无并发症的低危患者最早可在心梗第 3 天即可进行运动平板试验，如试验阴性即可出院，出院后按照运动处方进行康复运动锻炼。

运动对于心脏病人来说，可能存在许多疑惑，已经有过心肌梗死，还能通过运动治疗吗？回答是肯定的，必须运动。一般来说，运动前，医生对患者的病情进行评估，如果状态稳定，就会制订个体化运动处方，患者可在家庭继续进行康复运动锻炼。

由于低强度运动方案不需要预先进行运动试验评估，因而得到了广泛的应用，而且成为心脏康复运动的基础。但近年来有研究发现，冠心病患者在风险评估基础上，采用间歇高强度运动，比中等强度持续运动降低静息心率、体重和生活质量的提高更为显著，也更安全。

冠心病患者如果心肌缺血未能有效改善（如心绞痛经常发作），则可能发生心肌纤维化和心脏扩大现象，最后导致缺血性心肌病，心力衰竭便接踵而来。而以运动训练为基础的心脏康复对改善心梗后心功能十分有益。这是由于康复运动有利于损伤心肌的愈合，并能抑制体内缩血管物质的过度激活，扩张冠状动脉，预防心梗再发，并能促进心肌侧支血管生成，从而改善心肌血供和心脏功能。

冠心病患者长期坚持康复训练受益更多。研究显示，心肌在遭受多次反复的短暂缺血再灌注后，表达出一种对随后而来的一次长时间严重缺血损伤抵抗能力的提高，称为心肌缺血预适应。经过预适应的心肌不但能够缩小心肌梗死的面积，而且可以改善心肌收缩力，保护冠状动脉内皮和心肌细胞的超微结构，使心肌缺血改善。更重要的是，康复训练可促进冠状动脉侧支循环生成。这是一种重要的内源性自我保护机制。冠心病患者重复运动诱发的心肌反复短暂缺血再灌注，就是一种心肌缺血预适应。

科学的康复运动使冠心病患者获得最佳的身体、心理和社会状态，延缓及逆转疾病的进展。运动康复是患者改善自身状况的最佳手段。

心肌梗死患者出院后可在社区进行心脏康复运动锻炼。

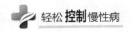
（1）运动强度：根据出院时制定的运动处方，以低、中强度运动为主，自身感觉不疲劳为度。

（2）运动频率：有氧运动每周 3—5 天，最好天天坚持。抗阻运动、柔韧性运动每周 2—3 天，间隔≥1 天。

（3）运动形式：有氧运动为主，抗阻运动、柔韧性运动等为辅。①有氧运动。常用步行、慢跑、骑自行车和爬楼梯等。出院后 1 个月内以步行为主。Borg 评分在 11—13 分钟，可短时间内接受 14—16 钟分。②抗阻运动。徒手训练，俯卧撑、仰卧蹬腿、弹力带、沙袋、矿泉水瓶等。强度为 11—13 分钟。心肌梗死后 5 周开始。③柔韧性运动。以缓慢、可控制方式进行，逐渐加大活动范围。训练方法：每一部位伸展时间为 6—15 秒，每个动作重复 3—5 次，总时间 10 分钟左右，每周 3—5 次。

（4）运动时间：从 15 分钟/次开始，包括热身放松 5 分种，运动训练 5 分钟，周增加 1—5 分钟。最终达到 30—60 分钟的最佳运动时间。

（5）运动中注意事项：运动一定要个体化，根据病情选择运动项目。运动中注意警告信号，包括胸部不适、头痛或头晕、极度疲乏、心律不齐和气喘等。一旦出现这些症状应停止运动，安静休息；如果症状不缓解，就立即就医。另外，冠心病患者康复运动要结伴而行，运动时要随身携带硝酸酯类等急救药品，并且最好能学会把脉，识别心动过速、心动过缓、早搏、房颤等心律失常的警告信号，这对康复运动的安全性有很大好处。

八、心绞痛反复发作"因祸得福"

现已明确，缺血刺激时间低于 2 分钟，不足以出现缺血预适应的效果，反复短暂的缺血不但能建立侧支循环，而且能提高心肌缺血的耐受性，能使心肌生理电趋于稳定，不容易发生致死性心律紊乱。

长期以来，人们对冠心病的康复多倾向于用药物抑制或避免心肌缺血发作，但近来许多研究证实，坚持运动锻炼的反复心肌短暂缺血可促使侧支循环生成，增加缺血心肌的血液灌注，形成"生物搭桥"效应，改善了患者的临床症状及预后。

但缺血预适应是一种反复的、无创的和可逆的生理性缺血训练。其前提是掌握运动训练的适应证，做好评估和危险分层，及必要的医学监督，以降低运动训练的风险。

慢性冠心病患者可在临床医师或康复师指导下进行运动锻炼，根据病情选择合适的运动项目，中等强度以下的、时间在 30 分钟左右的、持之以恒的生理性缺血康复锻炼,以达到自我保护的目的。

九、冠心病植入支架后要加强治疗依从性

冠状动脉支架术创伤小、恢复快、疗效立竿见影,挽救了无数冠心病患者的生命。但有些患者术后一年左右就发生了再梗死。出现这种情况的原因多半是患者对支架术的认识不足、治疗依从性差。冠心病患者支架术,既是一次生命的挽救,更是一次风险的警告。临床上支架术后再梗死,再放支架,放了七八个支架并不少见。美国有位冠心病患者先后放了 76 个支架,那是一个极端的例子。

冠心病患者置入支架能否只此一次。也就是说第一次也是最后一次?只要患者提高认识,加强治疗依从性,精心自我管理,"只此一次"是完全可以做到的,这种病例也是比比皆是。冠心病患者置入支架要注意以下几个问题。

1. 放了支架并非"一劳永逸"

有些人过分迷信支架的疗效,认为只要装了支架,就等于上了保险,可以一劳永逸,万事大吉了。其实,尽管患者在接受支架手术后感觉身体舒服很多,胸口的疼痛感和压迫感都消失了,但这仅仅解决了一小段血管的问题,对于冠心病动脉粥样硬化进程并不起作用,因而患者支架术后如何预防复发是一门必须做的功课。

2. 坚持药物治疗

支架治疗,只是机械地打通了"罪犯"血管,恢复了冠脉血流。但是如果导致冠状动脉管腔狭窄、闭塞或粥样斑块的病因不根除,随着时间的推移,"旁观者"(当时没有放支架的冠脉)还有可能发生狭窄甚至闭塞。服用抗血小板药物的目的是防止血液变得黏稠,避免支架内形成血栓。另外,植入的支架属于体内异物,不可避免地对血管内皮有一些损伤,由于植入支架早期血小板异常活跃,血小板容易堆积在损伤处,有可能再次堵塞血管。抗血小板药物可以防止这种情况的发生。

因此,在植入支架的一段时间内,抗血小板治疗特别重要。随着血管内皮细胞逐渐覆盖了支架,血小板的活性就会慢慢降低,抗血小板药物的应用按医嘱进行。

另外,他汀类也是支架术后常用的药物,它通过抑制或逆转动脉粥样硬化来

防控冠状动脉狭窄,也是支架术后必须长期(甚至终生)服用的药物,必须把低密度脂蛋白(VDV－C)控制≤1.8mmol/L水平。他汀类是一种"救命药",对冠心病支架后患者特别重要,无论是抗血小板药或他汀类药物不可擅自随意调整甚或停用,否则不仅会失去最佳时机,而且可能发生灾难性后果。

3. 保持健康的生活方式

支架植入术后,规范的后续治疗和健康的生活方式仍然是必不可少的。医生会给你开出四张非药物处方:一是膳食处方,如低脂、低糖、低盐,多吃杂粮、蔬菜、水果等;二是运动处方,长期坚持低或中等强度的有氧运动、阻抗运动、柔韧运动;三是心理处方,心态平和,戒急戒躁。这些非药物处方对支架术后的冠心病患者来说与药物处方同等重要,两者不可偏废。

4. 按照医嘱规范诊治

冠心病高危因素,如血压、血糖、血脂、尿酸、体重等要达标。注意观察抗血小板药物和他汀类药物的不良反应。

为了避免支架内再狭窄和血栓形成,一般术后1个月、3个月、6个月和12个月分别接受随访复查,一旦发现再狭窄倾向,医生会进行处理。术后复查还可以了解强化药物治疗及生活干预后病情变化情况,以便及时调整药物,避免心梗再发。

第五章

加强心衰认知度
提高治疗依从性

慢性心力衰竭(心衰),既是心血管领域尚未被攻克的"堡垒"之一,也是心血管病的最后战场。心衰是多种心血管疾病发展的最终结局,病死率高、5年病死率达50%,与癌症5年病死率相近。但心衰并非不可避免,对高危人群采取适当措施,可以避免或延迟心衰发病,对于已经发展为心衰的患者,也可延缓或减少发作。

　　预防心衰最重要的是早期阻断疾病发展链,改善心衰预后的关键是提高治疗依从性。但目前大众对心衰的认知不足,防控知识缺乏,治疗依从性不够好,这是心衰进行性加重,逐渐演进为终末期心衰的重要因素。

　　了解一些心衰相关常识,有助于减少心衰发病率、心衰患者反复住院率和死亡率。

一、心衰的发展过程

　　从心衰的危险因素进展为心脏结构异常(如心脏扩大),出现症状,直至难治性终末期心衰可分为4个阶段:A阶段(前心衰阶段),心衰高危人群(高血压、冠心病、糖尿病、肥胖、心肌病、酗酒等),心脏结构和功能正常、无症状;B阶段(前临床心衰阶段),无症状,但心脏结构异常(如心脏扩大);C阶段(临床心衰阶段),心脏结构异常并有症状;D阶段(难治性终末期心衰阶段),休息时也有症状(如呼吸困难),且需特殊干预,如需长期静脉用药,等待心脏移植等。

　　心衰阶段的划分正是体现了重在预防的概念。其中预防患者从A阶段进展成阶段B,即防止发展成为结构性心脏病,以及预防阶段B进展为阶段C,即防止出现心衰的症状,尤为重要。

二、心衰的高危人群

　　心衰的高危人群主要是高血压、糖尿病、血脂异常和慢阻肺患者,把这4种病控制好了,就能从源头上防止心衰的发生。

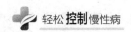

（1）高血压。从高血压逐渐演进到心衰分4个时期：A期为高血压病，B期为高血压心脏病，C期为高血压合并心衰，D期为晚期心衰。高血压患者如果血压长期控制不理想，2—5年后产生左心房增大，这是高血压引发心衰的第一个信号，第二个信号是左心室肥大，也就是说高血压已进入B期，接下来如果左心室射血分数＜50％，就进入C期。以上这些心脏结构性变化超声检查可轻易获得。但左心房增大作为高血压心脏病的早期改变这一现象常常被人忽略。

（2）糖尿病。糖尿病与心衰是"一根藤上的两个瓜"，两者互为因果。糖尿病引发动脉粥样硬化，继而发生冠心病、糖尿病性心肌病、卒中或肾功能衰竭，最终死于这四大并发症。糖尿病患者如果没有有效地控制，心衰就在所难免。糖尿病患者一旦发生心衰，病情便急转直下，死亡率显著增加。其5年死亡率可达到45％，而没有发生心衰的患者5年死亡率为24％。

（3）血脂异常。血脂异常是心衰发生的一个独立预测因子，无论低密度胆固醇升高还是高密度胆固醇降低都与心衰相关。

值得注意的是，15％的心衰由高密度胆固醇降低引起。此外，总胆固醇升高引发动脉粥样硬化性心脏病也是心功能不全的重要原因。心功能不全患者进入C阶段，心肌细胞已经损伤，即使纠正了患者异常血脂水平，也不能改善患者预后。因为降脂治疗已无法纠正这个阶段的心肌损伤。故血脂相关性心衰要早期（心衰A-B阶段）进行调脂治疗。

（4）慢阻肺。慢阻肺是心衰的常见发病原因之一。冬季是慢阻肺心衰高发时节，患者大多是由于肺部感染造成的心脏负荷加重所致。又由于老年人对流感病毒的抵抗力较差，一旦肺部感染，心衰立即加重。提前注射流感疫苗能够为老年人提供有效保护。因此老年人秋冬季节注意保暖、加强锻炼、每年秋冬季节注射流感疫苗，预防病毒入侵。这样才能有效降低心衰的发作频率和住院风险。

三、心衰的早期干预

根据病情轻重，临床上将心衰分为4级：Ⅰ级，日常活动无呼吸困难、乏力等心衰症状；Ⅱ级，一般体力活动出现心衰症状；Ⅲ级，轻微活动出现心衰症状；Ⅳ级，休息也出现心衰症状（多为终末期心衰）。

心衰作为一种进展性疾病，不仅死亡率高，而且再入院率也高，3—6个月的再入院率为27％—50％，平均每年每人住院两次，严重影响患者的生活质量。

心衰典型的临床表现是不同程度的劳力性呼吸困难和活动能力下降。许多患者忽视了早期并不典型的症状表现，在出现典型的心力衰竭之前，已存在心脏功能不全。这就是"隐性心衰"，也可看作心衰的前兆。若能从心衰早期的蛛丝马迹中识别"隐性心衰"，并给予早期干预，对患者的病情非常有益。

心衰的早期表现：一是在进行较为剧烈活动时或上楼时出现气短，休息后即可缓解；二是夜间入睡后憋气胸闷，需用多个枕头垫高才舒服，或夜间入睡后突然被憋醒，呼吸短促，被迫坐起后才逐渐缓解；三是倦怠乏力、纳呆腹胀、白天尿少，夜间尿多、下肢浮肿；四是心率、心律有变化：脉搏增快，安静时 80 次/分以上，稍加活动就超过 100 次/分，或出现间歇脉、强弱不同的交替脉、脉律不整齐等，说明已出现心律失常，应尽早做心电图检查。超声心动图检查可在典型症状出现前识别出心脏结构改变（如心房或心室扩大）和功能损害。超声心动图是目前临床上普遍采用的较准确和简便的检查手段。

心衰的早期干预，包括加强原发病（如冠心病、高血压、糖尿病等）的治疗，调整生活方式（戒烟限酒、限盐、运动锻炼等），同时在医师指导下进行心衰药物治疗。三管齐下，多可控制心衰病情进展，明显改善患者远期预后。

 # 四、心衰患者康复运动

心衰一直被认为是运动康复治疗的禁忌证，但许多研究证实，运动康复治疗心衰是安全的。运动康复可提高患者运动耐力和心力储备，改善生活质量，延长寿命。但现在许多心衰患者把休息作为康复主要手段，以为休息可以减轻心脏负荷，使症状减轻。实际上，长期卧床或避免运动反而使心衰进程更快，预后更差。早年，急性心肌梗死患者为防心功能不全和心脏破裂，要求绝对卧床休息 2 周以上，需住院 6—8 周。后来发现长期卧床最终使患者全身功能衰退，而运动康复可纠正这种功能废退状态。现在，心脏康复运动已成为心脏病患者达到身体的、心理的、社会的最佳状态的治疗新方法。目前，急性心肌梗死患者病情稳定的第三四天就开始做适当、有序的康复运动，一般住院 1 周左右就出院了，没有发现因康复运动导致心功能不全，反而全身情况恢复得比较快比较好。

大量的医学研究认为，所有的稳定期心衰患者均应进行运动锻炼。一直以来，人们把运动康复治疗列为心衰禁忌证的理由是：任何肌肉运动，随着机体耗氧量的增加都会增加心脏做功。既然心功能已经减退，再要求心脏增加负荷（增加排血量）不就是勉为其难吗？其实心衰患者康复运动的安全性和有效性已经得到了充分证实。长期坚持运动能够有效改善生存质量和预后。心衰患者的康复运动不同于其他慢性病,更不同于健康人,心衰患者的康复锻炼只要掌握好两点就能事半功倍:一是评估;二是适度。

1. 心肺功能评估

心衰患者康复锻炼前应由专科医师进行禁忌证及危险分层评估。简单的方法是 6 分钟步行试验。方法是选择一块长 30—50m 平坦的地面,每隔 3m 做一标记,标记起点要鲜明,折反点应设一个圆桶状标记。让患者尽其所能步行 6 分钟,然后测量 6 分钟步行的距离,根据步行距离分为 4 个等级。1 级:≤30m;2 级 300—374.9m;3 级:375—449.9m;4 级:≥500m。4 级最好,1 级最差。根据相关研究设定的标准:6 分钟步行距离,<150m 为重度心衰;150—450m 为中重度心衰;>450m 为轻度心衰。

心肺功能评估之后,再根据运动者个人史、家族史和体检等情况制订一个康复运动方案。心衰患者依照这个方案进行康复锻炼,一般可以最小风险获得最大效益的目的。

慢性稳定性心衰患者都应进行适当的运动锻炼。首先要进行有氧运动。最初 2—4 周应在严密监控中进行,以后可以在家中进行运动锻炼。在家进行运动锻炼时心率可作为运动强度的参考指标。一般要求运动后心率不超过 100—110 次/分,或增高不超过静息时心率 10—20 次/分为宜。同时,要求增快的呼吸和心率在运动后 10—30 分钟恢复至安静状态。

2. 制订运动方案

稳定性慢性心衰患者运动处方主要要素有运动方式、运动强度、运动持续时间、运动频率。慢性心衰患者多倾向于选择可以改善心肺功能的有氧运动,如步行(适度快走是目前最为推荐的有氧运动项目)、慢跑、蹬车、游泳、柔软体操等。起始运动强度为慢速,逐渐过渡到中速,再根据耐受情况过渡至快速。如步行起始每小时 2km,逐渐过渡到 3km,如能耐受可走 5km。每次运动时间一般为 30 分钟,其中包括 5—10 分钟热身运动和整理运动。真正锻炼时间为 20—30 分钟,至少达到 15 分钟,运动频率每周 3—5 次。

运动方案实施可分 3 个阶段:开始阶段为低至中等强度的间断锻炼,为期 3 周,每周 5 次,每次 15 分钟。第二阶段为中等强度锻炼,随着患者耐受增强可从每周 3 次,每次 20 分钟延长到 40 分钟,这一阶段可持续 4—8 周。以上两个阶段的运动锻炼要在监测环境中进行。第三阶段是家庭运动锻炼。完成前两个阶段锻炼,不出现任何负面问题,那么安全性已经建立,则可参照第二阶段锻炼方案进行家庭运动锻炼。

有氧运动适用于所有慢性心衰患者,循序渐进、适度、长期的体能锻炼已经成为慢性心衰患者的治疗新方法。不论运动强度高低,都可使心衰患者获益,且这种获益短至3周即可呈现。有氧运动进行3—4周后,患者可以遵医嘱增加阻抗运动锻炼,包括重物、拉举、仰卧起坐等,可作为有氧运动的补充。

3. 运动的好处

慢性心衰患者运动会带来以下好处:

一是改善生活质量增加运动耐力。耐力锻炼可使慢性心衰患者的有氧代谢能力提高15％—30％。慢性心衰患者经过一定时间的运动锻炼,呼吸困难和乏力症状将随之减轻甚至消失,生活自理能力增强,压抑感消失,总体生活质量提高。

二是增强心脏功能,改善预后。有氧运动过程使机体从空气中获得充足的氧气,通过肺和血液将氧气传送到运动着的肌肉中,用来氧化碳水化合物和脂肪以产生能量,提高呼吸系统、心脏、血液、血管和骨骼肌肉的健康能力。同时,由于运动训练扩张外周血管,减轻心脏射血阻力从而改善心功能,同时可逆转心脏扩张与肥厚,增加心脏排血量,缓解呼吸困难。研究发现,运动训练两个月后患者心肌缺血程度减轻,舒张功能获得改善,从而降低死亡率,改善预后。与此同时,逆转肌肉退化,骨骼肌功能获得改善。

慢性心衰患者未在康复运动中获益的主要障碍是不能坚持完整的运动训练程序。其实,以长期运动训练来辅助药物治疗才会减少心衰患者住院率、提高生活质量和改善预后。

总之,心衰患者病情稳定,就要适度运动。要坚持中、低强度可耐受的有氧运动,重度心衰患者卧床做指、趾、腕、踝及肘、膝等关节主动运动,甚或进行按摩或推拿等被动活动都能受益。多动多受益,小动小受益。根据心功能来调整静养与动养的比例,心功能比较好时,多动养少静养;心功能比较差时,多静养少动养。

4. 运动量过大标志

运动中因呼吸急促而不能自由交谈;运动时大汗、面色苍白、心悸;运动时心率明显加快、减慢或血压异常;运动能力下降,不能坚持运动;运动后次日早晨感到疲劳。

5. 停止康复运动指征

运动时出现疲乏无力、呼吸困难、头痛头晕、运动失调、紫绀、恶心、胸痛、胸闷

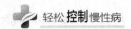

等症状,血压过高(收缩压≥200mmHg,舒张压≥100mmHg)或血压下降≥10mmHg。

 五、提高治疗依从性

心衰至今还没有药到病除的神医良方。疾病是慢慢变坏,慢慢变好、时好时坏、还是不变好也不变坏,始终维持原状,取决于两个方面:一是药物治疗;二是强化自己的生活方式(包括康复运动)和治疗依从性。

有些心衰患者因治疗依从性不好使病情反复,成了住院部的常客;而心衰发作一次,心肌损害加重一次,终末期心衰也就会提前报到。

心衰是一种比较娇气的病症,非常容易受到环境因素的影响,疾病的转化与患者药物治疗依从性密切相关。提高心衰患者的治疗依从性,对增强药物疗效、减少药物反应、降低再住院率和改善疾病预后均有明显影响。

1. 心衰为什么必须全程限盐

盐的主要成分是氯化钠,通常我们静脉输注的生理盐水便是含 0.9％的氯化钠溶液;也就是说,每摄入 0.9g 食盐就同时使 100ml 水滞留在体内,因机体必须在0.9％浓度的氯化钠溶液中细胞才能存活,高于这个浓度细胞就萎缩,低于这个浓度细胞就水肿,这都会使细胞变性、凋亡或坏死,严重影响全身各脏器功能。机体主要通过肾脏调节来维持体液的生理浓度,但因心衰时肾小球滤过率降低而肾小管重吸收水钠增多,又由于肝淤血导致肝代谢能力减弱,排水、排钠的相关激素(如醛固酮)灭活减少,使其在血中钠含量增多,带动了体液量增加,从而导致体内水钠潴留,血容量增加。又由于心衰时肾脏水盐调节障碍,使血容量增加,心脏负荷加重,心脏即使加班加点工作,仍然未能改变全身大小循环的淤血状态,致心脏负荷进一步加重,使心功能恶化。此时如果患者摄盐过多,血容量进一步增加,心脏不堪重负,心功能进一步恶化。心衰加重使得水钠潴留,从而使得血容量进一步增加。水钠潴留为恶性循环起着推波助澜的作用。这种恶性循环的后果是慢性心衰急性发作或出现终末期心衰,最后大多突发恶性心律失常死亡。

心衰发生后,患者的潴钠能力明显增强。因而,减少水钠潴留是心衰治疗的基础和关键。因此,中、重度心衰患者盐摄入量应控制在 2—3g/日,必要时甚至短期内要无盐饮食。

曾有心衰患者形象地总结说:"一旦我盐吃多了,马上给我脸色看。"因此,心衰患者必须全程限钠,终生低盐,维持"干体重"(维持水钠平衡,有效控制心衰的最佳体重,这在使用利尿剂时尤为重要),避免心衰与自己"翻脸",心衰的治疗也就收到了事半功倍的效果。众多心衰恶化或成功救治的临床实践都说明,限盐是一个看起来简单,但极为重要的问题。

2. 控制心率改善预后

近年来许多临床研究结果表明,心率的增加是心血管疾病发生发展的预测因子,更是导致慢性心衰患者心功能恶化或死亡的独立危险因素。而心率与患者的心绪和生活环境密切相关。

心衰时心脏为了增加搏出量,常伴有代偿性心动过速(即静息心率超过 80 次/分)。心率加快在某些程度上有一定的积极意义,即可能改善心衰症状。然而,心率加快给患者带来的是更多得不偿失的负面影响。即心动周期缩短,反而使心排出量减少,长期心率加快,好像鞭抽老牛,心脏不堪重负,引发心肌劳损,加重心衰进程;心率加快使心脏本身血供减少,容易引发心绞痛、心肌梗死和严重心律失常。

因此,维持合适的心率对心衰患者的预后至关重要,静息心率＞80 次/分就会影响心功能,心衰患者心率减少 3 次/分,就可延长预期寿命达 3 年。正常静息心率范围以 60—70 次/分为宜。而心衰患者常合并器质性心脏病,心率控制应更为严格。一般认为,心衰患者的心率控制在 55—60 次/分,中等量活动后心率加快应＜20 次/分。这对于患者预后是有利的。

任何原因引起的心衰只要把增快的心率减下来都能改善远期预后。因此心率控制也就为心衰治疗的靶标。

心衰实际上是所有心脏病的一个终末状态,生活中影响心功能的诱因很多,其中最重要的是情绪。相关研究发现,愤怒 2 小时内,心脏病发作的风险是平时的 4.7 倍。这是因为心脏不仅仅是一个生物学意义的泵血动力机,它还是一个有着喜、怒、哀、乐的智慧器官,情绪会感染它。情绪激动时,会通过激活交感——肾上腺素系统释放大量肾上腺素和去甲肾上腺素,引起心跳加速、心肌收缩力增强,同时血管收缩,导致血压升高,心脏工作负荷加重,影响心脏功能。交感神经过度兴奋还会引起冠状动脉痉挛和窦性心动过速、早搏等严重心律失常,导致心功能进一步恶化。尤其是房颤合并心衰患者,心率增快对心功能的威胁更大,不仅心房血栓容易脱落引发脑血栓塞风险,而且心衰程度很快恶化。心衰患者如何掌控好自己的情绪便成为非药物治疗的一个课题。做好这个功课对稳定病情,改善预后所起的作用是可想而知的。心衰患者要为自己的大脑多释放些使人愉悦内啡

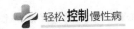

肽做点贡献。

3. 提高治疗依从性

临床实践发现,心衰患者出院后第 1 个月内死亡风险是未因心衰住院患者的 6 倍,出院后第 1 至 3 个月死亡风险为 4 倍多,该风险随着出院时间的延长而逐渐降低。在出院后 90 天内,死亡和再入院率分别高达 15％和 30％。有学者把心衰患者出院早期阶段(3 个月内)死亡和再入院高发的这一特殊时期称为"易损期"。

心衰患者出院后"易损期"内出现病情加重,往往因心功能恶化再次入院。其原因除了出院后失去了贴近身边的医护照料和静脉用药强化治疗外,主要与患者药物治疗依从性在关。

了解一些机体在疾病时的代偿机制和药理学常识有助于提高患者治疗依从性。

人体有一个生理性反馈代偿机制:当心衰发生时,心脏搏出量减少,机体为了满足全身组织器官血液供应,便释放更多的交感素,使心跳加快,血管收缩,这种反馈代偿机制在一定程度上增加了心脏排血量。但衰弱的心脏经受不起快马加鞭的驱赶,从而引发心脏扩大,心衰于是进行性加重。心功能变坏后交感素增量释放,最终导致终末期心衰。

为了阻断这种恶性循环,临床上采取"生物学治疗"方法,及早使用 β 阻滞剂和血管紧张素转换酶抑制剂来对抗这种恶性循环。"生物学治疗"能否实施和长期维持,很大程度上取决于患者的治疗依从性。

(1) 能否坚持"生物学治疗"。

β 受体阻滞剂是"生物学治疗"的首选药物。β 受体阻滞剂可对抗交感素的过度释放。故在启动药物治疗时有减慢心率和减弱心肌收缩力作用,故可能出现低血压或心衰加重现象。因此医生在启动"生物学治疗"时不能像扳道岔一样来个弯道超车,而是要慢慢变道行驶,最终才能驶入正道,也就是治疗启动时应用最小剂量,2—4 周后再加一点剂量,大约要 3 个月的调整才能初见疗效,4—12 个月治疗能逆转心脏扩大,改善心功能。但这要在 β 受体阻滞剂达到靶剂量,即静息心率 55—60 次/分才能显示这种"生物学效应"。

用 β 受体阻滞剂来治疗心衰可谓是一种"逆袭",有心衰一度恶化的风险,有些病人挺不过来,半途而废;大多数患者挺过来了,心功能也就稳定了。当然,患者要不要"挺",能不能"挺",完全由医生来决定。

"生物学治疗"是目前治疗心衰最有效的方法之一,治疗成功与否,与患者的治疗依从性密切相关。如在β受体阻滞调整阶段,当患者气急加重时能否根据医生的意见主动调整自己生活方式,树立信心再坚持一下(有时成功在于坚持一下);更重要的是,出院后β受体阻滞剂能否坚持长期服用。如患者出现体液潴留(浮肿)会影响β阻滞剂的疗效,有时不得不因此停用药。由此可见,出院后患者必须通过控制盐和水摄入量来维持体液平衡,保持"干体重",这对于维持"生物学治疗"十分重要。

(2)关注利尿剂的功与过。

利尿剂通过增加排尿量来降低血容量,减轻心脏负荷,稳定心功能,也是心衰患者常用的治疗药物之一。患者住院时医生根据每天的体液入出量,已经把利尿药剂量调整好了,出院后患者只要维持这种体液平衡,就能稳定心功能。最简单的方法是保持出院时的体重,临床上称为"干体重"。为此,患者每天体重变化是最可靠的检验利尿剂效果和调整利尿剂剂量的指标,所以早期发现体液潴留非常重要,如在3天内体重增加2kg以上,应考虑患者已有钠水潴留(隐性水肿)。并根据体重来调控盐和水的摄入量。体重增加可能是血容量过多,心脏负荷过重;体重减轻,可能是血容量不足,心脏充盈不良,两者都会影响心脏功能。

由此可见,每日测量体重以早期发现体液潴留非常重要。如在3天内突然增加2kg以上,可能患者有钠、水潴留(隐性水肿),需要限钠限水或调整利尿剂用量。

值得注意的是,心衰患者如何用好利尿剂。临床上常用的利尿剂有两种,一种是排钾利尿剂,如氢氯噻嗪、呋噻米或托拉噻米,如果用排钾利尿剂后尿量很多而没有及时补充水和电解质,会导致低血容量、低钠、低钾、低镁血症,使心衰加重,甚或发生严重心律失常。心衰患者的个体差异比较大,有的人对利尿剂很敏感,用小剂量就会大量排尿,而有些人利尿剂会产生耐药性(即利尿剂抵抗),不得不加大剂量或与几种利尿剂联合使用。出现这种"不按常理出牌"的情况和发生低血容量、低钠、低钾、低镁血症时,患者是否警觉、如何避免、能否智慧应对?出院时医务人员都会授予"锦囊妙计",患者只要遵照执行就可以了。但如果患者依从性不够好,那就只能频繁住院了。

由此可见,出院后维持水和电解质平衡这副重担只能由患者自己来承担。因此,除了每天称体重之外,还要小心翼翼地通过日常饮食进行限盐、控水和补充电解质。

还有一点要特别注意的是用好螺内酯。螺内酯是一种保钾利尿剂,常用于心衰较重的患者。由于单用螺内酯可能出现高钾血症。因此,临床上常与排钾利尿剂联用,以避免血钾升高。如果患者擅自撤除排钾利尿剂则很可能发生高钾血症,钾是心脏的抑制离子,高钾血症会使心脏停止在舒张状态。另外,还要注意,含钾高的食物也不能吃得太多。

螺内酯的出现,是继 β 受体阻滞剂后又一个证实能显著降低心脏性猝死并能长期使用的药物,进而使心衰的治疗方案从"黄金搭挡"(β 受体阻滞剂+血管紧张素转换酶抑制剂)转变为"金三角"[β 受体阻滞剂(独特之处是能显著降低猝死风险)+血管紧张素转换酶抑制剂+螺内酯]。这说明这三种药联用能发挥有效作用、不良反应抵消的良好效应。因而,患者加强治疗依从性,长期(或终生)维持"金三角"或"黄金档挡"的治疗方案,可稳定心功能,改善预后,终生受益。

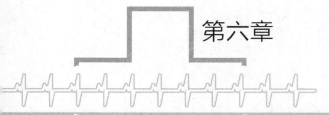

第六章

糖尿病防控要知道的几件事

一、糖尿病防控新理念

新近研究表明,糖尿病未来的治疗不是只强调血糖达标,而是强调综合治理。在关注血糖、体重、血压的同时,重点防治并发症、总生存率和患者生活质量。现今糖尿病的诊治格局如下。

1. 早期联合治疗

目前,我国及世界各国指南均推荐糖尿病的药物治疗新课程为:单药—二联—三联—联合注射治疗的"序贯"治疗策略,即单药治疗 3 个月后未达到控制指标,开始两种药物治疗;如果两种药物治疗约 3 个月未达标,开始 3 种药物联合治疗;如果 3 种药物治疗约 3 个月后仍未达标,则启动或追加胰岛素治疗。

近来许多研究发现,这种"序贯"治疗方法,普遍存在血糖未达标半年甚至多年而未及时调整治疗方案的情况。据统计,血糖控制不达标的患者增加一个口服药所用的时间为 2.9—7.2 年,开始强化治疗所用的时间为 6—7.2 年,尚有近一半病程超过 10 年血糖控制不佳的患者仅仍用口服药物治疗。这种"序贯"治疗方法,是我国以糖化血红蛋白(HbAlC)<7%计算的达标率仅 35.3%的重要因素。

出现这种现象的原因是医患两方面的。医患双方均顾虑调整药物会增加发生低血糖和药物副反应风险,而患者更担心的是肥胖。近来,我国大规模的糖尿病研究,纳入 5535 例既往治疗控制不佳的糖尿病患者、涉及 6 种口服药物、4 种三联治疗方案。结果提示:及早启动二联或三联口服降糖药物治疗,可避免患者长期暴露于不必要的高血糖状态,对减少糖尿病并发症,改善预后有重要意义。所以对于糖尿病高危人群越早启动联合治疗越好。

2. 控糖有尺度

糖尿病患者糖化血红蛋白(HbAlC)控制目标是<7%;如果病程较短,预期寿命较长、无并发症、在无低血糖或其他不良反应的前提下,血糖控制目标为<6.5%;如果患者有严重低血糖史,有显著的血管并发症及高龄老人,HbAlC控制目标可为≤8%。

3. 治疗流程与国际接轨

首先是生活方式干预,若血糖控制不达标,即 HbAlC>7%,应立即开始单药治疗,首先使用二甲双胍。只要没有禁忌证(如重肾功能不全),二甲双胍要一直保留在治疗方案中。一线治疗药物还包括 α—糖苷酶抑制剂、胰岛素促泌剂等。一种口服药血糖不达标的糖尿病患者,需在此基础上,采用另外一种或两种不同作用机制的药物联合治疗。若血糖仍不达标,则应将治疗方案调整为每日多次胰岛素治疗。一般口服降糖药 3 个月后 HbAlC 仍>7%,应开始胰岛素治疗。

4. 综合治疗

糖尿病治疗,不只是血糖达标,而是减少低血糖、控制体重、降低血压(控压目标为 130/80mmHg)、调整血脂(极高危患者 LDL - C≤1.8mmol/L,高危患者 LDL - C≤2.6mmol/L)、防止并发症、改善患者生存质量,延长患者寿命,而非单纯调整某一个指标。

5. 老年或伴有严重冠心病的糖尿病患者可采取相对宽松的降压目标值

将血压控制在≥160/100mmHg 或高于目标值 20mmHg /10mmHg。

6. 减重手术

对药物治疗的糖尿病,尤其是合并重度肥胖的糖尿病,或用大剂量胰岛素患者,治疗效果不满意并有足够胰岛素储备功能者,外科减重手术可作为治疗选择。过去认为体质指数达 32 即可采用减重手术,现将临界点改为 32.5。

二、肥胖是糖尿病首要危险因素

2017 年 10 月中美学者联合调查发布的资料发现,我国糖尿病首要危险因素是肥胖,其他危险因素依次为高摄入精制谷物,低摄入全谷类食物、体力活动不足,多余的脂肪沉积带来的机体代谢紊乱所致胰岛素抵抗等。而采取科学减肥方法可让 1/3 的人避免患上糖尿病。科学减重,恢复和保持健康体重,这是将糖尿病扼杀在摇篮里的最佳手段。

研究提示,预防糖尿病,尤其是糖尿病前期人群,首先要通过少吃多动,同时提升五谷杂粮、蔬菜、水果的摄入量,维持理想体重。肥胖或超重者争取在 6 个月内体重减轻 10%,1 年内体重达到理想水平,不论对于控制血糖还是减少胰岛素抵抗都能起到良好的效果,患糖尿病的风险就会大大降低。

资料提出,预防糖尿病,国人在生活方式上须更加注意。人的唯一降糖激素是胰岛素。胰岛素是由胰岛 β 细胞分泌的,当它功能受损、分泌不足时,就会引发糖尿病。曾有研究对比黄种人、白种人、黑种人的胰岛 β 细胞功能,黄种人是最差的,故国人尤需注意养成健康的饮食习惯。国人肥胖多为腹型肥胖,意味着内脏脂肪含量高,造成一定程度的胰岛素抵抗,进而加重了胰岛 β 细胞负担,使之较快衰竭。又因高血糖对胰岛 β 细胞杀伤力很大,故合并肥胖或超重的糖尿病患者要根据自身情况尽快把体重降到理想水平,以减轻胰岛 β 细胞的负担。

儿童青少年肥胖往往是糖尿病后备大军(糖尿病前期)的主要人群,预防糖尿病的窗口要前移,保持理想体重,保护自己的胰岛功能。

了解各类降糖药和体重的关系,可以消除顾虑,从容用药。在选择降压药物时,要首先考虑有利于减轻体重或对体重中性的药物:首先是 GLP-1 受体激动剂,该药低血糖发生率极低,可在降低血糖的同时减轻体重。其次是二甲双胍、α-糖苷酶抑制剂(如阿卡波糖)。胰岛素、噻唑烷二酮类、磺脲类药物、格列奈类药物均有增肥作用,其中以胰岛素最为明显。如需要胰岛素治疗的合并肥胖患者,可联合使用至少一种其他降糖药物,如 GLP-1 受体激动剂、二甲双胍、α-糖苷酶抑制剂,可以避免胰岛素引发的体重增加。

对体重控制仍不理想的患者,可选择对糖代谢有改善作用且安全性良好的减肥药。糖尿病合并严重肥胖(BIM≥32.5)可考虑进行代谢手术,既减肥又降糖。

几次全国性调查显示,糖尿病在我国呈流行趋势,糖尿病患病率从 1980 年的低于 1%,到 1994 年的 2.5%,至 2007 年已达 9.7%,2017 年我国成人糖尿病患病率为 10.9%。与此同时,我国糖尿病知晓率却非常低,只有 30%,而发达国家如美国糖尿病的知晓率达到 60%。我国糖尿病诊断率不足 40%,接受治疗者 25.8%,血糖控制达标者仅 10%。接受单纯口服药物或口服药物联合胰岛素治疗者糖化血红蛋白(AHblC)7.67%—8.21%,均未达到有效控制目标。

另外一个值得重视的问题是,我国有 3.8 亿成人为糖尿病前期人群。在超重和肥胖人群中,糖尿病前期者为 50.1%,这意味着我国有一个非常庞大的糖尿病"后备军",加剧了糖尿病防控的严峻形势,糖尿病防控亟待加强。

三、糖尿病患者怎样预防心脑血管疾病

糖尿病是动脉硬化性心脑血管疾病(ASCCVD)高危患者和糖尿病患者首要致死原因,其中卒中致死占一半。这表明,卒中是我国成人糖尿病患者最常见的临床结局,也是致残和致死的主要原因。要降低糖尿病的死亡率和致残率,首先

要重视糖尿病并 ASCCVD 的一级预防,即防控 ASCCVD 上游的危险因素,糖尿病上游的危险因素主要是不良生活方式、血压、血脂和血糖异常 4 个方面。全国多中心研究显示,在 25817 例糖尿病患者中,高达 72％的患者伴有高血压和(或)血脂异常,且血压、血脂、血糖达标均比较低,分别为 28.45％、36.1％和 47.7％,血压、血脂、血糖三项均达标率更低,只有 5.6％。因此,除高血糖外,高血脂、高血压、超重或肥胖、不良生活方式也是心脑血管疾病发生的重要因素,也需要进行综合管理。

(1)生活方式。生活方式干预是治疗的基础,应贯穿于糖尿病治疗的始终。强调蔬菜、水果和全谷类摄入的饮食模式;包括低脂乳制品、家禽、鱼、豆类、非热带菜籽油和坚果;限制甜食、含蔗糖饮料和红肉摄入;不吸烟,盐摄入量＜6g/日酒精摄入量男性不超过 20g/日,女性不超过 10g/日,(酒精含量的计算:饮酒量毫升×度数×0.8);我国糖尿病预防性研究开始最早,随访时间最长。2016 年底结束的大庆 30 年随访显示,6 年的生活方式干预使糖尿病前期患者持续获益 30 年。现今统计,全因死亡率和心血管死亡率显著降低;减少静坐时间,尤其是避免长时间静坐(＞90 分钟)。每周进行 150 分钟中等强度的活动,有氧运动结合阻抗运动效果更好。

(2)高血压。高血压不仅 ASCCVD 是常见的并存症,而且与糖尿病有共同的易感因素、发病土壤,两者均可显著增加冠心病、脑血管疾病、慢性病肾功能衰竭等疾病风险。糖尿病患者中有 46.4％合并高血压,同时,高血压患者 23.2％并存糖尿病。糖尿病患者合并高血压时,血压每升高 10mmHg,相关死亡率增加 19％,心肌梗死和卒中发病率增加 13％。因此,糖尿病患者积极控制血压具有重要意义。

(3)糖尿病合并高血压患者要定期自我检测血压。血压＞130/80mmHg 患者改变生活方式以控制血压。血压≥140/90mmHg 患者除接受生活方式治疗外,还应启动药物治疗,使血压达标(血压＜130/80mmHg)。老年糖尿病伴高血压患者血压控制在＜150/90mmHg。

(4)血脂异常。无并发症者低密度脂蛋白(LDL－C)目标值＜2.6mmol/L;糖尿病伴高血压或其他危险因素:年龄(男≥45 岁,女≥55 岁)、吸烟、高密度脂蛋白(HDL－C)＜1.04mmol/L、体重指数(BMI)≥28、早发缺血性心脑血管疾病家族史者,LDL－C 目标值＜1.8mmol/L,如不能达标则至少降低 50％。

(5)血糖控制。糖化血红蛋白(HbAlc)控制目标:大多数成人＜7％;年龄＜65 岁、糖尿病病程较短、预期寿命较长(＞15 年)且降糖治疗无明显低血糖及超重肥胖无体重增加等患者,可考虑 HbAlc 控制目标＜6.5％;老年、有严重低血糖病史、预期寿命有限(＜5年)、病程长(＜15年)、有较多伴发症、独居、合理治疗血糖仍难达标者,可考虑放宽 HbAlc 控制目标＜8.5％,但应避免发生高血糖及增加感染风险。

6. 体重控制　超重和肥胖是糖尿病发病和并发症的首要原因。在我国糖尿病患者人群中,超重和肥胖者接近60％。分析表明,减少5kg体重所带来的益处可以和任何一种口服降糖药相媲美。饮食和运动是基础的减重手段,只要坚持锻炼,便受益匪浅。超重及肥胖患者适当减重且长期维持健康体重,维持 BMI 在19—24,初级目标至少减重3％—5％。

超重或肥胖、睡眠呼吸暂停综合征(俗称打鼾)、糖尿病,三者对心脑血管疾病发病呈叠加关系。因此,对肥胖者应进行睡眠呼吸障碍筛查(如多导睡眠图检查),重度睡眠呼吸障碍者接受持续正压通气治疗是糖尿病控制 ASCCD 的重要措施。降糖药二甲双胍降低血糖,不增加体重;GLP 激动剂(如利拉鲁肽)高效控糖同时有独特的中枢作用,促进饱感,降低食欲,加快能量消耗,减少脂肪合成;还可通过迷走神经通路作用于胃,减缓胃排空;有效降低体重、减少内增脂肪、缩减腰围,是肥胖糖尿病患者理想的降糖药物。

四、低血糖危害大于高血糖

人体就像一台精密的仪器,在正常状况下通过一套自动化系统来调整血糖,胰岛素就是这套系统中的关键。人吃完饭后,食物中的碳水化合物被分解为葡萄糖进入血液,导致血糖升高。这时人体就会产生反应,胰岛素分泌增多。这套系统就像一把钥匙,可以打开人体细胞的大门,让葡萄糖进入细胞,被储存或利用。当血液中血糖减少到一定程度后,人体又会发出指令,减少胰岛素的分泌,关上细胞的大门,使血糖维持在正常范围。

然而,糖尿病患者的胰岛细胞出现了异常,对人体血糖变化的反应变得迟钝。当餐后胰岛素应该分泌增多时,它却分泌较少,引起了高血糖;而过高的血糖又会刺激胰岛细胞大量分泌胰岛素,使得患者的血糖在下顿饭前就降到了低谷,从而饥饿难忍。这就是说,胰岛素分泌与血糖浓度之间的不匹配,导致了反应性低血糖的发生。

目前,大多数糖尿病患者对高血糖影响健康比较注意,对低血糖的危害却认识不足。其实,低血糖危害远远大于高血糖。据统计,糖尿病患者一生要经历数百次的低血糖,而急性低血糖的危害远远大于慢性高血糖。高血糖所造成的危害

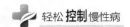

是以年来计算的,低血糖所造成的危害是以时或分来计算的,其原因是低血糖可以造成心脏、大脑急性缺氧,诱发心脑血管事件,可以在数小时甚至在数分钟并发严重心律紊乱,从而危及生命。

低血糖反应是医患双方都十分担心的问题,也是影响糖尿病治疗达标和远期预后的问题。

低血糖症是指实验室检查血糖在 2.8mmol/L 以下,并伴有饥饿、心悸、出汗、乏力、视物不清等症状者,严重时会出现意识障碍甚至昏迷、死亡。

1. 低血糖有多种成因

低血糖最常发生于糖尿病患者,但低血糖还有其他多种原因。

(1)强化降糖治疗。

强化降糖治疗常伴随低血糖的发生。研究表明,糖尿病患者低血糖事件发生率为 3.1 次/人年,夜间和重度低血糖事件发生率分别为 0.9 次/人年和 0.3 次/人年,而强化降糖治疗低血糖事件发生率更高。因此。降糖治疗不可操之过急,一般药物应从小剂量开始,逐渐增加剂量。糖尿病患者降糖治疗目标需要个体化,对老年及心、脑、肾等脏器并发症的糖尿病患者降糖指标要适当放宽。

(2)胰岛素抵抗。

有些人在第二餐餐前或餐后 2—3 小时出现反复性低血糖,这是一种胰岛功能受损时的胰岛素抵抗现象,为糖尿病早期表现,较多发生在肥胖、高血压、高血脂等高危人群。发现此种情况要到医院进一步检查胰岛功能。

对生理性低血糖,即在运动量增加或摄入明显不足时偶尔发生的低血糖,注意调整生活方式和饮食习题就可避免,不必做过多的检查。

(3)酒精性低血糖。

糖尿病患者饮酒容易引发酒精性低血糖。由于机体主要通过糖原异生途径以及肝糖原分解来提供葡萄糖以维持自身血糖正常,正常情况下机体需要空腹几小时后才能激活糖原异生,而乙醇可以抑制体内糖元异生,这一作用可能导致迟发性低血糖,且呈酒精剂量依赖性。此外,酒精还抑制低血糖反应中皮质激素等升糖激素的释放,这样使低血糖的情况更为严重。酒精还可增加葡萄糖刺激的胰岛素分泌,增加反应性低血糖的危险。所以,糖尿病患者如果空腹大量饮酒,当体内有限的肝糖原储备被完全耗竭以后,就会发生低血糖。

饮酒所致的低血糖多发生在空腹或餐后数小时,与饮酒方式、饮酒量多少以及饮酒者个体情况有关。与一般低血糖不同的是酒精性低血糖主要表现为严重的神经缺糖症状,如意识不清、偏瘫、嗜睡甚至昏迷。如果救治不及时,时间过久,很可能导致不可逆的脑损害,可因脑水肿、颅内压增高而死亡。

饮酒的糖尿病患者发生低血糖症状时,要识别是醉酒还是酒精性低血糖?两者的临床表现是不同的。醉酒系酒精对中枢神经的麻醉性抑制,其过程通常是先有兴奋症状(欣快、多语、语无伦次、步态不稳等),而糖尿病酒精性低血糖者大多发生在空腹饮酒后不久,其兴奋症状不明显,往往直接进入抑制状态。两者简单的鉴别方法是给患者喝一杯糖水,如果能很快缓解症状,就说明不是醉酒而是低血糖。但实际上,酒醉症状和酒精性低血糖的临床表现十分相似,而酒精性低血糖的表现常被醉酒反应所掩盖,如不抽血检查,有时临床很难鉴别。因此,特别要注意的是,对此类患者应常规监测血糖,以便及时正确诊治。

要想避免酒精性低血糖所带来的风险,限酒或不饮酒是预防本病的关键,如若实在推托不掉,可饮用少量低度酒,一般一周内啤酒不超过 360ml,葡萄酒不超过 150ml,白酒不超过 45ml。千万不能酗酒。因此,酒后神志不清,不能仅仅考虑醉酒,还要注意排除酒精性低血糖,以免发生不测事件。

(4) 低血糖偏瘫。

糖尿病患者出现偏瘫,大家首先想到的是脑血管意外,其实不然。糖尿病患者低血糖偏瘫,也称假性卒中,糖尿病患者由于肝肾功能减退,造成降糖药蓄积,加之升糖激素分泌不足,尤其是活动量过大,进食偏少时,很容易发生低血糖。低血糖发作是由于交感神经兴奋性增加,导致脑血管痉挛,造成大脑各部位供血不平衡,葡萄糖为脑细胞活动主要能源,那些缺血相对较重的部位(如脑动脉粥样硬化)在血糖正常情况下,供血区域尚能维持正常功能所必需的能量(血糖)。而重度低血糖可抑制大脑皮层造成大脑各部位供血不平衡,那些缺血相对较重的部位便会发生功能障碍,引起偏瘫,甚至昏迷。

卒中性偏瘫和非卒中性低血糖偏瘫临床表现相似,仅从症状上难以区分,非常容易误诊为脑血管意外。因此,当糖尿病患者遇到突发性偏瘫时,头颅 CT 未发现异常,急诊血糖测定低于 2.8mmol/L,经补糖对症处理后症状体征于短时间内改善即可认为是低血糖偏瘫。

低血糖偏瘫大多呈一过性,如能早期确诊及时补充葡萄糖,偏瘫肢体多在 20 分钟内开始活动,1 小时内恢复。但如果被误诊,低血糖迟迟得不到纠正,大脑损害将不可逆转,甚至会危及生命。

2. 如何识别和减少低血糖的发生呢

(1) 注意警告信号。

低血糖可分为 3 个类型:一是潜在性低血糖:血糖≤3.9mmol/L,但无低血

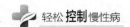

糖症状；二是症状性低血糖（头晕、眼花、心慌、冒汗、无力等），血糖≤3.9mmol/L，有低血糖症状；三是严重低血糖，血糖≤2.8mmol/L，需要他人帮助，低血糖纠正后症状明显改善或消失。这三个类型的演变常常是递增性的。血糖≤3.9mmol/L是低血糖的警告信号，此时要加强血糖的自我检测并应即时补充含糖食物；如不注意调整会发展为严重低血糖症。

还有一类可疑低血糖，患者出现低血糖症状，但没有检测血糖。此类低血糖常发生于病程长且频繁发作的老糖尿病患者，患者多随身携带含糖食品，如何应对低血糖发作已"得心应手"，但对低血糖的危害及其严重性认识不足，故容易发生意外。

另外，有一些不典型的低血糖发作，表现为行为怪异、精神症状也要引起注意。

（2）不要擅自调整降糖药物。

有的糖尿病患者一看到空腹血糖高了，就增加晚餐前预混胰岛素剂量，或者把长效磺脲类药物改在晚上服用。结果导致空腹血糖越来越高，夜间发生了头晕、心慌、饥饿而惊醒。这时的空腹低血糖其实是夜间低血糖后的反跳性高血糖。就好像你把皮球越往下拍，弹得越高一样。其实这时反而需要减少胰岛素或者把长效磺脲类药物剂量换用短效类磺脲药物。

（3）饮食定时定量。

按既定时间就餐一般前后不要超过半小时，少量多餐，少吃刺激性食物，勿暴饮暴食，避免空腹饮酒，控制浓茶咖啡，但不必刻意节食。同时，运动前适量补充淀粉类食物，常备含糖小食品，以备急用。一般在低血糖发作时口服15—20g糖类食品（葡萄糖最佳），15分钟后测血糖，如血糖仍≤3.9mmol/L，再给予15g葡萄糖，同时吃些米面等醣类食物，低血糖即可缓解。

为什么要先糖后醣？大脑唯一的能量供应来源是葡萄糖。而我们平时吃进去的米面类食物，称之谓醣，也就是碳水化合物。醣是大分子的物质，要经过胃肠道复杂的消化过程，成为小分子的糖，即葡萄糖才能被机体吸收利用。因此，糖尿病患者低血糖发生时，应该首先补充的是能够让血糖快速上升的"糖"，如葡萄糖粉，砂糖水，方糖、果糖、果汁等小分子糖类，而不是先吃血糖缓慢升高的醣类食品。而在吃糖的同时吃些米面等醣类食物，可以进一步稳定血糖。这样一来，对血糖的影响比较小，让血糖像火车一样缓慢起伏，而不是像过山车，这才是我们所追求的血糖平稳控制。

（4）家中备血糖监测仪。

血糖监测，一般口服降糖药物2—3周评估一次，注射胰岛素血糖监测每隔2天到 3 天评估一次。在用药剂量调整、用药方案及饮食习惯改变时要勤测血糖,一旦发现低血糖立即喝口糖开水,吃点糖果、饼干,并定时请内分泌科医师进行评估。

值得注意的是,同时服用阿卡波糖的患者,由于其抑制萄萄糖苷酶,抑制了多糖类食物的吸收,故发生低血糖时,不应口服碳水化合物类食物,应给予静脉萄萄糖纠正低血糖。

(5)出门要带急救包。

糖尿病患者都应备个急救包。由于多种急性并发症会危及糖尿病患者生命。因此,必须要有事先预防的意识,提前做好应急准备。首先要准备一个贴着姓名标签的急救包,随身携带或放在触手可及的地方。急救包里应装有以下物品。①识别身份的手环或卡片,以备在失去意识或无说话能力时能得到路人或急救人员的帮助。②写有病史和联系人的清单。清单上注明个人健康状态、过敏史、所服用的药物和剂量、亲友姓名和联系电话等。③葡萄糖片。这是应急低血糖最有效的"武器"。最好备一支胰高血糖素注射针剂,并写明使用方法。④额外的药物。急救包里存放的药物至少能够用 3 天。⑤零食。急救包里存放一些含有碳水化合物且不易腐烂的零食,如坚果、全麦饼干等。⑥洁净的饮用水。按照每人每天 1000ml 的标准来配备。如果没有急救包,至少要携带急救卡或智能手环,以备能随时接受社会帮助。

还有就是安全驾驶问题。安全驾驶需要大脑维持正常的葡萄糖代谢。美国每月约有 30 起严重交通意外由低血糖引起。因此,糖尿病患者在驾驶前应监测血糖,连续驾驶 2 小时后应适当休息并重复监测血糖,有反复发生低血糖且血糖水平＜5mmol/L 时不能驾驶,低血糖发作时应停车,测血糖并进食含糖食品,等待 30 分钟,重新开始驾驶前应再次查血糖,这些措施很重要,因为急性低血糖后认知的恢复可能要 30 分钟。

(6)控糖不必刻意达标。

对反复出现低血糖症、血糖波动较大、伴严重肝肾功能不全或病程较长(＞15年)的糖尿病患者尤其应避免低血糖的发生,此类患者控糖宜采用宽松目标:糖化血红蛋白(HbAlc)7%—9%,空腹血糖 8—10mmol/L,餐后 2 小时血糖水平 8—12mmol/L,甚至最高可放宽至 13.9mmol/L。对于已患有心脑血管疾病的患者,血糖控制同样选择上述宽松目标,HbAlc 控制目标宜放宽为≥7.5%,对心脑血管高危人群 HbAlc≤7.5%,空腹血糖 6—8mmol/L,餐后 2 小时血糖 8—10mmol/L。

(7)加强自我管理。

2013 年中国健康教育中心对我国东、中、西部 6 省三级甲等医院就诊的 639例糖尿病患者进行了调查。结果显示,糖尿病患者对低血糖的相关知识回答的正

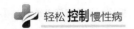

确率仅 18.9%。

长期以来,我国医者和媒体对防治糖尿病相关知识的宣传力度很大,但糖尿病的发病率仍不断上升,糖尿病的并发症难以控制,低血糖仍频繁发生。原因之一是人们对低血糖识别和接受正规医学及责任媒体所宣传的健康知识相对不足,影响了患病个体的健康。因此,提高群体性健康素养、提高疾病的自我管理能力已迫在眉睫。

 ## 五、糖尿病前期就有卒中风险

糖尿病前期是一种介于血糖代谢正常与糖尿病之间的糖代谢状态。空腹血糖受损(IFG 即空腹血糖 5.5—6.9mmol/L)或糖耐量异常(IFT 即餐后血糖介于 7.8—11mmol/L)及两者合并存在,三者合称糖尿病前期。糖尿病前期患者不仅罹患糖尿病风险增加,而且心血管病患病率较血糖代谢正常的人高 80%,单纯性的糖耐量异常的危险更高。近来特别受人关注的是糖尿病前期首发卒中和复发卒中风险也明显增高。

据 2013 年调查,中国成人糖尿病患病率为 10.9%,糖尿病前期患病率为 35.7%,且在年龄更大者、农村居民、超重和肥胖人群中患病率更高。研究显示,糖尿病前期是一个时间比较长的渐进过程。空腹血糖水平在确诊糖尿病之前 13 年内血糖缓慢升高,确诊之前 2 年内血糖显著升高。最终达到确认糖尿病标准。

脑血管疾病患者的糖尿病前期高于普通人 1 倍以上,无论是短暂性脑缺血发作还是脑出血均如此。临床观察一组 2432 例卒中患者,其中 26.4% 是糖尿病前期人群。糖尿病前期不仅与卒中发病相关,而且影响卒中患者的预后和转归。一组对 839 例缺血性卒中和 168 例脑出血患者分析显示,糖尿病前期是卒中患者神经功能不良和死亡的独立危险因素。同时,糖尿病前期卒中患者比血糖正常的卒中患者复发风险增加 2 倍。

鉴于糖尿病前期增加卒中发病复发和死亡风险,故对糖尿病前期患者进行生活方式干预(主要是饮食和运动)可延缓糖尿病前期向糖尿病转化的进程。同时,通过控制危险因素,如高血压、体重、高脂血症、心房颤动等,可减少糖尿病前期合并卒中的发生。

研究显示,多种降糖药可延缓糖尿病前期向糖尿病转化的进程。如美国糖尿病预防研究,对 3234 例糖尿病前期患者用二甲双胍组与安慰剂组比较,二甲双胍组可改善小中风患者的餐后高血糖状态,并可明显降低卒中的发病风险。阿卡波糖、吡格列酮等降糖药物也有同样效果。

受到全球关注的我国大庆糖尿病研究提示,糖尿病前期是可控可防的。近年来,我国一项研究纳入 107919 名 40—47 岁,基线无糖尿病、心血管疾病与癌症人群,为时 9 年的观察,结果显示:长期高质量饮食(如高纤维膳食)加运动可降低糖尿病风险 45%。

六、糖尿病患者为何要用降脂药

大量研究证实,血管并发症是糖尿病患者的主要死亡原因。糖尿病血管并发症中,微血管并发症如视网膜病变、肾脏病变通过严格的降糖治疗能够在很大程度上得到控制。而大血管并发症,如冠心病、心肌梗死、卒中、下肢动脉病变等,到目前为止,单纯的降糖治疗难以有效降低大血管事件的发生率。这是因为糖尿病大血管并发症的共同病理基础是动脉粥样斑块形成,最终导致动脉闭塞,引起心肌组织和脑组织的缺血坏死。没有动脉粥样斑块就不会有这些严重并发症。发生动脉粥样斑块的主要机制是胆固醇进入血管内膜下,因此胆固醇是形成斑块的主要原料。要想降低动脉粥样斑块的发生,一个有效的措施就是"釜底抽薪",通过降低"坏胆固醇"水平减少形成斑块的原料。

他汀类药物降胆固醇非常有效,它通过抑制肝脏合成胆固醇来降低血中胆固醇水平,从而降低形成动脉粥样斑块的风险,达到预防心脑血管疾病的目的。大量临床研究证实,对于符合指征的患者,积极应用他汀类药物降胆固醇,可大幅度降低糖尿病患者脑梗死、心肌梗死等心脑血管疾病的风险。因此,糖尿病患者应在医生指导下积极接受降脂治疗。

现在有不少糖尿病患者担心他汀类药物对肝脏的不良影响,因此不敢用药或擅自减停药物。其实这是一个误区。他汀类药物对肝脏和肌肉是有一定不良影响,但其发生率非常低,只要在医生指导下正确用药,其安全性是良好的。糖尿病患者如果因为担心他汀不良反应而放弃该药治疗,将失去预防心脑血管事件的最佳时机。目前社会上有些夸大他汀类药物副作用的谣传不可轻信。

在几种"坏胆固醇"中,低密度胆固醇(LDL - C)是引发动脉粥样斑块的罪魁祸首。因此,糖尿病患者在降脂治疗时,首先要保证 LDL - C 达标:合并冠心病或脑血管疾病患者,应将 LDL - C 降到 1.8mmol/L 以下;不合并心脑血管疾病但合并高血压、肥胖、吸烟等危险因素的糖尿病患者,也应把 LDL - C 降到此水平;仅有糖尿病,不存在其他因素者,要把 LDL - C 降到 2.6mmol/L 以下。

七、糖尿病患者如何进行体能锻炼

不健康的生活方式,如缺乏运动,是糖尿病的重要致病因素,科学地进行运动锻炼提高身体活动水平,是预防和治疗糖尿病的重要手段之一。糖尿病前期或早期糖尿病患者,通过饮食和运动的非药物方式治疗就可逆转高血糖状态。糖尿病患者体能锻炼可降低血糖和稳定血糖水平。糖尿病患者怎样进行体能锻炼呢?

1. 糖尿病运动锻炼的安全性

糖尿病运动锻炼的安全性与其他慢性病有所不同,不恰当的运动方式或强度更易造成心血管事件、低血糖及肌肉、骨骼、关节、韧带损伤。

(1)运动适应证。绝对适应证:糖耐量减低者、无显著高血糖和并发症者;相对适应证:有微量蛋白尿、无眼底出血的视网膜病、无明显外周神经病变(如糖尿病足)患者,可在饮食和药物控制血糖后,再行体能锻炼。

(2)运动禁忌证。酮症酸中毒、空腹血糖＞16.7mmol/L/、增值性视网膜病、严重心脑血管疾病(不稳定性心绞痛、严重心律失常、短暂性脑缺血发作)、合并急性感染的患者。

2. 运动处方

由运动形式、运动强度、运动时间、运动频率4个要素组成。

(1)运动形式。以有氧运动为主,辅以抗阻训练。常用的运动形式有步行、慢跑、自行车、游泳、健身操、太极拳等。存在骨关节疾病的患者,可采用功率自行车、游泳等方式减轻对关节的负荷;存在肢体活动障碍的患者,可利用健肢或健肢带动患肢的方式进行,可用强力带抗阻训练。

(2)运动强度。糖尿病患者的运动治疗应当选择中等及以下运动强度的有氧运动辅以抗阻训练为宜。高强度运动可促进胰岛素拮抗激素分泌,导致血糖进一步升高和加重原有脏器功能损害。而中等以下的运动能使肌肉有效利用葡萄糖和游离脂肪酸,有利于体内脂肪燃烧。抗阻训练能更好地改善血糖和体重控制,提高运动能力和改善生活质量。运动强度＝运动量/运动时间,反映运动强度的生理指标最简单的是心率。靶心率＝(220－年龄)×65％,年龄＞50岁,有慢性病史的人,计算方法:靶心率＝170－年龄;经常能进行体能锻炼的人,靶心率＝180－年龄。

(3)运动时间和频率。一次运动治疗的总时间为40—60分钟,一般应＜90

分钟。其中有氧时间为 40—60 分钟,抗阻运动时间在 10 分钟左右。运动频率以每周 3—7 次为宜。一般不建议运动间隔时间＞2 天,因为运动所致的胰岛素敏感性增高具有短期效应。

3. 运动注意事项

(1)避免低血糖事件的发生。

运动中最常见的风险就是低血糖。预防运动中出现低血糖有几种方法:一是尽量避免在胰岛素或口服降糖药作用最强时运动,如在短效胰岛素注射后半小时到 1 小时内,锻炼时应减少运动量;二是运动尽量安排在吃完饭 1 小时后进行,此时血糖水平较高,不易发生低血糖;三是尽量不空腹运动,如空腹时间比较长,可在运动前吃点点心,吃完 10 分钟后再热身。运动中可适量补充含糖食物、水及电解质。具有心血管风险的患者可随时携带硝酸甘油等急救药品。

低血糖的发生与运动前血糖水平有关。运动前血糖 ＜5.6mmol/L,应少量进食后运动。运动前血糖＜4mmol/L 时禁止运动。睡前血糖＜7mmol/L,预示可能发生低血糖,可在睡前少量进食。运动中如发生低血糖或出现迟发性低血糖,均应立即予以含葡萄糖饮料和进食含 10—15g 含碳水化合物食物,同时密切观察,必要时寻求医疗救助。

(2)每次运动都要进行热身运动和放松运动。

热身运动。一般进行 10 分钟左右,以低强度静力性牵伸或健身操活动,目的在于增加肌肉供氧,提高心肺适应性和神经系统兴奋性,提升运动效果,增加运动安全性。

放松运动。在一次运动结束后要安排 10 分钟左右的放松运动。主要作用在于避免出现因突然停止运动而引起的心血管系统、呼吸、植物神经系统的症状,如头昏、恶心、重力性休克等。常用的整理活动有散步、放松体操、自我按摩等。

所有糖尿病患者每日都应减少久坐时间。在不运动的时候要每 30 分钟就起身做些轻微活动来打断久坐,这对控糖十分有益。

(3)运动内容的调整。

运动锻炼的内容不是一成不变的,要根据病情变化和运动能力在不同时期进行相应的调整。调整的原则是:运动可从低强度开始,时间 10—15 分钟,每周2—3 次;逐步过渡到中等强度,每次时间 30 分钟,每周 3—5 次;如果能适应,每次时间可增加到 45—60 分钟,每周 7 次。一般 2—3 个月进行一次评估和调整。

儿童和青少年糖尿病患者每天至少进行 45—60 分钟中等强度的有氧运动,根据体力,每周进行 3 次中高强度运动。至于老年糖尿病患者,可选择太极拳等

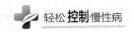

柔韧性锻炼,每周3次即可。对于年轻的"糖妈妈",或有妊娠糖尿病风险的女性,建议每天进行20—30分钟中等强度运动。

4.糖尿病伴并发症如何运动

即使有并发症的糖尿病患者,运动的益处也显而易见,只是方法要有所改变。伴并发症糖尿病患者参加体育运动比较困难,而静坐不动或长期卧床对控制并发症极为不利。因而,运动要通过循序渐进的方式:对于久坐不动的患者,第一周每次锻炼10分钟,每天2次;一周至少锻炼4天。第二周,把每项次的运动时间延长到15分钟,每天2次,三周后运动量增加至每次30分钟,每周锻炼5天。以后可根据情况逐渐增加运动时间和运动量,运动中和运动后以自己不感觉疲劳为度。

(1)周围神经病变(如肢体麻、痛、发凉、无力等)的患者可适当地选择伸、推、蹬、走等运动方法,避免在崎岖不平的道路上行走、跑步或远足。同时要避免任何高强度或较为剧烈的力量训练(如快节奏的健美操)。

(2)心、脑、肾等并发症患者,中等以下强度有氧运动是最好的选择。可根据病情,选择散步或骑固定自行车等,也可取得较好效果。但要避免剧烈的运动训练,以及任何不能舒适的力量训练动作。当感觉头晕或呼吸急促时,应立即停下来休息。

(3)并发视网膜病变的糖尿病患者,只要不会施加过多压力的运动都可进行,如轻度的有氧运动、散步、骑固定自行车和水中有氧健身操等。但要避免高强度的训练和或过度紧张的锻炼;任何头朝下或头部低于腰部的锻炼,如潜水或瑜伽中的一些倒立动作等都应避免。另外,眼疾患者视力差,要在照明条件好、地面平坦的室内锻炼,最好不要骑车;如果是在健身房做器械力量训练,完成12—24次即可。

5.糖尿病前期运动强度要增加

这是一个处于葡萄糖代谢正常与糖尿病之间的异常状态。糖尿病前期人群骨骼肌摄取和利用葡萄糖的能力下降,为了调节血糖在正常水平,机体代偿性分泌过多胰岛素,即高胰岛素血症。每个糖尿病患者都是从糖尿病前期转化而来,这个过程是预防和逆转糖尿病的最佳时机,而体育运动是逆转病情最好的方法。

糖尿病前期人群以抗阻力运动(肢体推、拉、举、提等运动,如举亚铃,拉弹力带等)为主。抗阻力运动能使肌肉收缩的同时造成内部的低氧环境,而有氧运动却不能使细胞内部产生低氧环境。抗阻力运动的低氧环境可促进脂肪组织分解和胆固醇的利用,降低胆固醇和低密度脂蛋白的浓度,降低空腹血糖,改善糖尿病前期的胰岛素抵抗,改善糖代谢。另外,抗阻力运动无论低等、中等、高等强度运动均能提高胰岛素敏感性,从而降低血糖,而加大阻抗运动量能产生更大的效益,同时能纠正脂质代谢紊乱,与单纯抗阻力运动相比,有氧运动和抗阻力运动相结合可能效果更好,尤其是糖尿病前期伴脂质代谢紊乱者,同时或交替进行有氧运动和抗阻力运动对改善糖和脂质代谢,逆转糖尿病前期具有重要意义。糖尿病前期人群的运动形式、运动强度、运动时间、运动频率可接近于正常人的体能锻炼水平进行,运动强度可适当增加。

八、糖尿病患者莫要禁水果

糖尿病患者不敢吃水果,怕吃了水果血糖飙升,病情失控。由于人们严格遵守着这种认知与习俗,使糖尿病患者营养失去平衡、并发症增加、生活质量下降,从而影响疾病预后。

长期以来,水果对糖尿病发生与预后影响究竟如何研究很少。近年来,我国学者研究了 10 个不同地区,50 万成年人水果对糖尿病发生与预后的影响,经 7 年观察,发现仅 20% 的人每天摄入新鲜水果(主要是苹果、橘子等),6% 的人从不或极少摄入新鲜水果;糖尿病患者中不摄入水果的比例为无糖尿病者的 3 倍。结果显示,与从不或极少摄入新鲜水果的人相比,每天摄入新鲜水果者在随访期间新发糖尿病的风险降低 12%;糖尿病患者,每天摄入新鲜水果可以使糖尿病总体死亡率降低 17%,缺血性心脏病、卒中和大血管并发症降低 13%,肾病、眼病和小血管并发症风险降低 28%。研究结果提示,水果对糖尿病发生与预后影响非常有限。这个大样本的研究结果将为现有(包括糖尿病现症患者)膳食指南以及倡导糖尿病患者提高新鲜水果摄入量提供科学依据。

我们日常吃进去的米、面等淀粉类食物,消化后经肠道转变成葡萄糖进入血液,被组织细胞吸收利用。淀粉类食物是人体能量供应的主要来源。而淀粉类食物经过加工和烹调之后,由于其性状改变,使人体的吸收和利用有快慢之别(称生糖指数),如米粥容易被消化道吸收,其血糖生成指数就比较高,米饭因吸收慢血糖生成指数就比较低。一般生糖指数低于 55 的食物是适合糖尿病患者和希望控制血糖的健康饮食,如果该指数大于 70,糖尿病患者就要少吃。果糖虽然其升糖指数比蔗糖和葡萄糖要低,但比淀粉类食物升糖指数要高。从营养角度看,淀粉类食物和水果都是供能食品。从升糖指数来看,淀粉类食物和水果的区别无非是消化道吸收快慢,血糖生成指数高低不同而已,水果并不存在影响糖尿病预后的其他成分和因素,倒反而水果中含有丰富的营养素(如虾青素、胡萝卜素、多种维生素、纤维素、矿物质和微量元素等），是淀粉类食物和蔬菜不可替代的，是人体健康和糖尿病患者不可缺少的营养素。

由此可见，水果不仅是一种供能食品，更重要的是其营养素非常丰富，这可能是摄入新鲜水果使糖尿病发病减少和并发症风险降低的缘由。因此，糖尿病患者不必过多担心水果对血糖的影响，而要撑控好水果的摄入量，选择好水果的品种和安排好水果摄入时间。

一是实行"食品互换法"。常见的水果与主食之间的等热量关系为：25g 米面类主食提供的热量为 90kcal，提供相同水果的热量分别为：柿子、荔枝、香蕉150g，草莓 300g，西瓜 500g，其他水果如苹果、梨、桃、橘子、橙子、猕猴桃、柚、山楂等为 200g，西红柿、黄瓜含糖很少，可忽略不计。但每天摄入新鲜水果不能太多，一般每天＜200g，如果当天摄入 200g 水果就要相应扣除大约 25g 淀粉类食物。只要总热量不超标，就可将每日食谱安排得尽可能花样丰富，美味可口，以增加生活乐趣和改善生活质量。

二是选择糖分比较少，含果胶、膳食纤维比较丰富的水果，如苹果、梨、桃、橘子、橙子、猕猴桃、柚、山楂、草莓、西红柿、黄瓜等。太甜的柿子、荔枝、西瓜、香蕉、葡萄、甘蔗等水果糖分比较多，尽量少吃。

三是安排在两顿正餐之间吃水果，如上午 9:00—10:00，下午 3:00—4:00，早餐之前 1 小时或晚餐之后 2 小时吃点柚、西红柿、黄瓜等也无妨。

另外，爱吃甜食的糖尿病患者可选择低聚木糖来替代。低聚木糖是从玉米芯、甘蔗渣、麦麸、稻壳、树皮等植物废料中提取到的木聚糖酶降解产物，是国家批准的新食品原料，由于其稳定性特好（pH 值在 2—8 的范围内很稳定，又能承受121℃的高温），它的甜度是蔗糖的 30%—50%，且口味与蔗糖接近，因此可以替代一部分糖。关键是，它很难被唾液、胃、胰和肠消化，因此低聚木糖也几乎不提供热量，对血糖没有影响，可以满足糖尿病人对甜食的需求。同时，低聚木糖通过增殖肠道双歧杆菌、乳酸菌等益生菌，对肠道食物的吸收、消化和利用等起调整作用，还有一定的降糖、降脂和减肥效果。

 # 九、口服降糖药的不良反应

糖尿病患者往往同时服用或注射几种降糖药物，而所有的降糖药物都可能发生副反应。降糖药严重的副反应如低血糖、乳酸酸中毒、酮症酸中毒等甚至可在短时间内危及生命。因此，如何防范或减轻药物不良反应，发挥降糖药物的最大治疗效应,是医患及其家人值得重视的问题。

目前,临床上常用的口服降糖药物包括磺脲类、双胍类、α-糖苷酶抑制剂、噻唑二酮类(TZD)、二基肽酶抑制剂(DPP-4)等。这些常用药的不良反应有以下几个方面。

1. 低血糖

糖尿病患者发生低血糖的主要原因与降糖药物的应用有关。磺脲类、格列奈类促分泌剂均可引发低血糖风险;而双胍类、α-糖苷酶抑制剂、噻唑二酮类单用一般不发生低血糖。接受治疗的糖尿病患者,血糖≤3.9mmol/L为警戒值;血糖值≤3.0mmol/L为严重低血糖,表现为饥饿、心悸、出汗、乏力、视物不清、行为异常等症状,严重时会出现意识障碍甚至昏迷、死亡。

2. 心血管风险

罗格列酮可增加心肌梗死等心血管死亡风险。双胍类和α-糖苷酶抑制剂可降低心血管事件发生率,糖尿病合并冠心病患者以选用此类降糖药为宜。

3. 肝脏损害

早年上市的TZD制剂曲格列酮引发严重的肝脏损害,日本死亡6例,美国死亡61例,7例接受肝移植。因此曲格列酮已在2000年撤市。而对于目前使用的曲格列酮和吡格列酮尚未发现肝损害不良反应,但亦应注意观察。

4. 胃肠道反应

二甲双胍胃肠道反应常见,发生率为5%—20%。消化道反应多表现为恶心、厌食、腹痛、腹胀、大便稀薄和异味等。α-糖苷酶抑制剂亦可引起胃肠胀气和肠鸣音亢进等不良反应,从小剂量开始用药,逐渐增量的给药方法,使患者逐步耐受,可减少不良反应。长期使用二甲双胍可能缺乏维生素B_{12},在糖尿病治疗过程中如果伴有贫血或周围神经病变的患者应该考虑定期监测维生素B_{12}水平,并在必要时应用补充剂。

5. 体重增加

肥胖和超重对糖尿病的发生和发展起着推波助澜的作用,选不好降糖药会对体重的增加火上浇油。目前常用的降糖药对体重的影响如下:①降糖同时增加体重的药物:胰岛素、噻唑烷二酮、磺脲类;②降糖同时减轻或不增加体重的药物:

GLP－1受体激动剂（因其降糖作用有葡萄糖浓度依赖性，因此低血糖发生率极低，在降糖的同时能降低体重）。二甲双胍、α-糖苷酶抑制剂、DPP－4抑制剂，对体重的影响基本呈中性。

了解了各类降糖药对血糖和体重的影响，就可以消除顾虑，从容用药。肥胖和超重合并糖尿病患者选用药原则是：首先应用能降低体重或中性降糖药，避免应用增加体重的降糖药，如磺脲类药物（体重增加1.7kg，格列本脲（体重增加3.3kg），TZD制剂亦可增加患者体重。

6. 膀胱癌

有报道指出，吡格列酮可能引起膀胱癌风险。对有膀胱癌风险患者尽量避免使用此药，如必须使用，应定期进行相关检查。使用吡格列酮过程中若出现血尿、尿频、尿急或排尿疼痛等症状，应及时就诊。

7. 乳酸酸中毒

乳酸酸中毒是双胍类最严重的不良反应，但其发生率很低。但一旦发生后果严重，患者死亡率高达50％。对于肝、肾、心、肺等功能不全患者禁用二甲双胍。双胍类也不能用于接受外科手术治疗和应用碘造影剂检查前后2天的患者。

十、血糖波动——糖尿病患者的隐形杀手

血糖波动是糖尿病代谢紊乱特点之一，大家对持续高血糖及低血糖发作的危害比较重视，而血糖波动对糖尿病的影响还没有引起人们的关注。其实，血糖波动对糖尿病患者的潜在脏器损害是十分明显的，血糖波动不仅诱发大血管和微血管并发症，更易引起各种心血管事件。

1. 血糖飙升

血糖飙升除了糖尿病患者一时摄入糖类食物过多和擅自停用或减少降糖药物等因素之外，还有几种情况要特别注意。

一是应急性高血糖。人体的各个器官在青壮年时期，都有强大的储备功能，在无应激或静息状态下，生命活动只需要调动器官功能的1/4，剩余的3/4备应急（如短时间内饮入大量含糖饮料）之需。但有些糖尿病高危人群（有糖尿病家族史、女性生过巨大胎儿、肥胖或腹部脂肪过多个体、患有高血压、血脂紊乱、高尿酸

血症和脂肪肝等），平时又缺乏运动，尽管空腹血糖正常，但胰岛功能可能已经受损，糖代谢发生障碍，在创伤、手术、精神紧张、发烧、急性感染等应急情况下会使血糖显著升高，而糖尿病患者的应急反应比糖尿病高危人群更为敏感，即使轻度感染也会引起应急性高血糖。

因此，糖尿病高危人群和糖尿病前期人群，要反省自己的生活方式，不去挑战胰岛细胞功能，定期检查血糖。糖尿病患者遇应激情况时应及时复查血糖。如高血糖状态持续时间过长，且没有被及时发现，可能会引起昏迷。

二是脆性糖尿病。脆性糖尿病，又称"不稳定型糖尿病"，顾名思义，这类患者病情非常不稳定，血糖波动大，难以控制，多是胰岛功能近乎衰竭的患者。由于自身已失去分泌胰岛素的功能，血糖调节完全依赖于外部注射的胰岛素。因此容易出现血糖像坐过山车一样忽高忽低，难以调节的现象。

脆性糖尿病有三个共同特点：一是患者体形较瘦，且胰岛功能极差，甚至近乎衰竭；二是患者病情不稳定，血糖常发生剧烈波动、两极分化，低血糖和酮症酸中毒都容易发生，严重时还会发生低血糖性昏迷；三是口服药物通常无效，但剂量调节非常敏感，稍微增减剂量就会引起血糖大幅度波动。因此，极易引发严重低血糖。而频繁的血糖波动会加快心、脑、肾等并发症的形成，危害极大。

防止脆性糖尿病血糖飙升，首先要遵守健康的生活方式，定时定量吃饭，适当进行体能锻炼，规律作息，良好的睡眠和愉悦的心情均有利于血糖的平稳。其次是加强血糖监测，特别是在病情不够稳定时，应监测全天多个时段的血糖，如空腹血糖、三餐后 2 小时血糖、睡前血糖，尤其不能忽略夜间 3 点左右的血糖，因为这是低血糖的一个高发期。再者是胰岛素剂量调整要十分小心，尽量不要擅自改变剂量，需要调整时先咨询医生。

2. 药物

糖尿病常伴发其他疾病，需要同时服用多种药物；但同时服用可能造成血糖波动。糖尿病患者如使用以下药物应注意血糖流动。

（1）降压药。降压药普萘洛尔和降糖药磺脲类与血浆蛋白结合，增强降糖作用，同时会抑制交感神经兴奋，掩盖心悸、颤抖等低血糖症状。

（2）抗菌素。环丙沙星、氯霉素及磺胺类药物等，与降压药物合用时也可能发生低血糖。

（3）非甾体抗炎药。阿司匹林、布洛芬等与磺脲类降糖药联合用时，要调整降糖药的剂量，否则可能产生低血糖反应。

（4）胃药。西米替丁和雷尼替丁等抗酸药与磺脲类降糖药联合用时，也可使

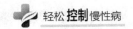
餐后血糖降低。

（5）激素类药物。治疗关节炎、哮喘等疾病的强的松、地塞米松等皮质激素类药物均可使血糖上升，甚至会诱发糖尿病。

（6）雌激素。女性更年期改变会使血糖难以控制。如要进行替代治疗，一定要咨询医生。

 # 十一、用智能血糖监测仪测血糖更方便

传统的血糖自我监测是一种有创性检查方法，既繁杂又给病人带来不适。随着科技的进展，无创智能血糖监测仪将被广泛应用。

（1）无创血糖监测仪。通过测定环境温度、环境湿度、血氧饱和度、脉搏以及指尖温度、湿度来监测血糖浓度。可替代目前广为使用的指尖血糖监测仪器，免除指尖血糖监测仪器带来的身体不适和感染风险。该监测仪无痛、无风险、低成本，适合于日常进行频繁的自我监测。

（2）动态血糖监测仪。这是一种血糖自我监测仪。动态血糖监测仪将替代扎手指监测血糖。该仪器是将一根微小的传感器导线置入皮下，血糖实时监测结果每5分钟发送到接收器及移动装置（智能手机或平板电脑上），当血糖高于或低于使用者设定的阈值时，仪器会发出警告提示。这种仪器可避免每日频繁的指血监测血糖，使患者更舒适地管理自己的疾病，并可将实时连续血糖监测的情况常规地与医生交流。动态血糖监测特别适用于糖化血红蛋白≥7％的儿童青少年Ⅰ型糖尿病患者，可辅助患者血糖水平持续达标，且不增加低血糖风险。对血糖波动大的Ⅱ型糖尿病患者进行即时血糖调整，减少血糖波动，使血糖更快、更平稳地达标，同时不增加低血糖风险。

（3）持续葡萄糖监测仪。持续葡萄糖监测仪监测技术有两种，一种是回顾性测定血糖值，在佩戴结束后提取数据，能客观地反映患者血糖水平及变化规律，以便及时调整方案；实时监测可提供即时的葡萄糖值，同时提供高、低血糖报警和预警功能，协助患者进行及时的血糖调整和干预。

（4）手机App。随着移动医疗的发展，手机App在血糖数据的管理中也发挥了一定作用，用手机App可改善血糖控制。

（5）4P医学预测糖尿病。4P医学理念认为，人体健康是可以被预测的。4P医学通过监测糖尿病高危人群的基因、糖代谢异常因素、体重异常、生活方式、生理生化监测等指标，对身体情况进行综合评估，辨识一个人是否易患糖尿病，然后结合基因检查预测易感性。在疾病发生前做针对性预防。

 十二、糖尿病与肿瘤有共生土壤

糖尿病与恶性肿瘤都是影响人类健康的慢性"杀手"。两者之间本无"亲缘"关系,但许多临床观察发现它们有狼狈为奸之嫌。

调查显示,8％—18％的癌症患者伴有糖尿病,远远高于普通人群的1.16％。这是因为糖尿病患者的高胰岛素血症在促进细胞有丝分裂的过程中,易引发基因突变。因而糖尿病患者的肝癌、胰腺癌、肾癌、非霍金氏淋巴癌、乳腺癌、膀胱癌、结直肠癌和子宫内膜癌的发生率均增加,尤其是在45—64岁年龄段的人群中风险更大。

糖尿病与胰腺癌的关系更为密切而复杂。研究发现,糖尿病促发胰腺癌,而胰腺癌诱发糖尿病。胰腺癌患者早期糖尿病发生率为47％,比普通人群高7倍。新发糖尿病两年内患胰腺癌的危险度明显高于长期糖尿病患者,提示新发糖尿病可能是胰腺癌的早期症状。因此,无明显原因的新发高血糖症的患者,尤其是伴有腹痛等症状时要注意筛查胰腺肿瘤。糖尿病患者和肿瘤患者两种疾病的发生率均增加,是因为两者有共同的土壤,包括遗传易感性、环境因素和肥胖。能量代谢失衡、激素分泌改变导致细胞增殖状态改变,进而诱发肿瘤;即糖尿病和肥胖共存是肿瘤高发因素。

另外,降糖治疗与肿瘤发生也有一定关系。胰岛素通过与体内相关受体结合后,促进细胞增殖,基因突变,从而诱发肿瘤。胰岛素与肿瘤发生呈剂量依赖性,剂量越大其细胞增殖作用越强。

近年有研究提示,治疗糖尿病的常用药物二甲双胍有减少糖尿病患者肿瘤发生风险的作用。二甲双胍可减少高能量摄入诱导的肿瘤体积增大(如结直肠癌);同时二甲双胍作用于肿瘤细胞的微环境,发挥抗肿瘤作用,抑制前列腺癌和胰腺癌细胞生长,并有预防肺组织癌变的作用。但目前尚无用二甲双胍来防治肿瘤的证据。

 十三、糖尿病与阿尔茨海默病有缘

随着社会老龄化程度的增高,以智能残疾为特点的阿尔茨海默氏病(AD,俗称老年性痴呆病)已成为严重危害老年群体生存质量的重要疾病。大量调查资料揭示,糖尿病与阿尔茨海默病关系密切。

AD 以脑内老年斑和神经纤维缠结为主要病理特征。老年斑的主要成分为 AB 蛋白,神经纤维缠结与 Tau 蛋白蓄积有关。糖尿病除通过脑小血管病变(如脑腔隙性梗死)引起血管性痴呆外,还可直接造成血脑屏障破坏,使 AB 蛋白出入脑组织的防线被破坏,AB 蛋白在脑内沉积,对阿尔茨海默病的发病起促进作用。同时,反复低血糖导致大脑额叶功能下降、海马突触(与记忆功能相关的脑区)功能受损是糖尿病患者认知功能受损的重要原因。特别是无症状性低血糖,对患者认知功能的衰退尤为重要。

一项对 1439818 例年龄>55 岁的中老年糖尿病患者研究表明,低血糖与痴呆呈现双向关系,即低血糖史患者患阿尔茨海默病风险显著增加,而痴呆患者发生低血糖风险也明显增加。

由此可见,糖尿病低血糖与阿尔茨海默病的发病存在一定的因果关系,而低血糖是糖尿病患者常见并发症。糖尿病患者反复出现低血糖(血糖 2.7—3.1mmol/L),其认知功能受损可早于低血糖症状,因为许多低血糖发生时没有症状或症状轻而被忽视。

在青少年Ⅰ型糖尿病患者中,早期有严重低血糖者,其认知功能、语言功能受损更严重,且第一次发生低血糖的年龄越小,认知功能受损越严重。

低血糖对各年龄段的认知功能均有影响,因此无论是正常人(也会发生低血糖)、非糖尿病患者或糖尿病患者都要防范频繁的低血糖发作,尤其是糖尿病患者应避免不必要的强化降糖治疗,这对保持中青年良好的认知功能,预防阿尔茨海默病有积极意义。

 ## 十四、护好你心灵的窗户

眼睛是"心灵的窗户",而视网膜是全身血管的"窗户",糖尿病患者发生视网膜病变预示全身微血管已经受累。糖尿病眼底视网膜病变是糖尿病致盲的重要病因。我国成人中的糖尿病视网膜病变患病率相当高,为 28%—43%。糖尿病视网膜病变虽然发病率高,但诊断容易、治疗有效、可以预防,只要控制好危险因素、早期关注和及时干预,便可始终保持这扇窗户的洁净明亮。

以下几点是糖尿病视网膜病变危险因素。

(1)高血糖。高血糖是发生糖尿病视网膜病变的可逆转的危险因素。持续的高血糖,不仅容易引起视网膜病变,而且侵及眼球的各个部位,包括眼结膜、角膜、眼肌麻痹、白内障、青光眼及屈光和调节改变。

（2）病程长。病程如 5 年以上，在确诊年龄为 0—19 岁、20—39 岁和 40 岁以上的患者中，10 年后发生的概率分别为 7％、10％和 25％；病程较长的糖尿病患者几乎都会出现不同程度的视网膜血管疾病，确诊时年龄越大糖尿病视网膜病变发病率越高。

（3）高血压。糖尿病常合并高血压，对于防治糖尿病视网膜病变而言，控制高血压的重要性绝不亚于控制血糖，因为即使轻度血压升高也会明显加速和加重眼底病变的发生与发展。

此外，吸烟、血脂异常、不良生活方式（包括饮酒）、妊娠糖尿病、口服避孕药、高血压肾病等也是糖尿病视网膜病变危险因素。其中控制好血糖和血压最为重要。因此，必须综合性干预糖尿病视网膜病变危险因素，才能预防糖尿病眼底和其他部位小血管病变的发生。

值得注意的是，糖尿病视网膜病变早期可无自觉症状，随着病变的发展，才有不同程度的视力减退、视物变形、眼前黑影飘动等症状。要注意的是，视力的好坏并不是判断有无糖尿病视网膜病变的标准。因此，为了尽可能不错过最佳治疗时机，一经确诊糖尿病就应立即检查眼底，并且每年复查 1—2 次。如眼底检查有问题，还可做荧光眼底血管造影、眼相干光断层成像等检查，以进一步了解视网膜血管情况。任何类型糖尿病患者，即使无视网膜病证据，至少每年进行 1 次眼科检查。

还有一点特别要注意，那就是糖尿病视网膜病变患者的体能锻炼问题。高强度的力量训练或过度紧张的锻炼；任何头朝下或头部低于腰部的锻炼，如潜水或瑜伽中的一些倒立动作等都会加重病情，应予避免。不会对视网膜施加过多压力的运动，如轻度的有氧运动、散步、骑固定自行车和水中有氧健身操等都可进行。

十五、糖尿病患者要护好口腔

糖尿病患者唾液减少、流速减低，口腔内葡萄糖浓度升高，pH 值下降，使口腔自洁能力下降。口腔环境改变，易引起各种微生物滋生和繁殖，导致口腔多种疾病如舌炎、口腔黏膜炎、牙周炎、牙龈炎、龋齿等。糖尿病患者中并发口腔疾病比非糖尿病患者高出 2—3 倍。同时，由于糖尿病患者免疫力下降，导致口腔疾病迁延不愈，进而使高血糖难以控制甚或出现严重并发症。另外，口腔慢性炎症也是糖尿病合并心血管疾病的潜在因素。

糖尿病患者慢性并发症中口腔颌面部感染最为凶险，颌面部感染是口咽、面部和牙颌周围软组织化脓性炎症的总称，颌面部感染可引发颈部甚至纵隔炎症、脑脓肿等严重并发症,治疗不及时甚至可能危及生命。因此,糖尿病患者要格外注意口腔清洁,一旦发现口腔问题及时请专科医生治疗,以免发生严重并发症和影响药物降糖疗效。

十六、糖尿病患者护足很要紧

糖尿病足是糖尿病的一组治疗难度大、治疗周期长、花费巨大、预后差的严重并发症。我国下肢截肢的糖尿病患者每年超过 100 万。因此,糖尿病足一直是糖尿病慢性并发症中最让人担心的病症。患者一旦截肢,不仅生活质量明显下降,术后 5 年生存率只有 4 成。

我国传统观念认为,中国人很少发生糖尿病足病,因此没有引起足够重视。但实际上我国有相当数量的糖尿病足患者,往往疏于治疗和管理,面临着截肢的风险。据调查,我国三甲医院非创伤性患者中 2/3 截肢为糖尿病所致,糖尿病截肢风险是非糖尿病患者的 40 倍。

糖尿病足病是由下肢神经病变引起的。下肢神经病变发生于 10％—30％糖尿病前期患者,20％的病程 20 年以上糖尿病患者、Ⅰ型糖尿病患者、10％—15％的新确诊的Ⅱ型糖尿病患者,10 年以上病程的糖尿病患者则达到 50％。

发病率如此高的部分原因是初发症状轻,人们往往不以为意。如发生糖尿病足患者往往是合并周围感知减退或消失,仅感觉下肢麻木、足底有踏棉花感、足部发凉、肢体失去保护的感觉等。

糖尿病足神经痛因症状明显,是患者首次就诊的原因。神经痛可表现为烧灼痛、针刺痛或枪击样痛,有些痛觉过敏的患者接触皮肤而疼痛加重,如穿袜子、穿鞋子和盖被子而异常剧痛,疼痛在夜间加重是其特点。神经痛重者溃疡深层组织破坏、坏疽,最终截肢,甚至死亡。

糖尿病足病的主要危险因素是由下肢神经病变引起的感觉受损,易受到外部的损伤,使患者失去自我保护机制。同时,因本体感觉受损,足部肌肉萎缩,肌肉间失去平衡,从而足部正常结构遭破坏,在足部受力时易形成异常受力点,最后导致溃疡的形成。最常见的糖尿病足溃疡的诱因是穿不合适的鞋引起足部皮肤受损、足皮肤烫伤、足底胼胝及不合适的过度运动。

目前治疗糖尿病足比较有效的办法是体外循环加压技术治疗。这种治疗方法不仅可改善患肢血液循环,而且可以预防和延缓糖尿病足的发展进程,从根本上解除糖尿病足的截肢威胁。体外循环加压技术是一种微创手术,经动静脉穿刺放入管道,通过体外循环加压系统对动脉进行加压灌注,不但可以让狭窄的动脉得以扩充,而且还会促使其周围生成大量的毛细血管网,充分改善肢体血运,对糖尿病足的治疗和预防有重要作用。

糖尿病足虽然治疗困难,但可有效预防。强化控制血糖和有效防治高血压、高脂血症等代谢异常最为重要。吸烟、超重、感染与糖尿病足的发生和发展有一定关系。首先要养成良好的生活习惯,每天做好足卫生。经常检查足部是否有破溃、老茧、摩擦伤,发现问题及时处理;洗脚时间不宜过长,在15分钟左右,水温不要超过37℃,避免烫伤;洗脚后擦干趾缝,避免潮湿。否则,导致细菌滋生。选择适当的鞋,避免穿小号鞋、尖头鞋及硬底鞋,以免影响足部血液循环造成局部摩擦伤、挤压伤;在寒冷季节,一定要做好足部保暖,防止发生冻伤;选择棉质、透气、吸汗好的袜子,以便在局部破溃时及时发现。

糖尿病患者对糖尿病足病不要不放在心上,而是要精心呵护,以提高生活质量,避免灾难性悲剧的发生。

十七、小心妊娠高血糖

女性在生命周期中有几个阶段与糖尿病密切相关,如妊娠期、产后肥胖、更年期等。妊娠高血糖在女性致死性疾病排名中,已悄然达到第9位,已经严重影响到女性健康。妊娠期糖尿病是一种特殊类型的糖尿病。妊娠期糖尿病对妊妇和胎儿健康均有很大影响:妊妇糖尿病可产生胚胎发育异常、流产、难产、高血压等,对胎儿的影响更大,可引起巨大胎儿、生长受限、畸形。另外,还可引发新生儿低血糖。值得注意的是,许多妊娠期糖尿病是孕妇为胎儿生长不适当地增加高热量饮食引起的。

妊娠期高血糖有两种情况:一种为妊娠前已确诊患糖尿病,称糖尿病合并妊娠;另一种为妊娠前糖代谢正常,妊娠期才出现血糖升高,称妊娠期糖尿病。我国妊娠期糖尿病发生率为1%—5%,近年来有明显增高趋势。

诊断妊娠期糖尿病的条件是:首先在孕前查空腹血糖排除孕前糖尿病;空腹血糖≥7mmol/L;随机血糖≥11mmol/L,糖化血红蛋白≥6.5%。以上有1条符合即可诊断为妊娠期糖尿病。建议所有孕妇在24周～28周做葡萄糖耐量测试,诊断标准分别为:10mmol/L(2小时)、8.5mmol/L(3小时)。任一点达到或超过上述标准,均可诊断为妊娠期糖尿病。

据观察,妊娠期糖尿病多数孕妇无高血糖自觉症状,部分有下列症状者要警惕是否患有妊娠糖尿病：①有多饮多食多尿症状；②反复发作外阴阴道念珠菌感染；③孕妇体重增加大于 30kg；④本次妊娠伴有羊水过多或巨大胎儿。

妊娠期糖尿病只要进行合理的饮食和运动，在专业医生指导下用胰岛素等药物治疗，大部分患者可以把血糖控制在比较满意的水平。

妊娠期糖尿病患者首先要控制好总热量。一般孕期总热量最好控制在每千克体重 30—40kcal/日，孕中晚期再增加 200kcal/日供给宝宝热量。但热量摄入是否合理，还要根据孕妇自己体重增长情况和血糖水平进行调整。要注意的是，热量摄入要避免一次大量进食使血糖快速上升。因此要少食多餐，将每天应摄取的食物分成 5—6 次进食。特别要注意的是，晚餐与第二天早餐的时间相距过长，在临睡前可适当补充一些简易食物。对于合理摄食，建议多选择升糖指数低、营养丰富、容易消化的食物，如鱼、蛋、奶、瘦肉和豆制品等优质蛋白质和西红柿、芹菜等膳食纤维丰富的蔬菜。主食推荐杂粮饭，营养均衡，升糖指数低，还富含膳食纤维，是妊娠糖尿病患者不错的选择。

同时，妊娠糖尿病患者还要进行一些适宜的体能运动，如慢走、园艺等，每次活动不超过半小时。但要注意的是，有先兆流产、早产或其他并发症的孕妇不宜运动。

妊娠期糖尿病控制满意标准：孕妇无明显饥饿感，空腹血糖 3.3—5.5mmol/L，餐前 30 分钟血糖：3.33—5.3mmol/L；餐后 2 小时或夜间血糖：4.43—6.7mmol/L。

十八、糖尿病肾病的危险因素有哪些

糖尿病肾病是糖尿病常见并发症，是导致尿毒症的重要病因。由于糖尿病肾病的发生和进展有多种危险因素共同参与。因此了解并遏制糖尿病肾病相关危险因素，是降低糖尿病肾病发生的关键。

糖尿病肾病早期表现为微量蛋白尿轻度增加，逐渐发展为大量蛋白尿和肾功能受损，最终进展为终末期肾病。要阻断这个从无到有、从轻到重的疾病发展链，关注糖尿病肾病的风险十分重要。糖尿病肾病的风险有以下几个方面。

（1）高血糖。首先是长期高血糖未加控制的患者发生或进展糖尿病肾病的风险增加 3—8 倍。其次是血糖波动大。血糖波动与肾脏微血管病变关系密切。这种风险甚至超过单纯的高血糖，且在糖尿病早期已经开始起作用了。因此，糖尿病患者不但血糖要长期达标，而且要保持血糖水平相对平稳。

（2）高血压。多数糖尿病肾病伴有不同程度的高血压，而很多高血压患者不知道自己合并糖尿病。研究显示，在 47—79 岁高血压患者中 1/3 合并高血糖，其

漏诊率达 65.1％,50 岁以下的高血压患者中漏诊率更高,达 89.5％。而高血压本身可以引起肾损害,导致高血压肾病。糖尿病与高血压二者的协同作用,加速了糖尿病肾病的发生、发展和恶化。研究表明,糖尿病肾病患者平均收缩压＞140mmHg 和舒张＞90mmHg,其肾功能受损的机会就比较大。一般认为,糖尿病肾病患者除终末期肾病外,血压控制在 130/80mmHg 为宜。

(3)高血脂。血脂紊乱不仅是糖尿病肾病的常见并发症,而且是糖尿病肾病发生和进展的危险因素。众所周知,高脂血症是动脉粥样硬化的罪魁祸首,而肾脏是其受累的常见器官,即动脉硬化性肾病。与高血压一样,糖尿病与高脂血症二者互为因果,协同作用,加速了糖尿病肾病的发生、发展和恶化。只不过这种影响前者是直接的,后者是间接的。因此,糖尿病患者应常规检测血脂,首先要把低密度脂蛋白控制在 2.6mmol/L 以下。如果调整生活方式后不能达到这一靶标,就要用调脂药物治疗来降低血脂,保护肾脏。

(4)高尿酸血症。血清尿酸在慢性肾脏病的发生、发展中做出重要"贡献"。尿酸可诱发炎症反应,损害肾小动脉和肾小球,引起肾缺血和肾脏纤维化。高尿酸血症也能引发尿酸性肾病,同样与高血糖互为因果,加速糖尿病肾病的发生和发展。

(5)肥胖。超重和肥胖不仅增加糖尿病肾病的发生风险,而且还是糖尿病患者发生糖尿病肾病的危险因素和肾移植失败的原因。肥胖本身也会损伤肾脏(称肥胖性肾病),与高血压、高血脂一起导致肾小球负担加重,同样可为糖尿病肾病做"贡献"。

(6)吸烟。吸烟不利于糖尿病控制,导致蛋白尿排泄增加,促进糖尿病肾病发生。烟中尼古丁还可使交感神经活性增强,引发肾小球动态痉挛,加重肾缺血,增加糖尿病肾病发生风险。

值得指出的是,高血糖、高血压、高血脂、高尿酸血症和肥胖都是机体代谢紊乱的共生现象,是一根藤上 5 个"毒瓜"。糖尿病患者这种"毒瓜"生得越多,糖尿病肾病发生风险越大;更为严重的是,"五毒"的放大效应不是算术级的,而是呈几何级数被几倍几十倍地放大,如"五毒"俱全,则糖尿病肾病相对风险增加 25 倍。这决不是危言耸听,而是无数临床实例所证实的事实。

 ## 十九、儿童 I 型糖尿病如何管理

目前,我国对 I 型糖尿病的基本信息,如好发人群、危险因素、血糖控制、并发症现状等情况还不甚清楚。有调查提示,我国儿童 I 型糖尿病发病率 20 年增加

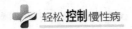

近 4 倍。饮食、环境的改变可能导致疾病的易感性增加。据估算,我国现有Ⅰ型糖尿病人约 50 万。Ⅰ型糖尿病是主要发生于儿童的一种难治性慢性病。与成人Ⅱ型糖尿病不同,Ⅰ型糖尿病发病早、病情重,进展快、并发症多,得不到有效治疗、危害大。因此,Ⅰ型糖尿病的防治措施和管理方法也不相同。由于儿童青少年处于发育成长阶段,这决定了Ⅰ型糖尿病不同阶段有不同的治疗管理要求。

1. 发现要早

成人糖尿病多为Ⅱ型糖尿病,常表现为多饮、多尿、多食和消瘦等"三多一瘦",但是由于Ⅰ型糖尿病的患儿发病急、病程短或症状不典型,经常因家长不认识症状或年轻医生不能正确识别症状而延误诊断,导致许多患儿首诊原因是严重的糖尿病并发症——酮症酸中毒来就诊。资料显示,首诊酮症酸中毒在 2 岁以下Ⅰ型糖尿病儿童,这一比例高达 70%。这对患儿的预后影响极大。

尽早发现Ⅰ型糖尿病要注意以下两个方面。

一是家长多注意儿童"三多一瘦"的蛛丝马迹。"三多一瘦"是典型的糖尿病症状,只在病情发展到比较严重阶段才会同时出现。疾病的早期一般只表现为其中的一两个症状,而且可能并不典型。细心的家长这时就要进行糖尿病筛查。筛查的方法与Ⅱ型糖尿病相同,即监测空腹血糖、餐后血糖和糖化血红蛋白。

二是测定糖尿病抗体。如果父亲或母亲患Ⅰ型糖尿病,其子女患该病的风险是 6%—9%,因而通过测定已确诊的Ⅰ型糖尿病型糖尿病患者的第一直系亲属的糖尿病抗体,可帮助被预测者将来患Ⅰ型糖尿病的风险。例如,如果被筛查者的 3 项Ⅰ型糖尿病抗体均为阳性,那么他(或她)5 年内患Ⅰ型糖尿病的风险高达 50%—70%;如果只有 1—2 项抗体阳性,5 年内患Ⅰ型糖尿病的风险将相应降低。

2. 要打胰岛素治疗

儿童型Ⅰ型糖尿病一旦明确诊断,通常要住院治疗,目的在于启动胰岛素治疗。患儿和家长要学习和接受全面系统的糖尿病教育,以掌握管理糖尿病的基本技能。如怎样依据餐前血糖、碳水化合物摄入量、运动量等来调整胰岛素用量;不同剂型胰岛素如何搭配,胰岛素的注射时间和方法,如何防止发生低血糖,如何教育患儿提高治疗依从性,等等。同时,患儿家长要多咨询专业医师和营养师,掌握糖尿病相关的知识和基本技能,这对取得疾病预期疗效十分重要。

3. 管理很重要

Ⅰ型糖尿病的管理容不得半点疏忽。一般每天需要多次测量血糖和注射胰岛素,这对病人和家长而言,是 24 小时×365 天的工作。

家长除了按照医嘱监测血糖和注射胰岛素之外,主要做好营养平衡、体能锻炼、有风险意识和病情观察等四个方面。

一是均衡饮食。食物要多样化,优质蛋白质(奶、蛋、鱼、瘦肉和豆制品等)每顿都要适量吃一些,碳水化合物以米、面、杂粮为主,少吃加工的精制食品(如饼干、面包、薯片、曲奇等零食等),多吃新鲜蔬菜和适量吃些糖分低的水果与坚果。把一天摄食的总热量分解为 3—5 份,切忌吃得过饱。

二是防止运动性低血糖。体能锻炼是糖尿病患儿降低血糖,控制病情,改善预后不可缺少的治疗手段,但运动有引发低血糖的风险。而低血糖的风险比高血糖大得多。Ⅰ型糖尿病患儿既要运动又要防止低血糖。如何才能做到"鱼和熊掌得兼"呢? 一般锻炼前的血糖目标值为 6.7—10mmol/L,锻炼前、锻炼后和锻炼时每 30—60 分钟应测血糖,如出现低血糖症状时,应立即测血糖,若血糖低于目标值,可以在锻炼时每小时吃 10—30g 含有蛋白质、脂肪的复合碳酸化合物点心。总之,食物、运动和胰岛素三者有机的匹配才能预防低血糖的发生。

三是要有风险意识。儿童Ⅰ型糖尿病血糖控制在 3.9～8.3mmol/L,是绿色区;血糖<3.9mmol/L,但无低血糖临床症状是黄色区;血糖<3.9mmol/L,有低血糖临床症状但可以进食是橙色区。出现后两者情况时应补充适量碳水化合物食品或含糖食品,如症状不缓解或血糖仍<3.9mmol/L,应联系专科医师;血糖<3.9mmol/L,不能进食,伴抽搐、昏迷;或血糖>16.6mmol/L,伴呼吸困难为红色区,应立即去急诊室就医。

四是综合管理。儿童Ⅰ型糖尿病是一种特殊的慢性病,需要临床医师药物处方,康复师开运动处方,营养师开饮食处方,家人实施、患者依从。这样一个团队综合管理,才能稳定病情、改善预后、完成学业,争取做一名带病的"健康者",同样可以活出精彩人生。如美国自行车赛车运动员菲尔·萨瑟兰 8 个月时患Ⅰ型糖尿病,医生认为他难以活过 26 岁,但他现在已活到了而立之年,并 4 次获得穿越美国自行车赛冠军。前奥运会游泳冠军加里·霍尔 24 岁时被诊断为Ⅰ型糖尿病,随后 5 年内,他两度获得奥运会游泳 50 米冠军。现任英国首相特雷莎·梅也是Ⅰ型糖尿病患者。

二十、糖尿病患者心梗为何多无征兆

糖尿病和心血管疾病常常形影相随,不离不弃,冠心病是糖尿病最常见的并发症。与非糖尿病人群比较,糖尿病患者发生心梗的概率要高 3 倍。一般冠心病患者出现心梗时多有心前区压榨样疼痛,但糖尿病患者未必有此感觉。这是由于糖尿病患者血管神经长期受高血糖"浸泡",受损严重,加上糖尿病早期就出现动脉粥样硬化和神经末梢损害,心梗的疼痛反射弧被中断。另外,低血糖也是诱发"无痛性心梗"的常见原因。因此,约一半心梗病人事前没有剧烈胸痛的感觉,却突然出现呼吸困难、气憋或晕厥等非特异性症状。这种"无痛性心梗"极易误诊或漏诊,也是造成猝死的原因之一。

糖尿病患者虽然没有典型的胸痛,但并非一点征兆都没有。若在一定诱因(如心理应激、劳累)下突然出现不明原因的呼吸困难、难以平卧、咳嗽、咯粉红色泡沫痰;恶心、面色苍白、出冷汗、意识不清等要想到可能是心梗的征象;突然出现其他部位疼痛,如牙、颈、咽喉、肩背部、左上肢等疼痛,也要想到可能是心梗的放散性疼痛。

调查显示,80%的糖尿病患者最终因心血管疾病而失去生命。糖尿病是冠心病的等危症,尤其是血糖持续在较高水平的老年糖尿病患者,要注意糖尿病对心脏危害极大,"无痛性心梗"的发生率很高,应加倍小心。

二十一、干预血栓前状态 遏制血管事件

早已明确,心、脑、肾、下肢等血管栓塞性并发症是糖尿病患者主要死亡原因。医学专家提出,"糖尿病是冠心病的等危症",与非糖尿病患者相比,糖尿病患者的心肌梗死风险增加 3—5 倍,脑梗死、糖尿病肾病及间歇隆跛行症(下肢动脉栓塞)增加 2—3 倍。这些血管并发症无一不是由血管内血栓栓塞引起的。而在血栓栓子(即血凝块)形成过程中有一个血栓前状态。干预血栓前状态,把蠢蠢欲动的"凶手"扼杀于摇篮之中,是化解糖尿病患者发生血管事件和降低死亡率的关键。

正常机体内存在促凝和抗凝机制的动态平衡,既能保持血管完整性,避免出血,又能保持血管通畅,避免缺血。糖尿病患者体内该机制平衡被打破,机体处于血栓前状态,当受到一些体内外促凝因素的"激励",便发生心肌梗死、缺血性卒中等心脑血管事件。

有许多因素促发血栓形成,一是血小板被激活。血小板是促成血液凝固的"尖兵",高血糖患者存在血小板聚集和释放反应异常,血小板被激活,反应性增强。二是体内凝血系统和抗凝血纤溶系统失去平衡。正常情况下,这两个系统处于动态平衡,而高血糖患者于血管内皮功能受损,体内凝血系统和纤溶系统失去平衡,体内内源性凝血系统活性增强,这就是糖尿病患者血栓前状态。

这种血栓前状态是机体内环境的病理性改变。除此之外，还有许多影响血栓形成的内源性和外环境因素：动脉粥样硬化是体内最重要的血小板激活因素。粥样斑块一旦破裂，血小板便很快被激活而形成血栓；吸烟、酗酒、高脂、高糖、高蛋白、高盐饮食及多坐少动等不良生活方式，心理应激、劳累、职场压力等均是血栓前状态的诱发因素。

血栓前状态，也可谓血液高凝状态，做相关的血液学检查便可明确。糖尿病患者血糖越高，这种血栓前状态转化为血栓的风险越大。因此，预防血栓栓塞症的关键是把血糖调整到目标值。同时，强化干预不良生活方式也很重要，临床上发生心脑血管事件的患者，在诱因中大多可以问出不良生活方式（如心理应激、酗酒等）的病史。

没有血小板就没有血栓。血栓前状态是血栓栓塞症警告信号。应对血栓前状态一个重要方面是要在医生指导下长期进行抗血小板药物治疗，服用低剂量阿司匹林或氯吡格雷，同时使用抗动脉粥样硬化的他汀类药物。平衡体内的抗凝和促凝机制，占得先机，完全可以逆转这种病理状态，减少糖尿病患者的血管事件。

二十二、自测血糖要注意哪些问题

血糖监测一直是糖尿病治疗五驾马车的重要组成部分。自测血糖可以帮助糖尿病患者更好地了解自身血糖变化，及时发现问题，指导治疗和调整治疗方案。糖尿病患者在家中自我监测血糖，一般多采用便携式血糖仪，在手指尖的毛细血管进行血糖检测。如何科学地监测血糖是很多糖尿病患者十分关心的问题。

第一，新买的血糖仪、每次启动新的试纸条及血糖仪更换电池后都应用随身所带的质控液进行仪器校准。当怀疑血糖仪不准确时，应随时进行仪器校准。

第二，血糖检测频率。打胰岛素的糖尿病患者一般每天需要检测血糖；口服降糖药的糖尿病患者，自测频率根据血糖控制情况、治疗方案和低血糖风险高低等不同情况具体施行。一般每周检测2—4次空腹或餐后血糖，或在就诊前1周内连续监测3天，每天检测7个时间点的血糖（三餐前、后和睡前）。总之，对于血糖控制较稳定的患者，其间隔时间可以较长；但对于近期血糖控制不佳、血糖波动大、使用胰岛素治疗、近期有低血糖发生的患者，就应增加监测血糖频率。

第三，采血前用肥皂或温水将手指洗干净（尤其是采血手指的指腹侧面），再用干净的餐巾纸或棉球擦干。采血时切勿挤压手指来获得血液，否则组织间液进入会稀释血样而干扰血糖检测结果。

第四,详细记录血糖检测结果。观察饮食和运动等信息,这对指导治疗方案的调整十分重要。同时要了解什么是达标的、控制好的血糖。多数糖尿病指南把血糖控制目标定为:空腹血糖 3.9—7.0mmol/L,非空腹血糖≤10mmol/L,餐后 2 小时血糖≤11mmol/L,糖化血红蛋白≤7mmol/L。

第五,除了自我监测血糖以外,糖尿病患者还应接受门诊随访,每 3 个月查一次糖化血红蛋白或动态血糖监测,以全面系统地了解血糖近况,及时调整药物治疗。

第六,血糖试纸要干燥、密封保存,适宜温度是 10—40℃,避免阳光直射,不要放在潮湿的地方。每次打开使用后应立即拧紧瓶盖,防止受潮或干燥剂失效。并将第一次开盖的日期往后推 3 个月,把这一时间写在试纸瓶标签上,逾期试纸不能再用。

另外,血糖仪也要放在 10—40℃之间的环境里,湿度是 20%—80%。过冷、过热、过干、过湿或置于微波炉等强磁场环境均会影响其准确性。

二十三、打胰岛素和采血要注意什么问题

胰岛素注射,看起来简单,但对于糖尿病人来说并不简单,更不能忽视。据调查,不规范注射胰岛素现象普遍存在,包括注射部位轮换不规范、注射笔用针头重复使用、注射时手法错误等现象依然存在。这些问题影响了胰岛素治疗的效果。很多糖尿病患者血糖控制不稳定,问题出在看似驾轻就熟的"打一针"上。

1. 注射部位要轮换

胰岛素注射如果每次在同一部位扎针,可导致疤痕组织积累而阻碍胰岛素的吸收,致使治疗效能降低。虽然疤痕组织可随着时间的推移而愈合,但严重的部位可能需要数年才能恢复。因此,避免在同一处重复多次注射,要经常轮换注射部位。胰岛素注射部位的规范轮换包括不同部位间和同一部位的轮换。不同部位间的轮换是指腹部、手臂、大腿和臀部间的轮换。

2. 注射方法要规范

胰岛素一般在腹部注射。首先,注射点要避开肚脐 5 厘米,注射时把皮肤捏起来(不是把肌肉捏起来),以使胰岛素注射在皮下而不是注射在肌肉里。如果把胰岛素注入肌肉,会造成药物吸收过快而增加低血糖风险。其次,要垂直于腹壁注射,注射完毕要在腹部停留 6 秒钟(或注射多少个单位就停留多少秒)以使药液

充分吸引，避免药液外漏。

注射部位每次要隔开 4cm 左右的距离，可按顺时针方向绕腹选择注射点，每个点相隔 4cm，这样就不至于发生局部皮下组织萎缩或斑痕，以利于胰岛素皮下吸收。

皮下脂肪过厚的病人注射胰岛素后要按摩。胖人皮下脂肪过多会影响胰岛素的吸收，可以在注射后按摩注射点 20s 左右。

3. 一次性的注射针头不要重复使用

目前市场上的胰岛素笔用针头是按照一次性使用的标准设计制造的，重复使用会导致针头变钝、堵塞，出现打空针的现象，影响注射胰岛素剂量的精确性，甚至还会引起脂肪增生。所以，为了能使注射效果达标，不能重复多次使用一个针头。

4. 采血的正确方法是什么

在指间两侧皮肤较薄处采血，采血前可先将手臂下垂 10s，使指间充血、扎针后，轻轻推压手指两侧至指前端 1/3 处，让血液慢慢溢出即可。

采血时要注意几个细节问题。

（1）第一滴血和第二滴血有何区别？研究表明，血糖处在 10—20mmol/L 时，第一滴血和第二滴血与静脉血糖值无明显差别，在血糖不太高（<10mmol/L）时，第一滴血测定值更为接近实际血糖值。在血糖值过高（>20mmol/L）时，第二滴血测定更为可信。

（2）扎针后未出血，可否局部挤压？答案是否定的。有的人扎针后未出血，不想再扎第二针，就在局部使劲挤压，结果发现测出的血糖反而比以前低。这是因为挤出的不仅是血液，还有组织液，组织液将血液稀释，测出的血糖就比平时的低了。

（3）前后血糖数值为何不一样？除了各类血糖仪存在一定误差以外，采血扎针时皮肤上的酒精未干、采血前不洗手、手指带有含糖物质均可引起前后血糖数值不一样。

5. 无针注射

目前有一种无针注射，就是利用动力源产生瞬时高压使注射器内药物（液体或冻干粉），通过喷嘴形成高速、高压的喷射流（流速一般大于 100m/s），从而使药物穿透皮肤外层于皮下、皮内释放药效的医疗器械装置来注射胰岛素等药物。

由于无针注射是一个弥散分布的过程，减少了皮下增生、硬结以及断针的风险。药液弥散进入体内，增大了吸收速度与面积，有利于胰岛素有效吸收入血，使血中胰岛素达到最高浓度时间提前,减少血糖波动,对餐后糖控制更佳。此外,无针注射,患者注射胰岛素量会明显减少。

6. 口服胰岛素药片取代注射

最近,美国哈佛大学研发的胰岛素药片,把胰岛素放入具有在耐酸肠溶涂层胶囊内,胶囊会在到达小肠碱性环境中溶解,所携带的胰岛素缓慢释放。不但克服了胃部酸性环境下蛋白质受损以及在肠道中吸收差的缺陷,还可避免长期注射导致的麻烦和不良影响。口服胰岛素药片与常规注射效果十分相似,它更接近健康人制造、运输和释放药片的方式,而且该胶囊在室温环境下存储两个月也不会发生降解。

二十四、参考血糖生成指数吃东西

血糖生成指数(GI)是衡量食物摄入后引起血糖反应的一项有生理意义的指标,提示含有 50 克碳水化合物的食物与相等量的葡萄糖和面包相比,在一定时间内体内血糖应答水平的百分比值。高 GI 食物进入胃肠后消失快、吸收完全,葡萄糖迅速进入血液;低 GI 食物在胃肠停留时间长、释放缓慢,葡萄糖进入血液后峰值低、下降速度慢。我们将 55% 的食物归入低 GI 食物,70%—55% 的食物称中 GI 食物,70% 以上的食物为高 GI 食物。由于低 GI 食物的血糖反应平缓,致使胰岛素分泌减少,从而产生饱腹感;同时利于糖和脂的代谢,脂类生成不致旺盛,再加上低 GI 食物饱腹感,对控制体重和减脂是有利的。低 GI 食物有粗杂粮、豆类及豆制品、牛奶、脱脂酸奶、大部分蔬菜和水果,GI 较高的食物包括糯米、粳米、白小麦面包和面条等。

二十五、糖尿病患者要防骨折

糖尿病是一种代谢性疾病,糖尿病患者的骨代谢紊乱,骨亦是糖尿病慢性并发症的受累器官之一。研究显示,糖尿病患者,尤其是老年和女性糖尿病患者,跌倒和骨折的风险明显增加。其主要原因:一是糖尿病患者影响维生素 D、钙、磷的代谢,而这些元素是人体成骨细胞和维持骨密度所必需的物质,糖尿病患者对这些物质的代谢障碍,导致骨质疏松。二是有些降糖药物亦会增加糖尿病患者骨折风险。如降糖药罗格列酮显著升高了女性患者下肢远端和足部骨折的发生率。一组健康的绝经期女性服用罗格列酮(8mg/日)14 天后,其髋部和腰部骨密度均显著降低。这是因为罗格列酮促进破骨细胞活性,增加骨吸收,从而增加了糖尿病患者跌倒和骨折风险。因此,糖尿病患者要检测维生素 D、钙、磷和骨密度,在选择降糖药时,骨折风险是必须考虑的。

糖尿病患者一旦骨折、长期卧床,不仅血糖难以控制,而且肌肉萎缩、脏器功能减退,糖尿病的并发症也接踵而来。因此,糖尿病患者要严防跌倒和骨折,以免影响生活质量和疾病预后。

 # 二十六、高尿酸与高血糖的关系

人们知道高血压和高脂血症是动脉硬化的元凶,却很少人了解高尿酸也与高血糖密切相关。研究提示,高尿酸是慢性肾病并发症的危险因素和预测因子。糖尿病患者高水平的胰岛素血症使肾小管排泄尿酸的能力降低,进而导致高尿酸血症。糖尿病的主要并发症是大血管病变,而高尿酸血症可加重糖尿病的胰岛素抵抗和代谢紊乱,引发动脉粥样硬化,从而为心脑血管事件加分。

更严重的是,肾脏是高血糖与高尿酸血症的共同靶标,即糖尿病肾病和尿酸性肾病,目前许多尿毒症是由于肾脏受这两种疾病双重影响引发的,而这种尿毒症由于其病因和发病机制比较复杂,防范和治疗均比单纯由高血糖与高尿酸血症引起的更为困难,预后也更差。

对于遭受高血糖与高尿酸血症共同袭击肾脏和大血管的患者,必须双管齐下防范和应对,才能保护好肾脏和大血管免受双重损害。

世界卫生组织已经确定,高尿酸血症除了引发肾病之外,还是脑血管疾病的独立危险因素。因此,糖尿病患者除了控制血压、血糖、血脂和肥胖外,还要重视高尿酸血症的危害。

第七章

如何维稳胆固醇

胆固醇是动脉粥样硬化性病变的主要成分,没有胆固醇就没有动脉粥样硬化性病变。只有将循环中胆固醇水平控制到足够低的水平,才能够显著降低心血管病的风险。同样,胆固醇是动脉粥样斑块的主要成分,没有胆固醇就没有动脉粥样斑块,大幅度降低胆固醇水平就能够显著降低心血管事件风险。

 # 一、了解胆固醇的代谢

胆固醇广泛存在于全身组织器官,人体全身各组织除脑和成熟的红细胞外均要合成胆固醇,人体组织每天合成胆固醇约 1000mg,其中肝脏合成 700mg,小肠黏膜合成 100mg。饮食中增加摄入可在一定程度上抑制内源性胆固醇生成,以保持体内胆固醇处于动态平衡。胆固醇的主要去路是在肝脏转化为胆汁酸(每天约500mg),未转化的胆固醇经肝脏处理后存贮于胆囊。

由于肝脏每天合成的胆汁酸量难以满足肠内乳化餐后脂肪的需求,故肠内胆汁酸约有 95％被肠壁重吸收,在肝脏重新合成胆汁酸再次"使用",这个过程称为胆汁酸的肠肝循环。

1. 影响吸收的几个因素

(1) 食物中植物化学物。植物细胞中植物甾醇存在于根、茎、叶、果实和种子中,其中各类油料种子的含量较高,而谷类、蔬菜和水果含量相对较低。多吃些全谷类食物(如杂粮)、坚果、蔬菜和水果可以减少肠道胆固醇的吸收。

(2) 食物中的胆固醇含量。肠道对胆固醇有一定的调控作用。随着摄入食物中胆固醇含量的增加,肠道胆固醇吸收率就会降低,但由于其吸收率相对较少,故机体胆固醇水平仍然会上升。因此,对于高胆固醇、高脂血症患者给予低胆固醇、低脂饮食治疗是十分必要的。

(3) 食物中的脂肪含量。饱和脂肪酸量增加有助于胆固醇的吸收。也就是说,过多地摄入动物脂肪,血中胆固醇水平也会升高。比如常吃猪蹄的人高胆固醇血症的风险就比较大。因为猪蹄中的肥肉饱和脂肪酸含量很高,猪蹄中的猪皮胆固醇含量也很高。

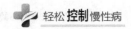

2. 胆固醇的代谢

胆固醇主要在肝脏中进行代谢,脂蛋白是胆固醇的运载工具,胆固醇需要与脂蛋白结合才能运输至身体各部位。运送的脂蛋白有两种,一种是低密度脂蛋白,它的主要功能是将胆固醇由肝脏运向外周组织。这种脂蛋白过多,会加速胆固醇在外周组织的胆固醇沉积,积聚在血管壁诱发形成动脉粥样硬化和冠心病。这种脂蛋白的浓度与动脉粥样硬化和冠心病发病呈正相关,故被称为"坏胆固醇"。另一类脂蛋白称为高密度脂蛋白,其主要功能是将外周组织胆固醇运回肝脏,其结果是减少胆固醇在外周组织中的沉积。高密度脂蛋白浓度与动脉粥样硬化和冠心病发病呈负相关,即浓度越高,发病的风险就越低。因此,称高密度脂蛋白为"好胆固醇"。

3. 胆固醇不是越低越好

胆固醇是人体重要的营养物质。胆固醇过低,不但造成营养不良,还会引发许多不良后果。胆固醇水平低的人群发生出血性中风的风险增加 4 倍以上;低胆固醇血症还与癌症、甲状腺功能亢进、慢性感染、暴力型自杀倾向相关;妊娠期胆固醇过低影响胎儿发育,易引发早产和低出生体重儿。

二、人体如何"维稳"胆固醇

已经明确,血液中的低密度脂蛋白胆固醇(LDL-C,俗称"坏胆固醇")增高,会损伤血管,使血管壁上形成脂质斑块,斑块逐渐增大,将导致血管狭窄,从而引发心脑血管疾病。更危险的是,有些斑块就像不定时炸弹,在一定条件下(如血压升高、心理应激等)斑块破裂引起血栓栓塞,导致急性心肌梗死或脑梗死,甚至猝死。

既然"坏胆固醇"对健康的危害如此之大,我们有没有办法应对呢?答案是肯定的。一是机体自身调整;二是通过改变生活方式和药物来调整。

其实,人体天生就有维持血液胆固醇稳定的机制:人体胆固醇可分内源性和外源性两种。前者是自身合成的胆固醇,占体内胆固醇 2/3。外源性胆固醇是从食物中摄取的,只占体内胆固醇的 1/3。当外部食物中摄入的胆固醇多了,自身合成的胆固醇就会相应减少,以控制机体总量胆固醇不变。也就是说,人体有一套自身维稳机制。健康的生活方式和良好的饮食习惯是维稳的基础。如每天限量摄入 300mg 胆固醇（相当于一只鸡蛋），血中 LDL - C 能维持在 3.4mmol/L 以内。但凡事都有个度，如果每天吃几个鸡蛋或摄入过多的动物脂肪或动物内脏（内含胆固醇较多），机体自身调节能力不堪重负，维稳机制就会遭到破坏。不仅如此，更要注意的是，每个个体对胆固醇稳态调节能力差别很大，有 15%—25% 的人对膳食胆固醇较敏感。也就是说，调节能力较差，即摄入或吸收胆固醇增多，就能使体内胆固醇水平显著上升。这类高危人群就更要注意胆固醇的摄入量了。

因此，适量是任何营养素和食物摄入都应遵循的原则，膳食中低胆固醇、低饱和脂肪酸是机体胆固醇维稳的要素。

 ## 三、血脂正常也要做降脂治疗吗

许多人都以化验单上血脂参考值来衡量自己血脂是否正常，只要体检单上没有标出向上的箭头就安心了。其实这种看法并不全面。对于健康人来说，这或许是对的，而对于动脉粥样硬化、糖尿病或心脑血管有问题的人来说就不对了。此类患者如果按照化验单上血脂正常参考值来"对号入座"，则似"放虎归山"，病情恶化难以避免。也就是说，发生卒中、心肌梗死的风险很大。因为对这些患者来说，这种正常值的胆固醇（如低密度脂蛋白胆固醇，即 LDL - C）还会不断地往动脉壁上堆积，等垒到一定程度，血管腔就会变得狭窄；而更可怕的是脂质斑块从血管壁上脱落，由于脱落的斑块对血小板有特殊的亲和力，于是血小板便蜂拥而至，将斑块团团围住，像滚雪球一样血栓越滚越大，最后形成栓子堵塞血管，发生"黑天鹅"事件。为了避免坏胆固醇启动血管事件，医学家们对不同个体设置了不同的降脂目标值，即降脂目标要因人而异、因病而异，才能避免悲剧的发生。

研究显示，我国成人血脂异常患病率高达 40.4%，测算高血脂人数达到 4.3亿。统计资料显示，我国高达 92% 的冠心病患者合并血脂异常，而治疗达标率不足 30%，3 成以上冠心病患者发生心肌梗死。通过药物治疗和生活方式干预，把胆固醇降到目标值，卒中和冠脉事件风险会下降一半以上。由此可见，把不同风险人群设定一个降脂目标值是十分必要的。

对高胆固醇血症和高危人群的防控，现今我国医学专家一致认为：健康人 LDL - C 水平：理想为 LDL - C≤2.6mml/L，合适为 LDL - C≤3.4mmol/L，边缘为 LDL - C≥3.4mmol/L，升高为 LDL - C≥4.1mmol/L。提出 LDL - C 理想水平很有现实意义。对于无其他心血管危险因素者，若能保持 LDL - C≤2.6mml/L，则发生动脉硬化性心血管病风险是极低的。而对已发生动脉硬化性心血管病患

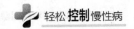

者,将 LDL－C 降低达到此要求,则能获得很大益处。

对血脂异常的干预:无论采取何种药物和措施,只要能使 LDL－C 水平显著降低,就可稳定、延缓甚或逆转动脉粥样硬化病变,并能显著减少动脉粥样硬化的发生率、致残率和死亡率。因而,降低 LDL－C 水平是防控动脉粥样硬化病变的核心。

(1)降脂目标:将降低 LDL－C 水平作为防控 ASCVD 危险的首先是干预靶点,并且提出更为严格的调脂治疗的目标值。

极高危患者,动脉硬化性心血管病(如冠心病、脑梗死)不用评估,直接定为极高危人群,降脂目标:LDL－C＜1.8mmol/L。

高危人群:(1)LDL－C ＞4.9mmol/ L 或甘油三酯≥7.2mmol/L。(2)糖尿病患者 LDL－C≥1.8mmol～4.9mmol/ L;或甘油三酯≥3.1～7.2mmHg,且年龄≥40 岁。(3)收缩压≥160mmHg 或舒张压≥100mmHg。(4)高密度脂蛋白胆固醇(HDL－C)＜1.0mmol/L。(5)体质指数(BMI)≥28。(6)吸烟。高危人群降脂目标:LDL－C＜2.6mmol/L。

中危及低危人群降脂目标:LDL－C＜3.4mmol/L。

如果血脂基线值较高(如:LDL－C＞4.1mmol/L),调脂治疗不能达目标值者,LDL－C 至少要降至原基线的 50%。

(2)降脂方法:目前降脂治疗主要是生活方式干预和药物治疗。

生活方式改变是基础。良好的生活方式包括坚持健康饮食、规律运动、远离烟草和保持理想体重是一种最佳成本/效益比和风险/效益比的治疗措施。

药物使用是手段。他汀类药物长期用药终生受益。调查显示,服用他汀每降低(LDL－C)1mmol/L,平均减少动脉硬化性心血管风险 22%。降低(LDL－C)1mmol/L,第一年减少动脉硬化性心血管风险 9%,第 2、3、4 年分别降低 22%、24%、28%;同时,综合分析提示,服用他汀第 1 年、2 年、3—5 年及 6 年以上可分别减少冠心病事件 11%、22%、33%、36%。

多项研究强力提示降低 LDL－C 持续时间的重要性。即他汀的疗效呈时间依赖性,服药时间越长疗效越好,服药 6 年以上效果会更好。故只要是他汀适应证的患者,用药后没有药物明显副反应,治疗达标,则长期服药,终生受益。

降低 LDL－C 治疗具有良好作用,高危患者降低 LDL－C 可延缓动脉粥样硬化时程,改善斑块稳定性,明显减少动脉粥样硬化性心血管病。LDL－C 每降低1mmol/L,心脑血管事件(心梗、卒中、猝死)减少 23%。糖尿病患者即使 LDL－C≥1.8mmol,启动药物治疗可明显减少心血管并发症。

目前,可供选择的主要调脂药物是他汀类。研究显示,他汀治疗 LDL－C 降低 15％可减少心血管事件,LDL－C 降低 25％—50％可大幅度减少心血管风险,血脂基线风险高的病人获益更大。他汀治疗血脂已经达标的患者一旦停药,血脂仍会回升。因此调脂治疗应长期进行,可能需要持续终生。

许多研究显示,他汀联用依折麦布治疗可逆转斑块。降低 LDL－C 水平(达标)可使斑块体积减少 38％且斑块消退比例高,斑块纤维帽厚度显著增加(可使斑块稳定)。因亚裔人群不适合用高强度他汀,对中等强度他汀未达标患者,他汀联用依折麦布适用于国人极高危患者的降脂治疗。

3.调脂治疗过程需定时监测。首次服用调脂药物者,应在用药 6 周内复查血脂、转氨酶和肌酸激酶。如血脂能达标且无药物不良反应,逐步改为每 6—12 个月复查 1 次;如血脂未能达标,且无药物不良反应,每 3 个月复查 1 次。如治疗 3—6 个月后,血脂仍未达标,在调整调脂药物时,都要在治疗 6 周内复查。

临床观察发现,在启动他汀类药物治疗时,0.5％—3％患者转氨酶会升高。一般 ALT 和或 AST 升高达正常值上限 3 倍以内者,可在原剂量或减量基础上进行观察,部分患者经此处理转氨酶可恢复正常。如转氨酶升高达正常值上限 3 倍以上则应停药观察。由于生活中许多因素会使转氨酶轻度上升,且这种现象在健康人群中比较常见。因此,转氨酶轻度升高一般不必介意,但应定时复查,如果复查后转氨酶进行性升高就要当心了。值得注意的是,患者如果发现转氨酶轻度上升就擅自停服他汀,就会失去防控 ASCVD 最佳时机。

另外,还要注意他汀类药物相关肌肉不良反应:肌痛、肌肉不适、肌肉无力,出现这种情况时应检查肌酸激酶,如果肌酸激酶进行性升高,就要减少他汀类药物或停药。

四、不要轻易停服他汀类药物

他汀类药物是遏制动脉粥样硬化、防治心脑血管疾病的核心药物,是全球处方量最大、慢性病患者受益最多、既能防病又能治病的“时尚”药物。然而,药物治疗的依从性令人担忧。

美国一医学部报告,目前,有 5600 万美国人应用他汀类治疗,但仅一半人在服用他汀。最近一项研究发现,心血管病极高危患者中,只有 61％的患者 3 个月内坚持他汀治疗,55％在 6 个月内坚持治疗。

据调查,我国他汀类药物明确适应证患者(也是受益最多的人群)坚持服用达 3 年以上的比率仅 9％,(而欧洲高达 70.3％),缺血性卒中患者 2 年之内高达 80％

从未服用过他汀类药物。我国他汀使用情况一直不乐观。需要治疗的患者,农村及城市患者他汀使用<5%。使用 3 年以上的只有 8.9%。他汀类药物使用较少或过早停药是心脑血管疾病高发病率、高致残率和高死亡率的原因之一。为什么本可使许多心脑血管高风险患者终生受益的他汀会遭此冷遇呢? 究其原因除了医疗、社会、经济等因素影响外,患者认知不足和依从性差是重要因素。

一是负面新闻影响。有些患者从网络、"养生专家"、朋友圈那里得知他汀对肝脏的毒性比较大,在"是药三分毒""药尽量少吃""能不吃尽量不吃"的理念指引下,尤其是患脂肪肝的中老年人,停服他汀就多了一条理由。其实这些道听途说并无科学依据,他汀引发严重肝脏损害现象罕见。有些患者服用他汀后肝酶会轻度升高,这并非药物不良反应,是他汀使肝细胞膜通透性增加,使肝细胞内的酶释入血循环增多所致,一般几周后肝酶会自然下降。脂肪肝患者更不应停药,他汀有益于脂肪肝的治疗。

二是他汀治疗后,血脂"正常"就停药。他们以为,降脂治疗和服感冒药一样,烧退了、症状轻了病就好了,可以停药了。其实,感冒是一种自限性急性病,而他汀治疗的多是慢性难以治愈的疾病,需要长期用甚至终生用药才能稳定病情,况且降脂治疗的靶目标每个患者不同,如极高危患者低密度脂蛋白胆固醇要降到 1.8mmol/L 才算达标。

三是"反安慰剂效应",许多患者对使用新药比较警惕,他们见他汀说明书"不良反应"栏写得密密麻麻的,便对药物不良反应有了"预感",即"反安慰剂效应"(对药物的不良反应有较大过虑,因而表现出各种不耐受的临床症状)。把用药期间产生的所有不适症状都由他汀来"背黑锅"。其实,负责任的药品生产厂家才把药物临床实验和临床使用中发生过的不良反应都写进说明书,以警示患者。并不是说明书中不良作用写得越多,其副反应发生就越多。况且,我国对超过 2 万例临床研究提示,与西方人相比,国人对他汀类药物很敏感,中小剂量他汀即可使血脂达标。

受以上原因的影响,不少患者擅自停服他汀类药物,带来的后果是十分可怕的。可以说,没有血脂异常就没有动脉粥样硬化,没有动脉粥样硬化就很少有心脑血管疾病。脂质在血管壁沉积——粥样斑块形成——动脉狭窄或斑块脱落——血管闭塞事件,这一条血管灾难链中,罪魁祸首是"坏胆固醇"(主要 LDL - C)。而对这条血管灾难链的每一个环节他汀都有强大的围堵作用,他汀对防控心脑血管疾病的贡献是很大的。

北京协和医院研究纳入 2000—2011 年间发生他汀相关不良反应 28266 例患者,最常见的不良反应是肌痛或肌病,其次是其他肌肉骨骼系统和结缔组织疾病,还有无力、出冷汗、肝胆问题、药物不耐受、胃肠道不适、神经系统紊乱等。研究中19989例(70.7％)患者在产生不良反应后继续接受处方。不良反应发生4年后，在继续服用他汀的患者中，无论心脑血管事件或死亡均明显低于中断他汀治疗的患者。当然，出现不良反应后是否应继续治疗，还必须权衡潜在益处和风险。

北京协和医院的大样本前瞻性研究充分说明服用他汀出现不良反应只要患者能够耐受，并无潜在威胁，坚持继续用药将受益终身。但对他汀不能完全耐受的患者应该毅然放弃治疗，同时尝试各种可行的措施力求降脂达标。有以下几种方法可以选择：一是更换另一种作用机制不同的降脂药物。二是减少药物剂量或改为隔日一次用药。他汀类药的不良反应呈剂量依赖性，不能耐受较大剂量他汀的患者，通过减少药物剂量或改为隔日一次用药，可以使很多患者耐受治疗。三是换用其他种类药物代替。如胆固醇吸收抑制剂、烟酸类、贝特类等。四是进一步强化生活方式治疗，以降低对药物的需求。五是若患者需要使用，但不能耐受大剂量他汀可考虑联合用药治疗。如小剂量他汀联合胆固醇吸收抑制剂等。

总之，不要轻易放弃他汀治疗。只要有机会，哪怕应用小剂量他汀也是有益的，他汀是一类救命药。

五、他汀类药物的肝脏损伤

目前，有些正在服用他汀类药物的高脂血症及心血管高风险人群，轻信社会上流传他汀有严重肝毒性而惧怕服用，有些患者甚至擅自减停药物，因而失去了防控动脉硬化性心血管疾病的最佳时机。

正确认识他汀类药物的肝脏损伤非常重要，长期坚持用他汀类药物，有助于提高动脉硬化性心血管疾病防治效益。医学证实，真正发生他汀的肝损伤率极低，在服药总人群中发病为1.2/100000人次。

1. 他汀导致肝脏损伤的因素

他汀导致肝脏损伤的因素包括遗传因素和非遗传因素两类，非遗传因素中与年龄、基础疾病(如肝病)、吸烟、饮酒、同时服用其他药物等因素有关，其中用药剂量相关性比较大。

（1）剂量依赖性。他汀类诱导的肝损伤有个特点，就是剂量依赖性，即他汀类诱导肝损伤是随着他汀剂量增大而增加。因此，能够获得低剂量血脂达标的人群是最荣幸的，我国大多数是此类人群，因而他们发生他汀诱导肝损伤的概率就

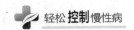

极低。

（2）合并临床疾病。这主要是慢性肝病。有慢性肝病基础的人群，更易发生药物的肝脏损伤，一旦发生，出现肝衰竭的风险就比较高。为保证安全性，他汀禁用于活动性肝病、不明原因转氨酶持续升高 3 倍以上、失代偿性肝硬化、急性肝病等。而对非酒精性脂肪肝人群，他汀能改善肝功能。

（3）药物的相互作用。临床上大部分药物是在肝脏代谢，他汀类药物也不例外。所有药物主要经由肝脏代谢，而且有较高的肝脏首过效应。而服用他汀的患者常常需要同时使用其他药物，因而药物之间的相互作用就不容忽视。有些药物会增加他汀的血药浓度和活性。如大环内酯类抗生素（如红霉素、克拉霉素），利福平、伊曲康唑、胺碘酮、华法令、贝特类调脂药（尤其是吉非贝特）、有些植物药及生物药等。

值得注意的是，即使应用他汀转氨酶显著升高（3 倍参考值）的人群中，绝大部分也没有临床或病理方面的确凿证据。

（4）肾脏疾病。由于他汀部分通过肾脏代谢，因此当肾功能不全，经肾脏代谢受阻时，其血药浓度提高而可能使肝毒性增加。故对肾脏疾病患者使用他汀前检测肌酐、蛋白尿等肾功能情况也有必要。

2. 他汀类致的肝损伤有哪些症象

需要明确的是，他汀导致肝酶异常和导致肝损伤是两个不同的概念。其实，引起真正意义上的肝损伤的发生率很低，而更多的是引起肝酶异常。两者的区别，除了观察肝酶变化程度外，需要分析其他情况，如临床征象及实验室指标进行综合分析。

（1）临床表现：倦怠、食欲下降、消瘦、腹部不适、瘙痒等症状。出现相关症状越多，肝损伤可能性就越大。

（2）转氨酶＞3 倍参考值。转氨酶是广泛应用于临床评价肝损伤的主要血清学指标。转氨酶包括谷丙转氨酶（ALT）和谷草转氨酶（AST），他汀类的肝酶异常，通常情况下为肝酶的轻中度异常（＞3 倍参考值）一般认为不存在肝损伤。国内外相关指南均认为，转氨酶＞3 倍参考值则要考虑肝损伤。如果同时伴有血清总胆红素升高、白蛋白水平降低或凝血功能异常，不仅肝损伤更加明确，而且可能是肝功能衰竭的重症患者。

3. 肝酶有了变化如何监测及应对

（1）美国 FDA 认为服用他汀前检测肝酶，服药后无须常规检测肝酶。然而，鉴于我国慢性乙型肝炎患病率较高,中国食品药品监督管理局及国内专家仍建议他汀治疗开始后 4—8 周复检肝功能;如无异常,则逐步调整为 4—12 个月复查一次。

(2)肝酶有了变化他汀如何调整?国内外一般认为,当肝酶＞3 倍参考值,应暂停给药,同时每周复查肝功能,直至恢复正常;轻度肝酶升高＜3 倍参考值并不是治疗的禁忌证,患者可以继续服用他汀药物,大部分患者升高之后可能自行下降。

(3)联用其他调脂药。调脂药除他汀之外还有好几种,其中胆固醇吸收抑制剂如依折麦布,是当前他汀不耐受或不达标时二线药物的首选;联用胆固醇吸收抑制剂降脂仍不达标,可考虑用 PCSK9 抑制剂。这些药物必须在医师指导下联用。

4. 几点注意事项

(1)无论国外指南还是国内共识,ALT 的水平＞3 倍参考值仍是当前他汀类药物治疗中是否停药的截点。

(2)如患者既往无胆红素升高现象,他汀类药物治疗中出现胆红素升高,即使 ALT 的水平＜3 倍参考值仍应停用他汀类药物。

(3)为了尽可能降低不良反应发生率,对于中国人所有他汀类药物均应从较小剂量开始。

5. 他汀长期用药终生受益

资料显示,我国他汀使用情况一直不乐观。农村及城市患者他汀使用＜5％。使用 3 年以上的只有 8.9％,过早停用的原因主要是负面新闻、药物副反应(怕肝脏损伤最多)、价格问题等。调查显示,服用他汀每降低(LDL－C)1mmol/L,平均减少 ASCVDA 风险 22％。降低(LDL－C)1mmol/L 第一年减少 ASCVDA 风险 9％,第 2,3,4 年 ASCVDA 风险分别降低 22％,24％,28％;同时,综合分析提示,服用他汀第 1 年、2 年、3—5 年及 6 年以上可分别减少冠心病事件 11％、22％、33％、36％。

多项研究强力提示降低 LDL－C 持续时间的重要性,即他汀的疗效呈时间依赖性,服药时间越长疗效越好,服药 6 年以上效果会更好。故只要是他汀适应证的患者,用药后没有明显药物副反应,治疗达标,则长期服药,终生受益。

第八章

怎样科学减肥

有人强调越瘦越美,有人觉得胖一点无所谓;有的人越吃越胖,越胖越吃(饥饿难忍);有些人减肥只限食不运动或只运动不限食;有些人减了肥又反弹;有些青少年女性过度追求形体美,恶性减肥,每天只吃点酸奶和有限的水果和蔬菜,BMI 降到 14 以下,结果出现厌食症、月经不规律、活动能力基本丧失等问题,最终进医院做营养治疗……这些问题与人们对"美"的理念认知差异和减肥方法不科学有关。

肥胖是慢性病的发动机。如果肥胖得不到控制,慢性病控制将无从谈起。

 # 一、中国人肥胖有特点

中国是一个古老的农业国,饮食结构主要以粮食为主,形成了国人的遗传基因对粮食的代谢效率较高;又因为肉吃得比较少,故对肉类和脂质的代谢效能比较差。而这种身体代谢能力恰恰与国人近代的饮食结构相背离,因为现代人对肉类和脂质的摄入量在增多,主食却吃得少了,人类的原始基因难以适应现代人的这种负荷和节奏。

肥胖不能只看体质指数(BMI)。BMI 是舶来品,进入中国后水土不服,西方人 BMI<25 的健康标准并不适合于中国人。亚洲人在 BMI 处于较低水平时,心脑血管疾病风险已经明显提高。因此,中国人 BMI>24 就跨入微胖界,BMI>28已经属于肥胖。

与欧美人相比,中国人肥胖人数升得快,近 30 年来肥胖人数足足翻了一番。目前,成人肥胖率为 11.9%。而且,中国人肥胖多为向心型肥胖(腹部肥胖、梨形身材),不少人年纪轻轻就挺起了将军肚。中国人的脂肪更倾向于堆积在内脏,而内脏脂肪堆积的致病风险主要是并发症多。中国人肥胖,尤其是向心型肥胖会产生许多连带疾病。

(1)易患糖尿病。中国人对胰腺释放的胰岛素敏感性比较弱,肥胖本身就会减弱胰岛素的敏感性,因而肥胖者极易受糖尿病侵袭。这也是目前我国成为糖尿病大国的原因之一。

(2)诱发心脑血管疾病。我国肥胖者并发高血压(28%)、高脂血症(30%)、代谢综合征（38％）、高尿酸血症（48％），这些都是诱发动脉粥样硬化和心脑血管疾病的重要因素。肥胖者如果上述几个因素共同存在，其心脑血管风险呈几何级数递增，这是肥胖者要特别注意的。

（3）诱发关节病。中国人骨骼厚度和宽度相对较小，体重增加使骨关节负荷加重，容易诱发髋、膝、踝关节炎和肌肉劳损。膝关节无论是运动量、运动幅度还是运动负荷都是全身关节中最大的，而其附带支撑关节的肌肉又是最少的。因此，膝关节疾病与肥胖的关系最为密切。

（4）肥胖基因"代际遗传"。研究提示，如果父母中有一人肥胖，孩子发胖的概率是40％～50％；如果父母双方都肥胖，孩子发胖的概率是70％—80％。由此可见，体重要从孩子抓起。儿童肥胖是父母的过错，而不是孩子的过错。

（5）肥胖主要是管不住嘴。随着我国经济的发展、物质条件的丰富，酒店、饭店、小吃店、排档香气扑鼻，美味可口的食物一下子就把就餐者的胃口吊起来了。在聚餐之前还暗暗提醒自己少吃荤多吃素，但一进入现场便经不起美味佳肴的诱惑，情不自禁地做"加法"，这个吃一点，那个尝一点，一次饭局一般是两个小时，推杯助盏，鸡、鸭、鱼、肉、油、盐、糖不断地输入消化道。这样一来，营养大大超标，机体无奈只好把这些额外的高热量、高蛋白食物转化成脂肪，然后有序地堆积在内脏和皮下。

二、儿童肥胖的昨天、今天和明天

我国北京大学青少年卫生研究所对1985—2014年学生超重伴肥胖流行趋势进行了分析。结果显示，我国7—18岁儿童的超重及肥胖检出率为19.4％，超重率由1985年的2.1％增至2014年的12.2％，肥胖率由0.5％增至7.3％，相应儿童超重及肥胖人数也由615万人增至3496万人。最近，北京大学公共卫生学院马军等研究发现，1995—2014年我国儿童青少年超重和肥胖分别增加了2.8倍和5.8倍。我国儿童肥胖已进入全面流行阶段，而且这个流行趋势还在迅猛发展。

遗憾的是肥胖的孩子就诊率很低，往往出现了某方面疾病才去就诊，后续的随访率、复诊率就更低了。许多孩子看了一次病就不再来了。这种孩子的肥胖体质很可能延续到成年。防控儿童肥胖，以下几点值得注意。

1. 儿童肥胖谁之过

通化市中心医院曾接产一个"超级宝宝"，女婴体重6.8kg，身长68cm。宝宝的母亲,孕前只有 80kg,临产时达到了 100kg,体重增加了 20kg。接生的医生看到孩子太胖,就帮她起了个小名叫"纤纤",就是希望这个"超级宝宝"长大后能成为窈窕淑女,不像现在这样胖,但这只是一种希望。

《中国 0—6 岁儿童营养发展报告》提出,生命最初 1000 天(指从孕期开始到孩子 2 岁的天数)是决定孩子一生营养与健康状况至关重要的时期。

肥胖是一种慢性病。一个家庭中任何人得了慢性病,都代表这个家庭生活方式出了问题。儿童肥胖大多是母亲或外祖母、祖母惯出来的。她们看到孩子哭时觉得肯定是饿了,就用食物去安慰。这就会使孩子养成一种习惯,情绪一出现波动,首先想到通过吃来调整;大一点的孩子,家人为了他长身体,过度营养十分常见。为此,防控儿童肥胖或肥胖儿童健康减肥,家人要注意做好以下几件事。

一是家长要以身作则。如果家长平时爱吃果蔬,孩子自然会模仿,而且会终生坚持。研究发现,即使胎儿期准妈妈的饮食习惯都会影响后代终生。

二是婴儿时期推崇母乳喂养。人类的母乳是预防儿童肥胖最好的食品。婴儿期肥胖主要是辅食喂养不当。

三是不是"少吃"而是"代替"。肥胖儿童应在保证营养素摄入的基础上,给予低热量饮食来控制其总热量。但在控制饮食的同时,家长要严密观察孩子的身高与生长有否受到影响。

四是帮助孩子养成良好的生活习惯,不偏食,不挑食,不暴饮暴食,不吃或少吃垃圾食品,规律作息,锻炼体能,只要一日三餐就要一日三动。睡眠充足,一些家长认为睡得多才会胖,实际上睡眠时间不足,会引起内分泌紊乱而导致肥胖。健康的生活习惯是防止儿童肥胖的关键。

2. 儿童肥胖的今天和明天

许多研究显示,出生体重与成年后 BMI 呈"U"型关系,即低体重与高体重都可导致成年后肥胖。婴儿出生时体重越重,成年后肥胖危险性也越大。母亲孕期营养不良,可引起胎儿胰腺结构与功能发生持久变化,产生胰岛素抵抗,出生的低体重婴儿,会造成成年期肥胖和糖尿病的发生;孕期营养过剩,也会使胎儿胰腺结构与功能发生持久变化,同样会造成成年期肥胖和糖尿病的发生。

肥胖儿童的今天就是成人肥胖的明天。脂肪组织是人体能量储存所,其最重要的功能就是根据机体营养状态存储和释放脂肪酸。机体的脂肪酸含量由这种存储和释放平衡决定。在儿童和青少年期脂肪细胞的数量会增多,但是无论个体是否肥胖,其成年后脂肪细胞的数量达到一个恒定值后就不再变化。因此,肥胖个体与瘦型个体的脂肪细胞的数量差别在儿童时期已经决定了。也就是说,对肥

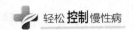

胖个体而言,其总体脂肪细胞的数量较瘦型个体多,且成年后肥胖个体与瘦型个体脂肪细胞的寿命并无差异,脂肪细胞的转换率也处于一种恒定状态。由此可见,成年人减肥只能减小脂肪细胞体积,并不能减少脂肪细胞数量。脂肪细胞的这种特性可能也是减肥后容易反弹的原因之一。

3. 儿童肥胖的昨天

防控儿童肥胖不仅要立足于"今天",更应启动于"昨天"。即女性在备孕期就应该清楚地了解自己的身体,调整饮食,把体重控制在"计划内",即 BMI 控制在 18.5—23.9 之间的理想怀孕体重。

妊娠前不同类型体重女性在孕期增加体重目标:BMI<18.5(偏瘦型)孕期增加 12—15kg;BMI 18.5—23.9(标准型)孕期增加 10—14kg;BMI>24(偏胖型)孕期增加 7—10kg。

孕前偏瘦怎么办? 由于体重偏轻会影响生育能力及胎儿的生长发育。因此,在未达到正常体重之前最好不要怀孕。如果自己已经怀孕了,那么你的宝宝可能会出现低体重或个头小的情况。这就要咨询医师或营养师,在几个月里怎样设计和保持一个对你和胎儿都有益的最佳饮食方案。

对偏瘦型女性,要特别注意营养均衡,防止营养不良;对偏胖型女性也要严格控制体重,摒弃一人吃两人"补"的陈旧观念,防止妊娠期出现高血压、糖尿病等并发症。

孕前偏胖怎么办? 主要是控制饮食,增加运动量,在 3 个月至半年内把体重调整到正常水平。但不要一味节食、快速减肥和超量运动。膳食必须合理搭配,丰富多样,注意摄入适量维生素和微量元素,以备未来胎儿全面营养的需求。如果自己已经怀孕,应密切关注体重变化,孕期体重增加过多,会增加准妈妈患高血压和怀上巨大儿的可能,这就要咨询医师或营养师该怎样吃更合理、更有营养,使得你的体重不会增加太多,而你的宝宝却很健康。

4. 孕期肥胖对孩子的影响

英国南安普顿大学一项研究发现,怀孕期间的饮食结构不良,会改变腹中胎儿一些基因的功能,从而导致孩子今后肥胖的风险增大。该研究分析了 300 名婴儿出生时留下的脐带组织,从中分析他们的基因在母亲腹中发生的变化。结果发现,由于子宫环境的不同,胎儿某些基因的功能可能会被"打开"或"关闭"。也就是说,在基因序列完全相同的情况下,基因的作用也可能受外界影响而改变。比如孕妇摄入糖分太多,引起某些基因变化而影响孩子肥胖相关因素的改变,使孩子肥胖风险增大。研究显示,在导致孩子肥胖的影响因素中,母亲怀孕期间饮食结构的影响所占比例可达 25％,且这种效果与孩子出生时体重多少及母亲本人的胖瘦没有关系。

由此可见,预防孩子肥胖要从孕前期和孕期抓起,这对孩子一生的健康都有影响。

5. 儿童肥胖的原因主要有五个方面

一是营养过剩。人工喂养(配方奶粉)较母乳喂养的儿童易发生肥胖。一方面,与母乳喂养奶量及次数均由婴儿控制,而用配方奶粉喂养者吸入奶量和次数均由婴儿妈妈控制有关;另一方面,在进食上父母干涉越多,儿童越不易控制进食,易导致食物摄入过多,引起肥胖。多数肥胖儿童食欲较强,每天摄入体内的能量超过了消耗,就转化为脂肪积聚在体内。加之现代物质丰富,只要孩子喜欢吃,家长尽量满足,就使孩子的营养超负荷,再加上忽略蔬菜水果的选择和体育锻炼不够,都为肥胖创造了条件。

二是遗传因素。研究显示,约 16％的儿童携带与肥胖相关的 FTO 基因。携带这种基因的儿童或成人更容易对暴饮暴食和在自助餐时选择高脂、高能量食物"失控",而且不容易减肥。因为 FTO 基因使人很难产生饱腹感,从而缺乏对食物的控制,容易过量进食而引发肥胖。但遗传因素不是唯一决定因素,假如采取一种低能量饮食抵消遗传带来的影响,可以避免肥胖的发生。

肥胖能"传宗接代"。美国费城儿童医院对 5530 名肥胖儿童和 8300 名体型正常儿童进行研究,结果表明,人类 13 号和 17 号染色体发生变异与儿童肥胖有关。儿童肥胖的发生和流行虽然与饮食、运动等环境因素有关,但遗传是重要原因。也就是说,父母双方、仅父亲、仅母亲超重及肥胖的儿童发生超重及肥胖的危险分别是父母均为正常体重的儿童的 4 倍、3.1 倍和 2.7 倍。父母双方都是肥胖者,孩子有 70％—80％发生肥胖;父母一方是肥胖者,孩子有 40％—50％发生肥胖。

三是体力活动少。体育锻炼时间少、体力活动不足、久坐少动的静态生活方式,降低了机体能量消耗,过多的能量转化成脂肪蓄积于体内。

四是代谢因素。有些儿童合成代谢水平高于同龄儿童,吃同样的食物合成体内物质比同龄人多。所以,在婴幼儿乃至胎儿时期营养过剩,使体内脂肪细胞数量增多,成为形成肥胖的物质基础。

五是与生活环境有关。加拿大蒙特利尔大学调查发现,如果儿童生活在公园或绿地附近(平均距离 0.8km),那么女孩和男孩步行到学校上课的可能性会分别增加 2 倍和 60％。一个有利于锻炼的环境中,如附近有步行道、公园、绿地或运动场等,儿童进行体育锻炼的几率就高,患肥胖症的风险就会降低。

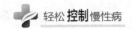

6. 肥胖儿童健康问题多

肥胖不仅对孩子健康发育成长带来极大隐患，而且将增加成年后肥胖相关慢性病的发病风险。可爱的外表下深藏着可怕的问题。

（1）心血管系统。研究显示，70％的肥胖儿童至少有1项心血管危险因素，39％的肥胖儿童有2项以上心血管危险因素。这些心血管危险因素及肥胖不仅与儿童心脏疾病（如动脉粥样硬化、左心室肥厚）有关，而且与成年期的心血管危险因素相关，最终导致卒中、冠心病等心血管疾病的发生。

肥胖儿童高血压是正常儿童的9倍以上。儿童高血压刚开始可能没有明显症状，一般只有通过体检及健康检查才能发现，但潜在疾病却在慢慢地侵蚀机体器官，患病儿童绝大多数在成年后会被动脉粥样硬化、心血管疾病、糖尿病所困扰。

可喜的是，由肥胖引起的高血压，如果给予适合的饮食和运动处方，控制肥胖程度，患儿的血压就会明显下降。也就是说，医学上可能做到不通过药物来降低儿童原发性高血压。但控制儿童肥胖的程度与成人有所不同，对于6岁以上肥胖儿童，若BMI处于肥胖的范围，建议减重；而对于成长期儿童，若BMI处于超重范围，建议保持体重不增长。对于肥胖相关高血压儿童来说，减重尤为重要，因为它解决了潜在病因，受益终身。

（2）呼吸系统。肥胖儿童常因扁桃体、腺样体肥大导致呼吸不畅，睡眠时更明显，甚至因打鼾出现呼吸暂停而引发高血压。同时，由于经常处于缺氧状态，可导致倦怠嗜睡，学习能力和生活质量降低。

（3）消化系统。肥胖儿童大量碳水化合物和脂肪的摄入，导致摄入的能量远多于消耗的能量，过剩的能量以中性脂肪的形式储存于身体各部位。当肝脏的一个个"生产车间"（肝细胞）纷纷转岗变成了"脂肪仓库"的时候，脂肪肝就形成了。

（4）骨骼系统。肥胖，尤其是重度肥胖儿童，由于身体重力作用可发生股骨头骨骺滑落、胫骨内翻等骨骼损伤。同时，由于关节部位长期负重，会发生相关病症，使学会走路比同龄人要晚，活动能力相对较差。

（5）内分泌代谢异常。肥胖儿童组织细胞对胰岛素的敏感性降低，产生胰高血糖症而引发糖尿病。在超重或肥胖儿童中，43％患者血脂异常，67％患糖尿病和空腹血糖受损，16％患脂肪肝。脑组织中含脂肪量过多，会影响智力发育。肥胖青少年成年后的死亡率也高于他人。

（6）心理问题。活动不便，集体活动时受到其他儿童的取笑、逗乐，甚至成为讥讽的对象，使其自尊心受损，产生自卑心理，从而不愿参加集体活动，导致其学业和社会适应能力下降。

7. 如何干预儿童肥胖

我国儿童肥胖从 0—1 岁就开始了,学龄前儿童近半数的人是出生后 3 个月内就开始出现肥胖的,另一部分人是由 3—4 岁时发生肥胖延续而来的。出生后第一年是控制肥胖的第一个重要时期,也是青少年乃至成人期肥胖早期控制的第一道防线,5 岁是第二道防线,控制好这两个年龄节点的体质,可明显减少日后肥胖的风险。这就说明,肥胖和超重的防控窗口要前移。

这是因为脂肪细胞有强烈的记忆功能。这就是有些人"喝凉水也长肥"的原因,即使吃得少,仍然长得多。在胎儿时期、婴幼儿时期、青春发育期受到不正常的营养刺激(营养缺乏或营养过度),均可使脂肪细胞在受到再刺激后过度增生堆积发生肥胖。因此,在孕期要避免营养和进食不均衡,不要大吃大喝。孕期头 3 个月防止过度营养和增重过快。保持适宜热量是避免日后产生肥胖的重要前提。

肥胖儿童须从饮食、运动和生活方式等方面进行综合干预,由儿童、家长、教师和医务人员共同参与。

我国与肥胖儿童减重有关的指南是充分参考国际上 28 个指南,结合我国实际情况制定的,对增进青少年身心健康有很大的参考价值,主要内容是:

(1) 饮食调整。在保证生长发育和营养平衡的基础上,适当减少碳水化合物和脂肪的摄入,主食以谷类为主,适当摄入鱼、蛋、瘦肉、奶及豆制品等优质蛋白质,新鲜蔬菜水果含能量低,营养丰富且饱腹感明显,不要过分限制。进食过多的盐不仅对健康不利,还会引起口渴并刺激食欲,增加体重。因此,每天的食盐摄入量以 3—6 克为宜。同时要少吃甜食、油炸或塑、膨化食品,限制碳酸饮料摄入。对能量控制要循序渐进,逐步降低,不要采取饥饿、轻断食等快速减轻体重的方式,以免影响儿童生长发育,甚至引起神经性厌食症。现在许多儿童青少年管不住嘴,而家长缺乏监督力,因此减肥失败。

(2) 运动锻炼。在合理膳食摄入的情况下,加强体力运动。运动结合营养干预是减重的核心。选择全身肌肉参与的有氧运动,运动形式要多样,选择适合儿童年龄特点并富有趣味性的运动。如何让孩子产生运动的愉悦感,从而爱上运动呢?首先要打破枯燥无味的运动方式,不断更新趣味运动方式。运动最好有家人带领和陪伴,吃完饭如果让孩子一个人去运动,而家长来一个"葛优瘫",孩子的运动就不可能坚持长久。另外,运动量设定要逐渐递增,才可以让儿童感受到不断完成运动目标的喜悦。同时,不要刚开始运动就一口气跑几千米,运动前要做好热身,防止运动损伤。

2018 年 2 月,《中国儿童青少年身体活动指南》提出 6—17 岁的儿童青少年每日应进行至少累计 60 分钟的中高强度身体活动,包括每周至少 3 天的高强度身体活动和增强肌肉力量、骨骼健康的抗阻活动。指南强调,即使达到每日 60 分钟的中高强度身体活动量,如果每天仍有较长时间的久坐行为,依然会对健康产生不利影响。故儿童青少年每日使用电脑、iPad、手机等时间应限制在 2 小时内,并减少持续久坐行为。

(3)生活习惯调整。从零起点培养儿童良好的生活习惯,将受益终身。远离微信、电视、电脑游戏,防止不良生活习惯"成瘾";养成饭前洗手、饭后漱口、饮食少盐少糖、按时起居作息、爱劳作、少静坐、爱运动等基本生活习惯。遵循生活给孩子划出的轨道和方向。

(4)减肥夏令营。太胖或减肥失败的孩子可以考虑去减肥夏令营。减肥夏令营有一套比较科学的减肥方法,家长不必担心孩子饿肚子或影响生长发育。又因为减肥夏令营是集体活动,孩子比较容易接受,因而减肥效果比较好。在夏令营里,为期一个月的训练,平均每个少儿能丢掉 10％—15％ 的身体负担。减肥夏令营的课程安排通常相当苛刻:一般每天早晨 7 点半胖墩们准时起床,然后参加上、下午各 3 小时的运动课,一周 7 天连轴训练。运动项目花样繁多,有游泳、跑步、篮球、手球、室内自行车及肌肉锻炼等。儿童参加这种"军营式"训练,在减重之外,也是一种意志力的修炼。

(5)关注身心健康。儿童要定期接受体格检查,必要时进行血脂、血糖和肝功能等辅助检查。肥胖儿童,尤其是重度肥胖儿童应注意排除内分泌、代谢和中枢神经系统等病理性肥胖症。另外,肥胖儿童禁用减肥药和减重手术。

对肥胖儿童还应重视心理疏导,及时给予表扬和奖励,增强其自信心,鼓励其参加集体活动,培养其开朗、自信和积极向上的性格。

 ## 三、太瘦也不健康

现今社会,公众眼中的健康身材与科学家的视角并不一致,多数人还是认为瘦一点更健康、更美。因此减肥成为一种时尚。目前,矫枉过正的非健康减肥现象十分普遍,不少女性为了控制体重有过度节食行为。为了"骨感美",完全拒绝主食和肉类,天天"吃草",把自己吃进了医院。还有些人为了瘦身,超量高强度突击运动,导致肌肉和脂肪过度消耗,引起低血糖、昏倒,甚至发生意外。

不适当的减重行为,过犹不及,影响健康并非一时一事,其后续效应如免疫功能下降、疾病易感性增加、无病难防、有病难治、体质衰弱、提前老化等,值得引起重视。

肥胖有损健康已为人们所熟知,而过度消瘦的后续效应容易被人们疏忽,往往是隐秘的,是在几年甚至几十年以后才显现的,这时往往悔之晚矣。

很多人为减肥或减轻体重而少吃饭或不吃饭,这是不科学的。减肥的目标是把脂肪减下去,而不是把肌肉减掉。减重能减少肥胖带来的疾病,但对于中年人而言,增加肌肉储量,保持脂肪平衡,显得刻不容缓。人从 35 岁开始,肌肉储存量就快速下滑,以每年 0.3%—0.8%的递增速度流失,肌力逐渐减弱。至 60 岁,肌肉含量仅相当于年轻时的 75%。如不及时储存肌肉,会带来诸多健康隐患。

过度节食减肥造成肌肉流失对健康带来的危害,最明显的是骨关节失去保护和支撑,引发许多疾病,严重影响生活质量。如人体运动量和承受量最大的膝关节周围有很多肌肉保护和支撑,协调关节活动。其周围肌肉一旦发生衰退,关节负担就加重,引发膝关节炎。尤其是绝经期后的女性,肌肉力量相对较弱,罹患骨质疏松的概率较高,当胸背肌肉衰退累及脊椎时,会出现难以恢复的驼背。中老年男性椎间盘突出症常见,也与腰部肌肉衰退有关。

人的机体在漫长的进化过程中演化成一系列的代偿措施。以能量储备为例,人体内的能量储备有两大块:一块是人体内储备的糖原,另一块就是脂肪。人体内并不储备蛋白质,蛋白质也不是能量储备的物质;但人体内所有的蛋白质都有特殊功能,蛋白质的消耗减少就意味着功能的减退或消失。

人在饥饿的时候首先动员的是糖原,但遗憾的是无论是肝糖原还是肌糖原都不能维持机体太长时间的糖原供给。在糖原消耗完后,因为蛋白质供能的动员比脂肪要容易,这样机体就要消耗蛋白质来供能,一般先消耗肌肉的蛋白。因为肌肉蛋白主要是为机体提供运动能力,稍微下降就可能使人没劲,但内脏的功能就比较复杂了。当蛋白质消耗过多时,免疫系统就可能有变化,肝功能也会有变化,免疫球蛋白及淋巴细胞也可能会下降等,这都是能量没有得到及时补充的结果。

明白了机体能量储备、糖原消耗与蛋白质的关系,就知道了减肥的目标是减少脂肪,而不应该减少肌肉(蛋白质)。如果是节食或运动把肌肉减掉了,那是得不偿失或适得其反的,违背了减肥的初衷。

因此,在饮食结构调整和运动锻炼时,要保证不损失过多的蛋白质,就要在消耗脂肪上下功夫。

 ## 四、吃素食也会长胖吗

许多人认为,吃肉类等荤菜才会长肉长胖,素食不会长胖。因此,有些人为了减肥就专吃素不吃肉,但令人失望的是减肥不成反而长胖。这是因为人体天生有套生理性的转化机制,任何类型的食物(如淀粉类、豆制品、水果类)吃多了消耗不了,都会转化成脂肪储存在体内。这就是说,胖瘦不仅与食物品质有关,更与食物的摄入量有关,说到底与人体能量平衡相关。

吃素食长胖与食物的升糖快慢有关。我们平时所吃的碳水化合物中有精加工的细粮(如精制面粉、苏打饼干)和原汁原味的粗粮(如薯类、玉米)。细粮进入消化道后很快吸收入血,提升血糖,多余的卡路里就会以脂肪的形式储存起来。而粗粮含纤维素较多,可减缓糖的消化速率,使身体需要较长时间来消耗掉摄入的卡路里,避免糖向脂肪过早转化。

吃素食长胖还与饱腹感相关。脂肪的饱腹感虽然比较强,但人们不敢多吃,而蛋白质可以显著降低人的饥饿感,进食含有同样卡路里的碳水化合物、蛋白质和脂肪,吃蛋白质最不容易感到饥饿。相反,那些光吃素菜的人,由于饥饿感提前来临,下一顿可能吃得更早和更多。

健康素养比较高的人,会掌握每天的能量平衡。但如果要精准计算卡路里,只有身边有营养师为你开出膳食处方,厨师为你制作安排,这对绝大多数人来说是不靠谱的,我们只要大体上能做到就行了。这就首先要了解"能量"这个概念。汽车的动能是电或汽油,人体的动能(量)是食物。人体日常活动所需的能量(也称热量)以卡路里为单位计算(简称热卡)。1g 碳水化合物和 1g 蛋白质各含 4cal,1g 脂肪含 9cal。水果、坚果、淀粉类、蔬菜等食品的热卡在营养成分表上都有表述。一般轻度和中度体力活动的男性成人,每天分别需热量 2500cal 和 3000cal,女性酌减。

为保持热量的摄入与消耗平衡,每个人可以根据自己所消耗的热卡来选择食物的数量,制订一个膳食配方,然后以此为基础每周进行微调。膳食配方要求荤素搭配,食物多样化,每天至少要选用 20 种食物,30 种更好,50 种是极致。

五、妊娠合并肥胖要长胎不长肉

不少准妈妈羡慕有些孕妇只见肚子大身上却不长肉,宝宝生下来健健康康,生完孩子就能很快恢复体重。其实这些孕妇在孕前先给自己减肥,让自己慢慢瘦下来,然后再从孕期"增肥"。这样,既能保证宝宝健康自己也有机会长不太多肉。

但随着生活水平的提高、孕期过度的营养摄入,妊娠合并肥胖的孕妇日渐增多。无论是妊娠前肥胖还是妊娠期肥胖,对母婴健康都有显著影响。

1. 妊娠合并肥胖有两种情况

一是妊娠前肥胖。适用于我国孕前女性体质参考值为：体质指数（BMI）在23—24.9时为肥胖前期，BMI≥25时为肥胖。二是妊娠期体重增加过快引起的肥胖。怀孕之后最直接、最明显的变化就是体重增加，那么孕妇在妊娠期应该增加多少体重才合适，是否应该有所控制，如何才能控制好？妊娠期合理的体重增加有两种方法，一种是美国医学研究所（IOM）推荐意见（具体见表8-1）。

表 8-1 IOM 推荐意见表

孕前 BMI（kg/m²）	孕期总体重增加（kg）	中晚孕期平均增长速度（kg/周）
<18.5	12.7—18.1	0.45
18.5—24.9	11.3—15.9	0.45
25—29.9	6.8—11.3	0.27
≥30	5.0—9.1	0.23

统计显示，怀孕之后体重的增长包括增大的子宫和羊水各1kg、胎盘0.7kg、乳房0.5kg、胎儿3—4kg、水肿和额外的脂肪各2.5kg以及增加的血容量1.5kg。这样计算起来应该总计增长12—14kg（足月单胎孕妇）。

另一种是美国的体重增加推荐范围：在头3个月体重增加0.5—2kg，之后根据孕前体重每周增加0.2—0.5kg，总的推荐增加范围是孕前低体重者增加12.5—18kg，正常体重者增加11.5—16kg，超重者增重7—11.5kg，而肥胖者增加5—9kg。这种方法比较简单和实用。

2. 妊娠肥胖对孕产妇的影响

一是并发症多。糖尿病是肥胖孕妇妊娠期常见的并发症，为正常体重孕妇的3—5倍。妊娠合并肥胖孕妇剖宫产切口感染、妊娠期与产褥期血栓形成显著增加，妊娠期高血压及子痫前期也会增加，这是孕期妇女最严重的并发症。二是产时剖宫产率、引产失败率显著增加。三是产后容易发生出血、乳汁分泌不足、贫血及产后抑郁等。

3. 妊娠肥胖对孕胎儿的影响

胎儿体重与孕妇体重密切相关。妊娠期肥胖的孕妇，巨大儿发生率为正常孕妇的2—3倍。同时，死胎及死产的发生风险也明显增加。另外，妊娠期肥胖孕妇

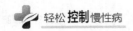

的后代在幼儿期、青春期及成年后更易发生肥胖,从而容易诱发高血压、糖尿病、高脂血症及哮喘等疾病。

4. 肥胖孕妇的减肥管理

首先是妊娠前减重。肥胖孕妇妊娠前体重下降 5%—7% 就可显著改善代谢状况,减少妊娠期并发症,改善妊娠结局。因此,需要减重的妇女,最好在减重后体重稳定 2—3 个月后受孕。其次是妊娠期合理控制体重。妊娠期营养需求与不同妊娠阶段有关。一般早、中、晚期每天能量增加量分别为 0kcal、300kcal、450kcal,蛋白质摄入量分别增加 0、10g、25g。

(1)孕早期。胎儿体积还很小,对蛋白质和脂肪等的需求非常少,和孕前并无多大差异。在这个时期的孕妇,应尽量摄取营养高密度的食物,如奶、蛋、鱼、瘦肉、坚果、蔬菜、水果和杂粮等。特别是各种 B 族维生素,对孕妇很有帮助。孕早期体重控制在 2kg 内。

(2)孕中期。能量的需求增加约 11%(其中蛋白质每天增加 15g),大约较平时摄入量增加 25g 主食+1 个鸡蛋+100ml 牛奶+200g 绿色蔬菜。

(3)孕晚期。能量的需求增加约 20%(其中蛋白质每天增加 25g),大约较平时摄入量增加 25g 主食+1 个鸡蛋+100ml 牛奶+200g 绿色蔬菜+50g 豆腐+2 个核桃。孕中、晚期建议体重增长控制在每周 300—500g,对于超重或肥胖的孕妈妈控制在 200g 左右。

妊娠期除了丰富的饮食结构,还要进行适当的体能活动,如散步、游泳、骑自行车及低强度有氧运动等。对于孕前已进行规律运动者,在妊娠期可做瑜伽、慢跑、普拉提等体力活动。每周至少进行 5 次合适的体力活动,每次不少于 30 分钟。再则是产后或术后尽早下地活动,继续通过合理饮食和适当体力活动维持理想体重,并以此预防深静脉血栓形成。

孕妇要达到理想的体重,自身管理很重要。监测体重变化,每天早晨空腹称一下自己的体重,并且做记录。现在还可以利用互联网平台进行孕期体重和生活管理,这样可以了解和记录自己的身体变化,及时纠偏。

 # 六、胖人管不住嘴或有客观原因

胖人管不住嘴,不吃或少吃饥饿难忍,结果是越吃越胖,越胖越吃,出现这种恶性循环的情况,不能完全怪肥胖者贪吃或减肥意志力薄弱,而是有一定的生物学原因的。有体重超过100kg,要用吊车送医院减肥治疗的极度肥胖者,其成因就可能与体内释放的食欲素和脑神经系统调控有关。

早年,科学家研究发现,饥饿感主要是由下丘脑调节的激素和神经系统控制的。当身体储存的能量减少时,下丘脑就分泌饥饿素、神经肽γ等信号激素产生饥饿感,当我们摄食超过需要的食物时,过剩的能量就转化成脂肪储存在脂肪细胞里,当脂肪细胞变大时,它们会大量分泌苗条素,阻止下丘脑分泌饥饿素,使人食欲降低。

同样,当胃和小肠感知有食物存在时,它们会分别分泌胆囊收缩素和酪胺肽,这两种激素通过血循环进入下丘脑抑制饥饿感;反之,当胃在空的时候和血糖浓度低时,胃就会释放饥饿素作用于下丘脑激发饥饿感。

 ## 七、"喝水也长肥"是什么原因

在减肥群体中,有些人说:"我喝水也长肥",他们严格控制热量摄入但就是瘦不下来。其实这并不奇怪,这是机体神经元主动调控的结果。

英国一项最新研究显示,一种神经元的作用机制会管控人体的热量消耗,当感受到食物摄入少时会使身体燃烧的热量也减少,体重因此很难下降。

研究者在小鼠身上植入感应器,观察在空腹和饱腹状态区间内脑部的变化。结果发现,当没有什么食物可吃时,小鼠脑部神经元会限制体内热量消耗,使体重下降程度降低;但当摄入食物后,这一机制就会被暂停,小鼠体内热量消耗也会恢复到正常水平。

研究者认为,这一机制是因为这种神经元能感知体内总共有多少热量,根据总热量来进行热量消耗调控。同时,还发现这种神经元不但会调节胃口,还会阻止体内脂肪的消耗,从而影响体重变化。这有助于解释为什么人们想通过节食来减肥时往往达不到效果,因为热量摄入减少时,身体本身就会进行相应调控。研究者认为,减肥最好还是采用体能锻炼和节食双管齐下的办法。

 ## 八、BMI评估胖瘦不太准确

我国衡量肥胖的标准是体质指数(BMI),BMI>24属于超重,BMI>28则属于肥胖。但从我国许多流行病学调查资料来看,BMI并不是真正衡量胖瘦的指标,只有用器械和各种技术来衡量人体的脂肪与肌肉的比值,才是真正衡量肥胖的指标。因为一个人身上的肉并非都是肥肉,强壮的施瓦辛格身上大块的肌肉体重超标,又有谁认为他是患了肥胖症,觉得他需要减肥呢?

其实,衡量胖瘦除了 BMI 之外,腰围和腰臀比才能较真实地判断体型。腰围是衡量腹部脂肪的重要指标,它反映腹部脂肪蓄积的程度,而腹部脂肪反映内脏脂肪的多少,内脏脂肪是人体健康的重要威胁。对于中国成年人来说,男性腰围应小于 85cm,女性腰围应小于 80cm;男性腰臀比应小于 0.9cm,女性腰臀应小于 0.8cm。

九、隐性饥饿 要全盘营养

怎样才能吃出健康来,这是大家历来所关心的问题。其实答案很简单——全盘营养。但目前有许多人营养素摄入不全面、不均衡,结果导致隐性饥饿,其中不少还是肥胖或超重者;也就是说,营养不足和营养过剩并存。这种看似矛盾的营养失调对机体的双重影响,要比单纯隐性饥饿和单纯肥胖者严重得多。

隐性饥饿是指机体由于营养不平衡或缺乏某种维生素及人体所必须的矿物质,同时又存在其他营养素过度摄入,从而产生隐蔽性营养需求的饥饿状态。

由于我国城乡居民还缺乏全盘营养的理念。因此,不论肥胖者、消瘦者或体质正常者普遍存在隐性饥饿状态。而隐性饥饿与许多慢性病的发病及其并发症有关。如恶性肿瘤、心血管疾病、糖尿病、代谢综合征、衰老、思维迟钝等。

均衡饮食是健康的基础,食物多样化是全面营养的关键。平均每天应吃 12种以上食物,每周吃到 25 种以上。每天应摄入谷薯类食物 250—400g,膳食中碳水化合物提供的能量应占总能量的 50% 以上。果蔬摄入对保持肠道正常功能,提高免疫力,降低慢性病风险具有重要意义。因此,餐餐要有蔬菜和水果。同时要适量摄入鱼、禽、蛋、奶、瘦肉和坚果等。均衡的膳食不必局限于每顿,可以天为单位。不同品种的主食(包括杂粮)和蔬果等食物要换着吃,可以周为单位轮换。只有全盘营养才能远离隐性饥饿。

十、隐性肥胖者要运动锻炼

现今体检报告中,一些不胖的人被查出脂肪肝的比比皆是,这种情况就是隐性脂肪。这些"瘦子"体内的心、肝、胰、肠周围堆积了大量的脂肪。与那些积存在皮下的脂肪相比,这些隐性肥胖者染病风险更大。磁共振扫描发现,那些单纯节食而不是通过锻炼来控制体重的人,即使看上去较瘦,但内脏囤积大量脂肪。研究显示,45%的女性身材正常,但体内脂肪超标;即使部分骨感十足的模特,其体内肥胖含量也同样超标。

从解剖学角度分析,脂肪按照分布位置可分为两大类:皮下脂肪和内脏脂肪。皮下脂肪接近皮肤,可以用手指捏起来,爱美人士避之唯恐不及,但它却是人体保温和储存能量的"蓄电池"。但内脏脂肪就没有那么"友好"了,它们不但把内脏器官周围填塞起来,还会不断地向血液中释放有害物质。

不少人内脏脂肪超标,外表却看不出肥胖的征象。有些人四肢细却小腹微胖,穿着衣服根本看不出来,但内脏已经被脂肪占领了大半。

内脏脂肪超标的群体在医学上被称为腹型肥胖,或称苹果型肥胖、中心型肥胖。已有研究发现,内脏脂肪含量相比全身脂肪含量对多种慢性病有更明显的催化作用,这类脂肪在哪里堆积得多,哪里的器官就会受到损伤,引发糖尿病、心脑血管疾病、脂肪肝等多种慢性病。事实上,体质指数(BMI)与腰围反映不同类型的脂肪程度。前者主要反映全身脂肪含量,所以许多BMI处于正常值范围内的人,如果有小肚腩、水桶腰,就很可能是隐性肥胖者。尤其是科研、IT、财会、写作、文秘等久坐少动的工作者,他们体脑活动是冰火两重天,即使BMI正常,甚至腰围或腰臀比也正常,但腹部脂肪也会超标。判断自己是否有隐性肥胖,最简单的方法是测腰围和腰臀比,最精确的方法是做磁共振或进行计算机断层扫描。

隐性肥胖的成因,除了饮食因素之外,一个重要的原因就是缺乏体能锻炼。因此,消除腹部脂肪最好的方法是长期坚持体育运动。磁共振扫描发现,锻炼半小时,内脏脂肪代谢就开始变化。隐性肥胖者每天要进行跑步、游泳、骑车等半小时至1小时的中高强度运动。球类运动在消耗能量的同时还能引发肾上腺素分泌,促进分解脂肪。在饮食方面,要控制食物摄取量,细粮与杂粮按3∶1配置摄取,可以用豆制品取代部分肉类,蔬菜水果必不可少。即使没有腹部肥胖的人,如果工作忙、应酬多,尤其是久坐少动的人群也应按照上述方法调整自己的生活方式,以防患于未然。

值得提出的是应怎样评价体重?有的隐性肥胖者外表是看不出来的,体重并不超标,但体脂超标了;而有的人体重超标了,但体脂并不超标。因此,体脂是不是超标要从三个方面评价:一是看实际体重。二是看体脂。不见得体重超标体脂一定超标,有些运动员的体重超标是身体里的肌肉量超标。而许多人体重很标准,但体内肌肉很少,剩下的都是肥油。这在忙于工作、应酬多、活动少的群体里比例相当高。三是要看体型，即体脂的分布。有些人体脂并不超标，但非常不幸的是脂肪全部向腹腔内集中，形成向心性肥胖。

十一、肥胖是癌症的高危因素

我国慢性病死亡原因排在首位的是心脑血管疾病，排在第二位的是恶性肿瘤。超重或肥胖引发心脑血管疾病，人们已经耳熟能详。但近几年来许多研究发现超重或肥胖与癌症发病相关。这样，超重或肥胖对人体的损害是"一箭双雕"，从这个意义上说，它也应该"罪加一等"。

英国学者对 524 万人进行统计，共发生 166955 例肿瘤。研究显示，BMI 与 22 种肿瘤中的 17 种肿瘤相关；同时发现，BMI 每增加 $1kg/m^2$，就会在英国境内每年新增 3790 个与 BMI 明确相关的肿瘤患者。

另一项大型研究收集了 2012 年来自 175 个国家 12 种癌症发病率的数据，结果显示，高 BMI 和糖尿病为癌症独立危险因素。在新发的癌症中 4.5％归因于上述两种危险因素。具体而言，可归因于高 BMI 的癌症发病数为糖尿病的 2 倍。其中，男性肝癌、女性乳腺癌高发。

还有一项由多国研究者共同参与的全球性研究表明，2012 年约 48.1 万名或 3.6％的新发癌症患者可归因于高体质指数（BMI，$25kg/m^2$）。多项研究均证实，高 BMI 与食管癌、胰腺癌、肾癌、结直肠癌、胆囊癌（仅女性）、绝经期后乳腺癌、卵巢癌、子宫癌相关。

不断增多的证据提示，青少年时期肥胖直接使老年胰腺癌、甲状腺癌和骨髓瘤风险升高，而且这种癌症的延迟发病超出研究者的预料。肥胖与消化道癌症关系尤为密切。

肥胖引发癌症，看起来似乎有些意外，但却在情理之中，因为肥胖者多有胰岛素抵抗现象。这好比一个正常人需要一定量的胰岛素，而当体重增加时机体分泌胰岛素也会增加，当分泌的胰岛素赶不上人体需要时就需要额外补充胰岛素。再往后，补充的胰岛素效果也不灵了，这就是胰岛素抵抗，糖尿病也就发生了。

胰岛素抵抗与肿瘤的关系非常密切。也就是说，在一些肿瘤的发病机制，即启动人的致癌基因方面是同一条途径，即一根藤上两个瓜。这就不难理解肥胖并发癌症的可能性了。这也提醒我们，管控好自己的体重，既能预防心脑血管疾病，也能预防癌症，可谓一举两得。

十二、过度减肥风险多多

现代社会大多数人崇尚的是健康美,即"健美"。但还有不少人追求"骨感美",不该减肥的人千方百计瘦身,最终惹病上身。

1. 神经性厌食症

临床数据显示,我国有30%—60%的青春期少女在节食减肥,其中7%—12%是极端节食者,极易发展成厌食症。据浙医一院调查,2006—2009年,精神科接到36个厌食症病人,30岁以下女性占了90%以上,疾病的起因是减肥和抑郁症。

厌食症患者的死亡率为10%—20%,不少人因为厌食导致抑郁,有些厌食症并重症抑郁症病人就轻生了。厌食症患者到了最后阶段,会因为很多原因导致死亡,如营养失调,体内电解质失去平衡,缺乏钾致心脏停跳。厌食症患者到了后期,就算想吃东西,脏器也衰竭了,肠胃也吸收不了,吃进去的东西反而是一种刺激,会加快她的死亡速度。

厌食症多见于争强好胜、追求完美、刻意节食,使自己体形保持或恢复到发育前苗条状态的愿望强烈的青少年女性。

神经性厌食症的主要表现是:

(1)生理心理不成熟、不稳定,敏感多疑,性格内向、偏执。

(2)以骨瘦如柴为美,以身轻如燕为荣,完全不顾低体重对健康的严重危害。

(3)拒绝维持体重在正常身高同龄人的最低限。

(4)厌食或暴食后呕吐(自我诱发呕吐)。

(5)神经性厌食症对垂体——性腺轴影响最为明显,常表现为闭经,乳房、卵巢与子宫萎缩和甲状腺功能减退等系列症状。

(6)心理障碍。瘦了还想瘦,无止境地减肥,减肥成瘾,或暴食后抠咽部催吐成为每天必做的功课。

神经性厌食症的预后不容乐观。50%的患者经治疗完全恢复正常,30%的患者部分恢复正常,20%—30%的患者出现难以恢复的骨质疏松、脑萎缩和心、肺、肾、胃肠等脏器功能慢慢衰竭,10%的患者最后死于恶液质、恶性心律失常、严重感染或心肺衰竭等。

神经性厌食症的轻症患者,首先要进行心理疏导,建立正常的进食习惯,恢复体重。极度消瘦患者须迅速住院,多科协作综合治疗。

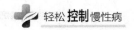

神经性厌食症是可以预防的。对心理不成熟,追求苗条、骨感,刻意节食减肥,尤其是社会地位偏高、经济较富裕或过分依赖家庭的青少年女性,若出现超低型体重和厌食(暴食后抠咽部催吐),家人应首先带其到心理科就诊,及时获得心理医师的疏导,纠正其病态心理,唤醒食欲。同时,鼓励患者摄入高热量、高蛋白饮食,终止其营养不良状态,以防止发生神经性厌食症。

2. 骨质疏松

人体在 30 岁时骨量达到最高值;30 岁以后,骨质流失逐渐加快,骨量流失,骨密度开始下降。如果女性减肥过度,容易引起雌激素功能低下,导致骨量合成不够,将来发生骨质疏松的几率大大提高。

大多数人认为,骨质疏松是老年人的"专利"。其实不然,现在发现一些女性骨质疏松提前报到。内分泌科门诊 20 岁左右减肥过度的青年女性骨质疏松并不少见。由于早期骨质疏松不痛不痒,对生活影响也不大,故而大多数骨质疏松患者因为骨痛或骨折了才到医院来就诊。

现在检出骨量减少的女性越来越多,尤其是 45 岁以上的女性,近 1/3 有程度不等的骨质疏松症;75 岁以上妇女的骨质疏松患病率达 90% 以上。如此高的患病率除了缺少户外活动和体能锻炼外,过度减肥导致骨营养不良也是重要原因。

因此,节食减肥的女性,尤其是过度减肥者,即使青少年,也要定期检查骨密度。患有骨质疏松症者要适当做户外活动、体能锻炼和科学摄入或补充蛋白质、钙、维生素 D 等营养剂。重度骨质疏松者必须在专科医师指导下进行治疗,以免发生骨质脆弱而增加骨折风险。

3. 增加心血管病死亡率

尽管现有的观点普遍认为肥胖可以促发心血管疾病;但近年来的观察发现,当患者已经罹患心血管疾病,过度减肥治疗可能增加死亡风险。

近年,许多研究证实,体重与心血管病患者的死亡风险呈 U 型曲线关系,即患者体重过高或过低(超过或低于正常体重 20%)都会增加死亡风险。

其实,已有不少研究显示,微胖的老年人死亡风险比较低。这是由于对老年人来说,体脂和肌肉是能量的储备库,只有储备充裕的能量才能经受得起"风吹草动"(如疾病、骨折等)。心血管病患者何尝不是如此。

4. 胃下垂

当人体过度减肥引发消瘦时,身体腹壁松弛,腹肌薄弱,导致悬吊,固定胃位置的肌肉和韧带松弛无力,腹压下降,胃的解剖位置降低,胃蠕动减弱,从而引发胃下垂,产生食后饱胀和消化不良。

5. 子宫脱垂和子宫肌瘤

过度消瘦使盆腔脂肪减少,腹肌薄弱,子宫失去足够力量的保护,容易从正常位置沿阴道下降,子宫颈下垂,甚至脱出于阴道口外。

近年来研究发现,子宫肌瘤与女性体内雌激素过高和性激素水平紊乱有关。目前市场上的减肥药,有一半的品种含有雌激素或者类雌激素作用的成分,长期吃减肥药扰乱了体内激素正常代谢。这种"美丽杀手"已成为白领患子宫肌瘤的重要原因。

6. 胆结石

过于消瘦的人由于热量摄入不足,身体组织中的脂肪就取而代之,加速消耗。与此同时,胆固醇在胆汁中含量增加,如果不吃早餐或就餐不规则,胆汁在胆道或胆囊储留析出结晶形成结石。

7. 束腰减肥内脏受伤

束腰,在影视作品里也不乏这样的场景。看过《乱世佳人》的人肯定都记得,女主角郝思嘉使劲抓住床柱,要女仆拼命帮她把腰束得更细一点。这就不难看出,就是通过上下挤压,将腰部的脂肪连带部分内脏挤压到上胸部和盆腔,以达到瘦腰、丰胸、翘臀的效果。然而,由于腰腹的内脏受到挤压,会使得这些胸腔和腹腔内脏的压力增大,影响心肺功能和消化不良等危害。

另外,有些原本在腰腹部的脏器,束腰时被迫上移或下移,可能引起食管裂孔疝或子宫下垂,甚至不孕,对肝肾血管瘤或囊肿及肠道疾病等患者来说可能危及生命。

8. 脂肪肝

不要以为营养过剩、脂肪过多才会得脂肪肝。其实,减肥过度、减肥过快或营养不良也会患脂肪肝。

时下,有些年轻人为追求身材苗条,不吃或很少吃主食,而是用水果或坚果来代替一日三餐,导致机体严重营养不良,蛋白质和热量严重不足。而当机体无法获得必要的能量时,就会动用其他部位储存的脂肪和蛋白质来转化为葡萄糖。在脂肪、蛋白质通过肝脏这一"中转站"转化为热量的过程中,需要酶类催化代谢,这就好像工厂里的设备。问题在于,这些酶类平时活性就并不怎么高,而一旦开始

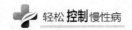

节食,这座工厂的产能不够、原材料不足,自然造不出好产品。其结果是,脂类物质作为唯一过剩的原材料,在厂里积压下来,形成了脂肪肝。脂肪肝可引发肝纤维化,而后逐渐发展为肝硬化。

9. 甩脂机减肥伤身体

关于减肥,不同人会选择不同方式,有的人会选择用甩脂机减肥。甩脂机减肥的机理其实很简单,它是利用器械的动力进行剧烈的抖动,带动人体的腰部、腹部及臀部和其他身体部位发生剧烈的颤动。这样一来,人的身体就会被动出汗,脂肪也会因此燃烧一些。然而,甩脂机减肥效果是十分有限的,甚至可能伤害使用者的健康。

人们在用甩脂机减肥时,身体本身是静止的,并未做主动运动,脉搏、呼吸等生理机能也没有发生明显变化,人体中的脂肪和热量也并没有多大消耗,所以减肥效果并不理想。不过,我们平时用甩脂机放松一下身体,促进血液循环,缓解疲劳却是可取的。但是,如果经常使用,或每次使用时间过长,振动过大,机械给人体带来的强烈震动可能使机体受到伤害,如肌肉损伤、胃痛、血栓脱落,严重者甚至引起脏器移位和血管神经损伤等。因此,减肥还是用限食加运动的方法最为安全。

10. 吸脂只塑形不减重

有人认为,肥胖主要是体内脂肪过多,那么吸脂不就是立竿见影的减重方法了吗?其实不然,吸脂手术只塑形不减肥。况且,吸脂是一种外科手术,既然是手术,就存在出血、感染和损伤的基础风险。

吸脂手术又称"负压脂肪抽吸术",即采取负压抽吸的原理,使人体脂肪细胞离开人体,以达到塑形的目的。目前吸脂是采取一种微创手术。人体脂肪密度为0.85克/毫升,吸脂手术单人次脂肪抽吸量一般不超过2000毫升。因此,单次吸脂手术体重减轻虽不超过1.5kg,而对于外形来说却可以得到明显的改观,如明显的腹型肥胖者可获得瘦腰的目的。

但是,如果单次脂肪抽吸量过大,或频繁抽吸脂肪则很可能造成人体损伤,尤其是有心血管疾病、免疫系统疾病、血液系统疾病、肝肾功能不全和服抗血小板药物的患者,均不宜做吸脂治疗。

据报道,有人由于减肥心切,应本人要求一次吸脂量过大,多部位或频繁吸脂发生了腹部感染、出血等严重问题。因此,求美者要选择正规医院按照标准操作手术,以求安全。

11. 催吐减肥诱发心理疾病

现在,有些人为了快速减肥,选用明星们常用的"催吐减肥法",就是把吃进去的东西吐出来,过过嘴瘾。据说,用这种方法减肥人很快就能瘦下来。曾有一女性从初中开始催吐,到现在已经 9 年了,吃了饭就抠咽部,这已经成了每天必须做的功课,人是瘦了,但身高没有长,吃饭催吐已经成了条件反射,自己觉得很抑郁,很无奈。催吐减肥不仅损伤嗓子,诱发反流性食道炎,更严重的是可能导致焦虑、抑郁和厌食症等精神紊乱和心理障碍性疾病。

十三、减肥别忘补维生素和矿物质

传统观念认为,节食加运动是控制体重的不二法宝。殊不知,维生素和矿物质在其中同样扮演着重要角色。当出现超重或肥胖时,机体为纠正代谢紊乱所需的维生素和矿物质比正常人要高,且种类要求更全面。为了控制体重采取节食措施会影响全面维生素和矿物质的充分摄入。接受低脂低能量减肥的人,磷、镁、铁、维生素 B_1 和维生素 B_2 摄入量显著降低。

镁是人体必需的常量元素,可催化激活体内 300 多种酶系,参与体内所有能量代谢过程。肥胖者可能因为机体镁消耗增多、胃肠道和肾镁丢失增加等原因容易出现机体镁缺乏及低镁血症;锌通过加强胰岛素分泌和活性可减少机体脂肪含量;钙可刺激脂肪合成,减少脂肪分解。

维生素是脂肪氧化和机体代谢的重要物质。减肥者低能量饮食 15 周后,多种维生素水平均有下降。而血清中高水平的维生素 D 有助于减轻体重。一组 100 例肥胖者给予低能量饮食(A 组)和维生素＋矿物质(B 组),3 个月后两组均接受低能量饮食和维生素＋矿物质食物。结果 A 组和 B 组平均体重分别减少 1.5％和 7.8％;第 4 年两组平均体重分别减少 3.2％和 8.4％。研究显示,维生素和矿物质作为重要的辅助治疗措施,可以补充由饮食限制带来的多种摄入不足和消耗增加,一定程度上阻断脂肪及其并发症的发生和发展。

十四、重度肥胖手术干预效果好

肥胖是一种疾病,这已得到国内外医学界的认可。当前有些严重肥胖患者强

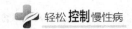

化生活方式干预(或干预难以坚持)和减肥药物治疗减重效果不明显(或称难治性肥胖)时,代谢手术是目前治疗病态肥胖症最立竿见影的重要方法。

无论是肥胖或糖尿病,接受代谢手术后,其心血管疾病因素包括高血压、糖尿病、血脂紊乱的缓解率和改善率分别高达68%、75%和71%,这些获益甚至持续到手术后10多年时间。此外,代谢手术还可降低全因死亡率、心血管事件及死亡率、癌症发病率。

难治性肥胖常常是代谢综合征(机体代谢紊乱,肥胖、高血压、高血脂、高血糖等并存)的一个征象。这种危险因素的聚集现象,是动脉粥样硬化和心脑血管事件高发的主要原因,在这个"群体"中肥胖是只"领头羊"。

重度肥胖是指体质指数(BMI)≥30的患者。肥胖到什么程度才需要采取手术治疗?一般认为,对于重度肥胖者首先考虑改变生活方式和药物治疗,若无效或失败者可考虑代谢手术治疗。手术治疗肥胖症以BMI为标准进行等级划分:BMI≥32.5应积极手术;BMI≥28患糖尿病合并2个代谢综合征组分(高甘油三酯、低密度脂蛋白升高、高血压)或存在合并症(血糖异常、阻塞性睡眠呼吸暂停综合征、脂肪肝、内分泌功能异常、高尿酸血症、肾功能异常等,尤其是伴有心血管风险因素或糖尿病慢性并发症)为相对指征,可考虑手术。当男性腰围≥90cm、女性腰围≥85cm时,可适当提高手术适应证等级。

代谢手术治疗糖尿病的疗效较其他降糖措施更为显著,其改变胰腺、肠道的内分泌功能及外周代谢作用较为广泛。代谢手术治疗肥胖在我国起步较晚,但对于严重肥胖而经强化生活方式干预和药物治疗无效的患者来说是一个不错的选择。手术方式以袖状胃切除术和胃旁路术为主要术式,前者操作简单,主要适用于肥胖,以减重为主要目的,均在腹腔镜下完成。袖状胃切除术通过切除大部分胃,达到限制食物摄入的减重目的,两年内可减去过多体重的60%—70%,糖尿病缓解率为78%。其优点是手术简单、有效,不改变胃肠道生理结构,对手术后代谢和营养影响小,是目前中重度肥胖患者和年轻肥胖糖尿病患者首选术式,也可作为重度肥胖症患者第一阶段的手术治疗方式;其缺点是约15%的患者可能出现胃食道反流。

代谢手术最好在正规医院由多科协作(胃肠外科、内分泌科、营养科、心理咨询师)共同参与完成,使肥胖者得到更多益处。术后仍需要内分泌科对患者进行长期随访管理,包括生活方式、营养代谢指标监测,病情追踪,营养物质尤其是维生素和微量元素的及时补充等治疗。特别是对术后可能出现的营养不良、体重反弹、骨量流失及血糖恶化等状况,内分泌科的管理就更为关键。

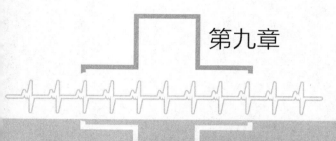

第九章

慢阻肺
——沉默的杀手

慢性阻塞性肺病(慢阻肺)这个许多人听上去有些生疏的疾病,已成为国人第四大致死疾病,平均每分钟就有5个人死于慢阻肺。中国医学科学院北京协和医学院对10省市5万余名城乡居民进行了调查。2018年4月发布的慢阻肺流行病学调查数据显示,我国目前有1亿慢阻肺患者,20岁以上的人群中,慢阻肺发病率为8.2％,40岁以上为13.7％,60岁以上为27.42％;我国慢阻肺知晓率极低,由于超过60％慢阻肺患者没有咳嗽、咳痰、喘息等症状,因而仅10％的慢阻肺患者知道这一疾病;不足10％的慢阻肺患者曾接受肺功能检查;不足3％的慢阻肺患者知道自己患有该疾病;所有慢阻肺患者中,近九成患者此前没有得到明确诊断。

当前,慢阻肺的防治存在一些问题:一是高发病率、高致残率、高死亡率难以控制,近年来这"三率"并未明显下降;二是危险因素难以遏制,多年来人群吸烟率始终维持在较高水平,环境污染无明显改善;三是漏诊误诊率高,早诊早治率很低,许多患者疾病发展到中晚期才确诊,因而延误了治疗时机;四是公众对慢阻肺认知不足,用药依从性差,是疾病反复发作、逐渐加重的重要因素。

医学上已有共识,慢阻肺是呼吸道疾病中最不动声色的隐形杀手,由于人体肺脏具有较强的代偿能力,疾病进展隐秘,从发病到形成,出现明显的症状一般要经过5—10年,这期间隐匿的病情就会逐渐加重,并且很难逆转。

一、慢阻肺是最痛苦的慢性病

慢阻肺并不是一种单纯呼吸道疾病,它有许多并发症,使人们意料不到的是许多并发症十分严重,其中不少是致命的。

(1)肺动脉高压。长期慢阻肺导致肺动脉高压,最终引发肺源性心脏病,此时呼吸功能和心脏功能同时衰竭,重症或终末期慢阻肺患者大多是心肺双衰患者。

(2)肺栓塞。慢阻肺有活动受限、炎症和合并症等多种肺栓塞危险因素,慢阻肺尤其急性加重期患者常合并深静脉血栓诱发致命性肺栓塞。研究显示,慢阻肺合并肺心病患者尸检发现肺小动脉血栓率高达89％。

(3)心血管疾病。心血管疾病是慢阻肺最重要的合并症,也是导致慢阻肺死亡的主要原因。其中常见的是冠心病和动脉粥样硬化。

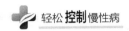

（4）骨质疏松。慢阻肺患者活动减少、营养不良、长期大量激素的应用，骨密度降低早期就存在，晚期患者骨质疏松发生率达75％。

（5）肌萎缩。炎症和疾病反复发作、摄食减少和体重减轻导致慢阻肺患者肌萎缩，胸肌和肋间肌萎缩严重影响呼吸功能，常常使患者反复住院，甚至需要呼吸机支持，死亡率明显增加。

慢阻肺不仅有这么多并发症，而且晚期患者这些并发症互为因果，机体出现"骨牌效应"，全身脏器一个个相继"倒下"，出现多脏器功能衰竭，痛苦不堪，这是人们意想不到的，但却是事实。

慢阻肺的"骨牌效应"表现由肺（呼吸功能衰竭）—心（肺动脉高压致肺心病致右心功能衰竭或全心功能衰竭）—脑（缺氧和二气化碳储留致肺性脑病，表现为狂躁或抑制，最终意识丧失）。慢阻肺患者一旦发生"三衰"，接下来很快便会发生其他脏器功能衰竭，如肾、肝、胃肠（出血）、内分泌（脑垂体、肾上腺、甲状腺功能低下）、代谢（营养不良、肌萎缩、骨质疏松）、造血（贫血、出凝血障碍）等脏器功能相继衰竭。此时，患者的身心痛苦更是不堪言辞。

更可怕的是，由于呼吸道经常发炎，用抗菌素的机会多、频率高，由此细菌不但在呼吸道"定植"，而且耐药菌肆意繁殖。加上机体免疫功能衰退，许多"高档"抗菌素的效能如"以卵击石"。同时，病毒、衣原体、支原体、真菌（即霉菌）等也会乘机而入，其中最凶恶的是真菌侵袭性感染，向全身扩展，它们联合作战、群起而攻，摧残机体。

世界上没有"万能抗菌素"，却在慢阻肺患者身上产生了"万能耐药菌"。当慢阻肺患者生存能力面临全面崩溃时，医学能做的是维护人体最低功能和生命体征。患者身体所有的"进出口"几乎插满管子，四肢满布夹子（心电及氧饱和度监测），用呼吸机吸氧，静脉全营养液提供养料。

 ## 二、早期识别呼吸功能不全

慢阻肺病程发展大致有4个阶段：①开始有点咳嗽、咳痰等症状；②做较剧烈活动时有点气短；③做家务、上厕所、上楼时会出现气促；④在静息状态下，如坐在床上都会喘不过气来。有些患者稳定期症状不明显，却在急性加重期时症状骤然出现或原有症状急剧恶化。更可怕的是，每一次急性加重发作后，患者的肺功能都会进一步下降，加快病情不可逆转性恶化。早期呼吸衰竭的几个征象：

1. 呼吸困难逐渐加重

慢阻肺患者在稳定期可有轻度气促,但多在活动时出现,在静息状态时并不明显。如果在静息状态时出现气促,甚至喘息,那就意味着机体供氧不足,这是慢阻肺患者早期呼吸衰竭最突出的表现。

2. 脉搏、心率加快

慢阻肺患者发生呼吸功能不全时,不仅有呼吸频率改变,还会出现脉搏、心率加快和血压升高的表现,这是机体对缺氧的代偿性反应,预示早期呼吸衰竭,患者应加以重视。

3. 焦虑、烦躁

呼吸衰竭早期由于脑组织缺氧使得脑功能下降,患者常常感到自己的注意力难以集中,记忆力减退,烦躁不安,常伴有焦虑、失眠和头痛。慢阻肺患者发生这些情况,不能单纯以为只是精神状态改变,而应想到是早期呼吸衰竭的蛛丝马迹予以警惕。

4. 口唇、指甲发紫

慢阻肺稳定期患者可有轻度气促,一般不会出现紫绀,如果患者呼吸道感染时发生口唇、指甲及舌头发紫症状,意味着体内二氧化碳储留,是病情加重、呼吸衰竭的征象。

三、慢阻肺如何早期预防

我国大多数慢阻肺患者因缺乏早期干预,导致病情逐渐加重、恶化,致心肺功能同时衰竭。长期以来,我们依然只是针对中重度、肺功能降到不可逆的程度才进行治疗。慢阻肺是可防可控难治的疾病,慢阻肺早发现早干预很重要。

(1)戒烟。吸烟是慢阻肺最重要的发病因素。我国慢阻肺发病主要归因于吸烟。数据显示,吸烟可导致 45％的慢阻肺患者死亡。高被动吸烟者(每周接触卷烟烟雾 40 小时且持续超过 5 年)的患者患慢阻肺增加 48％。戒烟越早,对肺功能损害的保护就越好。40 岁前戒烟,2—3 年后,支气管黏膜可完全恢复正常;在 60 岁以后戒烟,支气管黏膜恢复比较困难,但是痰会明显减少,肺功能可稳定相当长的一

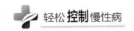

段时间,部分患者肺功能恶化,但速度变慢。以往戒烟多凭毅力,但成功率极低,一般仅3%左右。目前已有帮助吸烟者摆脱成瘾甚至永久戒断的办法,配合药物和尼古丁替代疗法可以增加长期戒烟的成功率。

(2)接种疫苗预防。冬季是慢阻肺患者急性加重的高风险时期,而细菌和病毒起着十分重要的作用。针对这些病原体,目前有相应的疫苗可以预防,其中常用的是肺炎链球菌疫苗和流感病毒疫苗。现有的疫菌能很好地预防肺炎链球菌感染。世界卫生组织建议年龄≥65岁成人都应使用,年龄在19—64岁之间具有慢阻肺等肺炎链球菌易感人群也推荐使用。流感病毒是引起呼吸道感染的最常见病毒之一,应每年接种疫苗来预防慢阻肺急性加重。之所以要每年接种流感疫苗,是因为流感病毒变异很快,每年流行的毒株是存在差异的,因此每年的流感疫苗也有差异。慢阻肺患者一定要记住流感疫苗每年都要打。

预防感冒是慢阻肺患者的第一要务。接种疫苗可预防外来病菌感染诱发慢阻肺急性发作。冬季慢阻肺易急性加重,在流感高发期来临前,比如11月份,提前注射流感疫苗。老年人可接种肺炎链球菌疫苗。

(3)防止室内空气污染。煤和生物燃料(柴草、木头、木炭、庄稼秆和动物粪便等)是我国农村烹饪和取暖的主要能源,也是慢阻肺第一帮凶。农村妇女做饭时,呼吸进柴火或油烟污染的空气较多,明显增加慢阻肺的发病风险。因此,不要在通风差的房子内烹饪或取暖,适时开窗通风和使用空气净化器等均有一定效果。

(4)减少大气污染。适当减少冬季的外出活动,特别是雾霾天时,老年人出行尽量安排在上午10点以后,避开清晨的高污染空气。

(5)早发现早治疗。45岁以上人群要像量血压一样,定期到医院进行肺功能检查,以便早期发现早期治疗。

(6)尽力延缓疾病进展。长效支气管舒张剂噻托溴铵,能给早期慢阻肺患者带来显著的临床获益,做到早诊早治,从而及早挽救慢阻肺患者的肺功能,延缓疾病进展。

 ## 四、慢阻肺急性加重期前的干预

慢阻肺患者急性加重发作一次,肺功能恶化一次,急性加重期严重威胁着患者的生命。

数据显示,26%的慢阻肺一年中急性加重次数达3次,60%的慢阻肺患者在恢复后便自行终止治疗,因而使得不少患者反复发作、反复住院,导致心肺功能双衰,最终长期留住在重症病房。

慢阻肺急性加重表现为呼吸症状急性恶化,导致需额外的治疗。慢阻肺急性加重患者出现的严重症状是:呼吸困难突然恶化、呼吸频率高、缺氧严重、口唇发绀、困倦、意识模糊等肺功能恶化征象,同时还可能出现水肿、端坐呼吸等心功能恶化症状。

因此,针对患者急性加重的特点,加强对稳定期的干预,对于减少发作次数,防患于未然具有重要意义。

戒烟是当务之急。戒烟能明显减少急性发作次数,不戒烟,药物疗效大打折扣,急性加重频繁发作;同时,还要适量运动,减少室内空气污染(如生物燃料、二手烟),尽量少接触室外污染的空气。

此外,要有稳定期长期规范治疗意识,提高治疗依从性,认真执行稳定期治疗方案,包括家庭长期药物治疗方案。积极与医生沟通病情,寻求帮助。同时,要学习点慢阻肺相关知识(如慢阻肺稳定期干预的意义、慢阻肺相关治疗药物常识、吸入治疗的方法、急性加重的诱因等),提高自身处理疾病的能力,更好地配合医生,达到医患共同努力减少急性加重风险的目标。

五、戒烟是防控慢阻肺最有效的手段

吸烟为什么会成瘾? 主要是生理因素。吸烟者大脑尼古丁受体会增多。吸烟成瘾主要是由烟草中的尼古丁所引起的。烟草中的尼古丁被吸入人体后7秒钟之内就会到达大脑,促进大脑分泌多巴胺,和大脑中尼古丁受体结合。随着吸烟时间的增加,大脑中的尼古丁受体会越来越多,人体对烟的需求也越来越大,长此以往就出现了吸烟成瘾性。

现有数据表明,我国20岁以上成人吸烟者高达3.016亿人,吸烟是公认健康的最主要危险因素,烟草烟雾中多种成分可通过各种方式损伤肺脏。

作为当今世界最大的可预防死亡原因,戒烟是防治慢阻肺疾病发生的最佳手段,是最能影响所有吸烟的慢阻肺患者的关键干预措施。戒烟可以减缓肺功能下降的速率,从根本上改变慢阻肺的自然病程,慢阻肺患者死亡风险下降32%—84%。即使长期吸烟史、肺功能较差、高龄患者戒烟也可获益。戒烟能为慢阻肺患者带来莫大的好处,但许多人并不知晓。戒烟12小时后,体内一氧化碳水平降低,血氧含量恢复正常;3个月后,循环系统改善,肺功能好转;6个月后,咳嗽、呼吸困难等症状改善;1年后,吸烟导致心脏病发作的风险降低一半;5年后,吸烟导

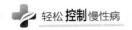

致口腔癌、膀胱癌、喉癌的风险降低一半；15 年后，患冠心病的风险下降到非吸烟者水平。

戒烟后，大脑中的尼古丁受体会逐渐减少和退化，变为休眠状态，从而使人体对之需求也慢慢消失。但是不会完全消失，一旦再次吸烟，受体便会重新活跃起来，又一次导致吸烟成瘾。

六、提高治疗依从性

慢阻肺的治疗就像是一场"马拉松"比赛。跑赢比赛的关键就在于坚持规范治疗，目标就是改善呼吸困难，提高活动能力，而治疗依从性是当前值得注意的问题。

一旦患上慢阻肺，受损的肺功能就难以恢复到正常水平；而长期规律地用药治疗，可以减少发作频率，降低疾病严重程度，延缓疾病进展。所以，患者不仅要在病情严重时用药治疗，在病情控制、症状稳定后也应坚持药物维持治疗。如用噻托溴铵坚持治疗 2 年，可明显延缓肺功能下降速率。同时，可显著延长急性加重期间隔时间，减少发作频率，改善患者预后。

皮质激素是控制病情的常用药。不少患者害怕激素的副反应，在疾病稳定期不敢用经口吸入激素治疗。其实，吸入激素与口服和静脉用药不同，激素经口吸入剂量少，药物可直接到达病变部位，药物带来的副作用小，疗效却大大增加。激素吸入疗法是全球慢阻肺指南推荐使用的，可以控制病情，预防慢阻肺急性加重。激素经口吸入，在临床上已广泛应用，被证实是安全可靠的。但若长期大量持续吸入，也会产生骨质疏松、高血糖和免疫抑制等不良反应。因此，吸入激素的适应证、剂量、间隔时间和吸入方法等都是有讲究的。患者最好了解一些药物治疗的相关知识和遵照医嘱用药，以提高药物疗效，减少药物副反应。

激素吸入的技巧：①开瓶摇匀；②尽量呼气；③将喷嘴放入口腔，按下阀门并深呼吸；④屏气 10 秒钟；⑤慢慢呼气；⑥清水漱口（以免引起咽痛、声嘶、口咽部真菌感染等局部不良反应）。

七、慢阻肺的家庭康复治疗

控制慢阻肺症状进展，推迟患者出现呼吸困难时间和减轻呼吸困难程度的方法,除了药物之外,还有非常重要的非药物治疗,且均可在家庭中进行。这种效价比高的家庭肺康复治疗内容主要有以下几项。

1. 家庭氧疗

稳定期慢阻肺患者,家庭氧疗可以保证全身组织氧气供应,维持心脑等重要脏器和功能,提高慢性呼吸衰竭患者的生活质量和生存率。如果患者存在低氧状态,也就是说血氧饱和度低了,就可以进行家庭氧疗。长期家庭氧疗适应证为:休息状态下存在低氧血症,即呼吸室内空气时,患者氧分压<55mmHg 或氧饱和度<88%。慢阻肺患者要长期进行家庭氧疗。

为了取得较好的氧疗效果,家庭氧疗方案为低流量持续吸氧,即每日吸氧持续 15 小时以上,如果每日吸氧 24 小时,效果更好。吸氧流量为 0.5—3 升/分,一般为 1—2 升/分,吸入氧浓度以小于 35% 为宜。计算方法是:吸入氧浓度(%)=21(空气中氧浓度)+4×氧流量(升/分)。在运动时或睡眠时有低氧血症的患者,吸氧流量可以在其平时的基础上增加 1 升/分。不要根据症状自行缩短吸氧时间。存在Ⅱ型呼吸衰竭(即缺氧同时有二氧化碳储留)的患者,切勿高浓度吸氧,因为高浓度吸氧将导致更加致命的呼吸抑制。

家庭氧疗产品的选择:目前市场上吸氧产品有氧力得、氧气袋、氧气瓶、软体氧舱等。氧力得为化学方法产氧,使用不太方便。氧气袋安全可靠,但储气量少,适合短时间内使用,氧气袋每袋大约能使用 30 分钟。氧气瓶储氧较多,但有一定安全隐患。目前医院不具备灌氧资质,只有氧气厂才能完成,如何灌氧是目前氧气瓶使用中的最大问题。制氧机大部分为分子筛产氧,使用方便,但出来的氧浓度尚未达到医用氧标准。分子筛随着使用年限的延长,其产氧量会逐渐下降。软体氧舱是人进入舱内后用制氧机加压,通过高压达到改善缺氧的目的,其压力可根据需要在一定范围内调整,其疗效可靠,同时还引入负氧离子;但操作较复杂,价格昂贵。

如果患者不仅存在低氧状态,同时对机体产生的二氧化碳排出也有困难,就要使用呼吸机了。

2. 康复锻炼

慢阻肺患者稍微活动就会感到气急,因此不少患者可能放弃运动。但是,为了防止体力下降和肌肉萎缩,仍需要进行适当的康复锻炼,在疾病缓解期要进行适度、有规律的有氧运动,以提高机体免疫力和抵抗力,增加心肺的储备能力。患者最好请康复师开个运动处方。以下是适合慢阻肺患者的几种康复运动。

（1）步行训练。以慢跑为例：可先慢步行走，其步速以不引起气短症状为宜，持续1—2周的适应时间，先增加步速，进而走跑交替，即慢跑30秒，行走30秒；以后逐渐增加慢跑时间，如慢跑45秒、60秒、120秒，步行30秒，以至全部转为慢跑。每次慢跑时间从5分钟开始，逐渐增加至20分钟。慢跑速度以出现轻度气短、无明显气急和心跳加速及过分疲劳为度。每次增加步行或慢跑的运动量，应有1—2周的适应时间。对于呼吸困难较重者，可以采用间歇训练（行走5分钟，休息5分钟，循环进行）的方法逐步提高自己的运动能力和减轻呼吸困难程度。

（2）抗阻训练。可以采用上举哑铃或250ml矿泉水的方法，以增加上肢和呼吸肌的力量，能使呼吸变得轻松和提升生活自理能力。

老年或体弱患者也可练练太极拳、八段锦、体操、气功、骑自行车等。一般康复锻炼2—4周后心肺功能就会有所改善。

患者可以从夏天开始进行耐寒锻炼，如用冷水洗脸、洗鼻、洗手、擦身等，持之以恒，到冬天仍坚持不断，以提高机体御寒能力，减少疾病发作。

慢阻肺患者康复锻炼时的注意事项：康复锻炼前最好由康复师制订锻炼计划。锻炼前应先做四肢关节伸拉等热身运动；运动要由慢而快，由小至大，逐渐增加，以身体耐受情况为度，勿急于求成。在锻炼过程中要适当安排休息时间。康复锻炼若出现任何不适，应立即停止运动，并休息观察。

（3）腹式呼吸。练习时可以取立位、坐位或平卧位。初学者可取平卧位，双膝窝垫小枕，腹肌放松，一手放在前胸，另一手置于上腹部，然后用鼻缓慢吸气，使腹肌松弛，此时置于腹部的手随吸气向上推，置于胸部的手在原位不动，抑制胸廓运动。一般吸气2秒，呼气4—6秒。每分钟呼吸速度保持在7—8次，每天练习3—4次，每次5—10分钟。

（4）缩唇呼吸。练习者取舒适的体位，全身放松，以鼻吸气，然后口唇鱼嘴状，并将气从口缓缓呼出。呼气时应收腹，胸部稍前倾。吸气与呼气时间比为1：2或1：3，每天练习2—3次，每次5—10分钟。缩唇呼吸有利于改善肺功能。

（5）屏住呼吸。吸气后屏住呼吸3秒，然后呼气，可延长肺内氧气和二氧化碳交换时间。

呼吸衰竭患者简单的指趾伸、曲、勾拉运动，也可锻炼相关神经肌肉功能。适当的被动运动如推拿、按摩、神经肌肉电刺激等，对改善肺功能也有一定效果。

（6）训练正确的咳嗽、排痰方法。慢阻肺患者若不能及时有效地咳嗽、排痰，通畅气道，可导致肺部感染迁延不愈，甚至并发呼吸衰竭。因此要训练有效的咳嗽、排痰。具体方法：身体尽量坐直，深吸气后，用双手按住腹部，身体稍向前倾斜，连续咳嗽，咳嗽时收缩腹肌，用力将肺部深处的痰液排出。可让家人协助扣背,条件许可时可联合雾化治疗。

3. 合理膳食

慢阻肺病程长,反复感染、低氧血症均会造成高代谢、高分解状态,因而多存在不同程度的营养不良,其发生率为20％—60％。长期营养不良可引起骨肌肉和膈肌萎缩,骨质疏松和呼吸肌功能障碍。营养不良患者的呼吸肌功能比营养正常者低30％。当营养状态改善后,吸吸肌功能可部分恢复,呼吸困难也能有所改善。营养不良也会增加感染的机会,是影响慢阻肺患者疾病预后的决定因素之一。因此保证充足、均衡的营养很重要。消瘦者更要加强营养。如果一次不能进食较多食物,可以少食多餐。每天吃4—5顿,适当增加牛奶、鱼类等优质蛋白质和水果。同时避免过高碳水化合物饮食,以免产生过多二氧化碳。

肺康复是慢阻肺稳定期的治疗策略,能帮助实现在日常生活中最大限度地自立,并最大限度地恢复和维持社会活动能力。

第十章

隐匿起病的慢性肾病

我国慢性肾病的现状是"三高一低"：一是发病率高，我国慢性肾病发病率是10.08％，估算有1.4亿人患病；二是死亡率高，目前对终末期肾病，除了接受透析或肾移植治疗，没有更好的治疗手段；三是医疗支出高，慢性肾病使国家面临巨大的财政负担，不仅农村人因病致贫，城市人也同样会因病致贫；四是知晓率低，因慢性肾病起病隐匿，不少患者肾病发展到尿毒症期才被发现。

　　肾脏在维持人体内环境稳定方面发挥重大作用，肾脏被称为"一部功能强大的超自动化机器"。肾脏的代偿潜力巨大，仅一个健康肾脏足以维持人体需要；但与肝脏等脏器相比，肾脏的自我修复能力差，肾组织受反复或持续性损伤后形成瘢痕，不能自愈。患者一旦至肾功能衰竭期，则须依靠透析或肾移植维持生命。故肾脏疾病的早诊早治极为重要。

一、关注隐匿性肾病

　　提到慢性肾病，人们想到的是慢性肾炎、尿毒症、透析等。其实，这样的理解太过狭义。慢性肾病的真正含义是：验尿、验血、做B超、CT、检测肾小球滤过率（＜60％）。只要上述几项中任何一项出现异常，时间超过3个月，都叫慢性肾病（简称CKD）。

　　既然慢性肾病的含义如此直接和广泛，可想而知，慢性肾病在社会上就一定不会少，只是人们没有关注，没有发现而已。确实，除了原发性肾脏疾病和继发于高血压、糖尿病、系统性红斑狼疮等肾损害外，还有许多高危因素不为人知或没有引起警觉。如某些营养素（碳水化合物、脂肪、蛋白质、食盐等）摄入过多、酗酒、各种环境污染等都加重了肾脏的代谢负担；各种感染（肝炎、结核病、艾滋病等）、滥用药物或不规则用药所致的药物性肾损害也是重要原因，如止痛药、减肥药、抗菌素和有些对肾脏有损害的中草药、偏方、秘方，尤其是市场上一些假冒伪劣的药品、保健品和美容产品都是肾脏的隐性杀手；工作压力、精神紧张、焦虑抑郁对肾脏亦有潜在损害。肾脏是个代谢排泄器官，虽然它的代偿能力很强（即某个器官或组织一部分发生病变，其他部分可代偿性地补充病变部位的功能），但对各种侵袭因素却十分敏感。肾脏无时不刻地在处理人们生活中排泄出来的各种毒素，肾脏虽然任劳任怨,但若不加以保护和爱惜,天长日久难免被累垮。

慢性肾脏病的高危人群:

(1)中老年。慢性肾脏病是老年人的常见病,其患病率随年龄增长而升高。我国慢性肾脏病18—39岁人群患病率为7.4%,60—69岁和70岁人群患病率分别为18.8%和24.2%。

(2)血压和血糖长期控制不佳的患者,尤其是血压长期不达标或两病共存的患者,肾脏受累的概率很高。

(3)代谢性疾病患者,如肥胖、高血脂、高尿酸等。

(4)药物性肾损伤患者。毒性最大的是氨基糖甙类抗菌素,其次是头孢类抗菌素和解热镇痛药,再者是造影剂。

(5)过度运动者。高温天气下剧烈运动,挥汗如雨会导致肾脏严重缺血,不能维持水和电解质平衡,而引发高钾血症、代谢性酸中毒和尿毒症综合征,这是急性肾损伤。而经常在高温天气下过度运动,没有及时补充水和电解质,也会导致慢性肾损伤。

(6)滥用美白化妆品者。目前市场上的化妆品成分比较复杂,为了达到快速美白、快速祛斑的效果,商家会在化妆品里添加铅、汞等肾毒物质。这些有毒物质一经人体吸入、沉积在肾脏,就无法被排出体外,积累在肾脏损伤肾小球和肾小管,肾脏慢慢被破坏,在不知不觉中得了慢性肾病。

肾脏是没有知觉的,所以肾病初期人体一般没有明显的不舒服感。如果不注意定期体检和诊治,它往往就安静地、不动声色地往更严重的阶段发展;加之肾病发展缓慢,患者逐渐耐受,导致患者直到尿毒症期,出现并发症后才到医院看病,最终发现患有尿毒症,这时肾功能衰竭已不可逆转,让人追悔莫及。这就是慢性病的一大特点:症状隐匿,易延误病情。因此,人们把慢性肾病称为"隐形杀手""沉默杀手""温柔杀手"。

肾脏疾病早期出现尿频、尿急、面部和下肢水肿等症状的几率不到一半;即使出现这些症状,往往几天内会自行消失。尿检和血/尿肾功能测定是肾脏疾病比较有价值的警示指标,有些患者拿到报告单后肾功能指标刚刚高出上限一点,便不以为然,没有引起重视。其实,肾功能出现问题,病情已经不轻了。由于肾脏疾病起病隐匿,头昏、头痛、乏力、腰酸、腰痛、食欲减退、恶心呕吐、小便次数增加或减少、小便带血、小便泡沫增多且不易消散等小症状往往被人们忽视,但却出现在肾脏疾病的早期。由于这些症状没有特异性不一定都和肾脏疾病挂钩,所以要知道肾脏是否健康必须定期体检而不是凭自我感觉。简单的血液、尿液和超声检查,就完全可以实现对肾脏疾病的早期发现和早期诊断,尤其不要忘记最基本的尿液检查,以免错过了可逆性治疗阶段。

健康人要保护好肾脏。健康人平时膳食要科学、清淡,避免过量摄入高脂肪、高蛋白、高盐、高糖及高嘌呤食物,禁烟限酒,多饮水,不憋尿,坚持体能锻炼,控制体重,避免滥用药物(尤其是抗菌素、减肥药和止痛药);对高危人群,努力控制危险因素,包括高血压、糖尿病、高血脂、肥胖、高尿酸等。定期检查血压、血糖、血脂、血尿酸等指标。至少每半年查一次尿常规、尿微量白蛋白和肾功能。

在肾功能检查指标中要注意对血液尿素氮和肌酐的评估。尿素氮易受饮食、运动等环境因素的影响,指标偏高一些是可能的,但肌酐却不然,即使高一点就可能有问题了。

"尿放免"是一种用来排查尿中是否出现微量白蛋白的更敏感的放射免疫检查,筛查尿微量白蛋白比尿常规更为精确。

二、尿异常是肾病的早期信号

肾脏病早期通常没有症状或体征,检测最简单的方法是通过尿液观察和检查。

少尿:24 小时尿量<400ml 或每小时尿量<17ml。

无尿:24 小时尿量<100ml。

多尿:24 小时尿量>2500ml。

夜尿增多:夜间睡眠期间尿量>750ml。

血尿:是指尿液中含红细胞增多。尿沉渣红细胞 3 个/高倍镜镜检为血尿。尿液呈淡红色云雾状、洗肉水样或混有血凝块为肉眼血尿(每 1000ml 尿液中含有 1ml 血液)。

泡沫尿:泡沫尿是肾功能受损的一个信号。正常情况下,尿液表面张力很低,形成泡沫较少,当尿液中蛋白质增多表面张力就会变大,形成泡沫的机会就较多。泡沫尿有没有临床意义,要看泡沫的量和持续时间。若短时间内有泡沫,一会儿消散的都属正常;尿泡沫多且不易消散,就像洗衣粉放多了,水里有很多泡沫的那样,就要警惕了。

蛋白尿:健康人尿中蛋白质含量很少,每日排出量仅为 30—150mg,蛋白质定性检查时呈阴性反应。当尿中蛋白质增加,蛋白质定性检查时呈阳性反应,蛋白质定量试验超过 150mg/24 小时,称蛋白尿。

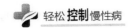

1. 蛋白尿的分类

（1）生理性蛋白尿。泌尿系统无器质性病变,出现一过性。常见原因为发热、寒冷、高温、剧烈运动、紧张和应激状态。生理性蛋白尿常为轻度蛋白尿,尿蛋白定量一般小于 0.5g/24 小时。在原因去除后尿蛋白能迅速消失。

（2）体位性蛋白尿。出现于直立尤其是脊柱前突位(直立时肾移位及脊柱前突压迫肾静脉循环障碍和淋巴回流受阻),卧位消失。多见于瘦高体型青少年。

（3）病理性蛋白尿。病理性蛋白尿定量为不小于 1g/24 小时。常见于肾炎、肾动脉粥样硬化、高血压和糖尿病并发肾脏损害等肾脏器质性病变,重金属中毒、药物毒副反应等也可引起病理性蛋白尿。

2. 微量蛋白尿

微量蛋白尿(尿肾功能检查微球蛋白和排泄率/24 小时)为早期肾损害的敏感指标。

微量蛋白尿是指 24 小时尿蛋白排泄总量达到 30—300μg/分钟,或尿蛋白排泄率为 20—200μg/分钟,或尿蛋白/肌酐的比值为 2.5—30μg/分钟(男性)或 3.5—30μg/分钟(女性)。出现以上情况的任何一种,均可认为是微量蛋白尿。

由于尿蛋白排泄量受很多因素的干扰(如运动、长时间站立、急性发热性疾病、高血糖、心功能不全、泌尿道感染等),故只有在检测尿蛋白排泄率时排除以上这些因素和影响,并使患者在半年内重复此项检查 3 次且其中不小于 2 次检查结果符合微量蛋白尿标准时,方可认为是微量蛋白尿(尿微球蛋白测定可作参考)。一般取任意时刻尿液,测定尿蛋白/肌酐比值的方法较简便和实用。

3. 微量蛋白尿的警示意义

微量蛋白尿的出现表明全身的血管系统已发生改变,是肾脏和心血管系统改变的早期指征,也与多种疾病预后有关。

（1）全身血管系统损伤的征象。微量蛋白尿的出现是全身血管系统发生改变的早期征象,故可视为动脉病变的“窗口”,也是预测血管损伤、心血管疾病、糖尿病及高血压的敏感指标。

（2）糖尿病肾病的早期诊断指标。微量蛋白尿是糖尿病肾病的早期标志物。如在出现微量蛋白尿时进行有效的干预和治疗,则可遏制病情发展或进展为终末期肾病(尿毒症)。故糖尿病的诊断确立后,须立刻进行此项检查。

（3）高血压患者发生心脑血管事件的预测指标。高血压患者出现微量蛋白尿预示着可能发生心脑血管事件。在高血压人群中微量蛋白尿的发生率为30％—40％，且其发生与血压水平和病程相关。有效地进行降压治疗可减少微量蛋白尿，进而降低高血压患者发生心脑血管事件的风险。

（4）慢性肾病患者的预后评估指标。微量蛋白尿是反映肾不小早期损害的敏感指标，特别是有可能引发慢性肾功能损伤疾病，如糖尿病、高血压等疾病中，早期发现并有效控制微量蛋白尿对患者预后有很大的临床价值。

三、高血压肾病

有人把高血压和肾脏病比作一对"难兄难弟"，这是因为它们会结伴而至，还彼此影响，互为因果。一方面，肾脏病多伴有高血压；另一方面，长期高血压也会造成肾脏损害。高血压肾病是指高血压所致肾小动脉或肾实质损害。高血压患者发生肾损害后，反过来又会加重高血压，形成恶性循环。研究表明，重度高血压患者的终末期肾病（尿毒症期）发生率是正常血压者的 11 倍以上；即使血压普通偏高，终末期肾病发生率也是正常血压者的 1.9 倍。因此，必须重视高血压肾损害的早期发现，并进行有效干预，以预防或延缓高血压患者发展进入终末期肾病。

高血压肾病是慢性肾脏病并发心脑血管疾病的主要死亡原因。慢性肾脏病合并高血压达 50％以上，老年高血压合并肾脏病高达 80％，慢性肾脏病合并高血压患者大部分属于顽固性高血压，药物治疗效果比较差，降压至合适目标值可改善肾功能，减少心脑血管事件。一般高血压患者应将血压控制在 140/90mmHg 以下，对已发生高血压肾损害患者，宜将血压降至 130/80mmHg 以下。

夜尿增多是高血压肾功能受损的信号。由于高血压肾病患者具浓缩功能的肾小管损害先于肾小球功能损害，尿检时尿比重偏低，甚至出现等比重尿，比重固定在 1.010 左右，由于尿液不能浓缩，夜尿就增多了。

一般正常人夜间尿量很少，每晚排尿不超过 700ml。试想，成人膀胱储尿量为300—500ml，如果每次都排光，一夜起来三四回就已经超量了。高血压患者如果发现夜里要排尿好几次，而睡前喝的水并不多，就要警惕肾脏病变了。

高血压患者进行尿微量蛋白筛查有助于早期发现肾脏损害。尿中微球蛋白是判断早期肾损害最简便的方法和最敏感的指标。常规检测的肌酐和尿素氮也是判断肾损害的重要指标，但不能早期发现肾脏损害，尤其是肌肉容积小的老年人往往肾功能已经受损，而血清肌酐和尿素氮仍在正常范围。

需要注意的是，血压过高、血压过低或血压波动幅度过大都与高血压肾损害

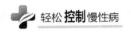

相关,故高血压肾损害患者的降压治疗必须注意血压平稳达标。避免血压骤升骤降,以免肾功能进一步损害。

四、糖尿病肾病

糖尿病肾病是糖尿病患者常见的慢性并发症。我国糖尿病 40%会出现肾病,糖尿病患者若得不到规范诊治,随着病程的延长,终将导致肾功能衰竭。糖尿病肾病以持续性蛋白尿为特征,一旦进入大量蛋白尿期,至终末期肾病的速度显著加快。我国血液透析患者中,糖尿病肾病已成为首位原因。

糖尿病肾病起病隐匿,为监测和早期发现糖尿病肾病,对于初次就诊的糖尿病患者,应该注意是否存在糖尿病肾病。对所有 I 型糖尿病病程超过 5 年和 II 型糖尿病在确诊时,每年均应常规进行糖尿病肾病的筛查。筛查内容主要是白蛋白尿。微量蛋白尿是诊断糖尿病肾病的主要依据。但影响蛋白尿检测结果的因素比较多,如患者在 24 小时内剧烈运动、感染、发热、血糖过高、血压过高、血脂过高、留取非中段尿标本等均与蛋白尿相关。还要注意的是,有些早期糖尿病肾病患者表现为蛋白尿阴性,症状不明显,易被忽略。

糖尿病肾病有以下几个危险因素:

(1)年龄。年龄增长肾组织衰退,是中老年糖尿病肾病发生率高的原因之一。

(2)病程。病程越长糖尿病肾病的并发症越多,长期血糖控制不佳,持续高血糖,尤其是血糖波动大,其风险超过单纯高血糖。

(3)高血压。高血压本身可引起肾小动脉硬化,肾脏组织缺血,高血糖与高血压两者互为因果、协同作用,加速糖尿病肾病的发生与进展。

(4)血脂紊乱、高尿酸血症、肥胖和吸烟等。

糖尿病肾病可分为 5 期:I 期是肾小球病变,肾脏体积增大;II 期是早期,尿微量白蛋白间歇性增高(如运动后);III 期为持续性微量白蛋白尿,此期血压可升高;IV 期为显性白蛋白尿(尿白蛋白≥300mg/24 小时);V 期为肾衰竭期,血肌酐和尿素氮增高,血压升高。

从以上糖尿病肾病分期可以看出,预防糖尿病肾病的关键是早期发现间歇性微量白蛋白尿,此阶段肾脏病变还有逆转的可能;至持续性蛋白尿或和显性蛋白尿阶段,明显增加了治疗难度,发展到 V 期,肾脏病变已无逆转可能,治疗目的只能是稳定病情。

糖尿病肾病的临床表现:蛋白尿初为间断性,后为持续性。高血压、大量蛋白尿,已为糖尿病肾病后期,提示患者预后不良;贫血出现较晚,多为肾衰竭期表现。

预防糖尿病肾病的监测项目和控制目标:糖化血红蛋白 6%—7%,空腹血糖 <6.6μmol/L,心脑血管并发症者空腹血糖<7.7μmol/L;餐后血糖<11μmol/L,低密度脂蛋白胆固醇(LDL−C)1.8~<2.6mmol/L;血压<130/80mmHg;体质指数<24。

糖尿病患者能够长期控制这些指标在安全范围内,不但不会发生糖尿病肾病,同时也大大减少并发动脉粥样硬化和心脑血管疾病的风险。

糖尿病患者一旦发生肾脏并发症,就要首先通过改变生活方式,如糖尿病饮食、戒烟禁酒、适当运动等,严格控制血糖、血压、血脂各项指标。从糖尿病肾病Ⅳ期(显性白蛋白尿)起每天摄入蛋白质 0.8g/kg 体重,以摄入优质动物蛋白质为主(从鱼、家禽、大豆及植物蛋白等中获取),摄盐 5g/日以下。如有明显蛋白尿或轻度肾功能损害者,血压应小于 125/75mmHg。不论目前血脂如何,所有之前已患心血管疾病的糖尿病患者都应把 LDL−C 调控到 2.07mmol/L 以下,或较基线降低 30%—40%。此外,患者每周应至少进行 150 分钟以上中等强度有氧运动,每次 30 分。

五、肥胖性肾病

肥胖已成为我国流行病。肥胖不但与高血压、糖尿病和动脉粥样硬化相关,而且脂肪细胞因子可导致肾损害,直接引发肥胖相关性肾病。肥胖者慢性肾病风险增加 23%。我国肥胖相关性肾病发病率是 10 年前的 10 倍。要注意的是,目前常用的体质指数(BMI)不能完全反映体脂分布的差异,内脏肥胖的人体脂分布与肥胖性肾病关系密切。因此,最好测量内脏肥胖指标、腰围和腰臀比,腰椎 4—5 水平摄 CT 片测量内脏脂肪面积比较准确。

肥胖性肾病患者起病隐匿,初期仅呈现微量蛋白尿,而后逐渐增多,直至出现大量蛋白尿(尿蛋白>3.5g/日),而后血清肌酐升高,出现肾功能损害,直至进入终末期肾衰竭需要进行透析或肾脏替代治疗。

值得庆幸的是,肥胖性肾病肾功能坏变速度较慢,在肾功能受损前减轻体重病情多可逆转,出现肾功能不全再减肥就很难逆转了,但可以延缓病情进展,因此关键是及时发现和预防。减轻体重便是预防该疾病最重要的措施。减轻体重可降低肾脏负担,减少肾小球高滤过,显著减少尿蛋白,延缓肾损害进展,甚至体重

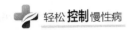

仅仅轻度下降,数周后尿蛋白也能显著减少。

减轻体重关键是减少热量摄入,同时要增加体能活动,禁烟限酒。若肥胖比较明显,经以上治疗无效者可考虑启用减肥药或减重手术治疗。

正规的减肥药物治疗,疗效出现在体重下降8％—10％时,其最大疗效出现于持续服药20—28周时。但应注意,所有减肥药都有一定副反应,包括肝肾损害。因此,强化生活干预是治疗肥胖性肾病的首选。同时要加强其他肥胖性疾病,如糖尿病、高血压等的防治,以期取得肥胖性肾病更好的治疗效果。

值得注意的是,我国近年来肥胖儿童有低龄化趋势。高能量、高脂肪、高蛋白、高盐、高糖、过度肥胖都会增加肾脏的负担。儿童只要超过正常年龄体重20％便是肥胖。肥胖使肾脏超负荷运转,时间一长,肾小球受到损害,这时如果受到其他因子的侵袭(如病毒感染、环境问题),就容易引发肾病。

儿童肥胖引起肾病的发病率正在上升,有的孩子小小年纪就开始接受透析治疗。因此,父母就要多关注儿童肾脏健康,当孩子出现少尿、尿液颜色改变或泡沫增多、食欲不振、轻度眼睑浮肿、久坐久立后足背水肿、手指发胀等情况时,应及时就诊。另外,肥胖孩子高血压、贫血、停止长高时也要到医院做进一步检查,警惕肾脏病的发生。

六、尿酸性肾病

高尿酸血症是慢性肾病发生的重要原因之一。统计资料显示,高尿酸血症合并肾病的患病率为15.1％。尿酸之所以对肾脏造成严重损害,一是因为尿酸结晶对肾小管的直接损害;二是持续的尿酸升高通过炎症作用导致血管内皮功能失调,导致高血压和心脑血管疾病,从而进一步加重肾脏损害。

因此,高尿酸血症患者要重视降尿酸的规范治疗,尤其是慢性痛风患者要时刻提醒自己,每一次痛风发作都是肾脏发出的求救信号。

对无症状高尿酸血症患者以饮食控制为主,少吃高嘌呤和高蛋白食物,每日饮水2000ml以上,可服用碳酸氢钠(苏打片)碱化尿液,使尿的酸碱度(PH值)＞6.0,有利于尿酸的排泄。如果经饮食控制尿酸仍高于535mmol/L,就需要药物治疗;有高尿酸血症家族史或伴发相关疾病,如高血压患者的血尿酸达476mmol/L时,也应进行降尿酸治疗。

七、儿童肾病

虽然儿童慢性肾病发生率比成人低,但是当其发展为终末期肾病时,其接受透析的患儿死亡率比正常人群高 30—150 倍。此外,还会出现贫血、高血压、低蛋白血症、维生素 D 缺乏等并发症,严重影响儿童的生长发育。

我国儿童慢性肾病逐年上升。20 世纪 80 年代发病率是 2%,90 年代是 3%,2002 年已达 4.8%,而且每年以 13% 的速度递增。研究发现,很多成人肾脏病是儿童时期遗留的。有些较年轻的先天性肾脏疾病可能在成人后发展为终末期肾病,特别是 40—50 岁时。常规产前胎儿超声可发现泌尿系统异常。

小儿肾脏病大多是可以治愈的,但由于有些儿童家长对肾脏病的轻微症状不以为意,而延误治疗或治疗不当使病情迁徙、反复,最终发展为慢性肾功能衰竭。

儿童肾病与年龄段相关。从出生到 4 岁先天性缺陷和遗传性肾病多见;5—14 岁,多由肾病综合征、遗传性肾病引起;15—19 岁,以肾小球疾病为主。成人的许多肾脏病实际从儿童时期就开始了,识别儿童肾脏病的高危人群是防控成人肾脏病的重要手段。

儿童早期发现肾脏病的方法:①母孕期的超声检查、羊水检查,发现某些肾脏畸形或先天性、遗传性疾病;②儿童常规进行尿检,每年 2 次;③当儿童患有某些容易损伤肾脏的全身性疾病时,如扁桃体炎、皮肤感染、过敏性紫癜等,应在病后 6 个月内定期到医院查尿,能及时发现肾损害;④其他高危因素,如出生低体重儿童、高血压儿童、糖尿病儿童均应定期检查肾脏。

儿童的肾比较娇嫩,易受风险因素影响:

(1) 出生低体重儿和早产儿患肾病的风险明显增加,早产儿容易接触许多肾毒性药物,存活下来的儿童其肾脏已经损伤,但不易被发现。

(2) 药物性肾损伤,是儿童肾病主要危险因素。主要是抗微生物药物,抗细菌药、抗真菌药、抗病毒药物,均可能引起肾脏损害。目前公认有肾毒性药氨基糖苷类药物,通常在开始治疗后 5—7 天就会发生肾损伤,药物剂量越大,用药时间越长,肾损伤越严重。磺胺、万古霉素、环丙沙星也是常见的引起肾毒性抗菌药物。青霉素和头孢菌素偶而也可引起肾损伤;抗病毒药物阿昔洛韦、更昔洛韦也可引起肾损伤;止痛药,如安乃近、布洛芬、塞来昔布;还有免疫抑制剂、化疗药物等。中草药的肾损伤多为毒性反应,与用药量及用药时间有关,但服用小剂量马兜铃制剂便可出现肾损伤。又如雷公藤、巴豆、草乌、海马、朱砂、雄黄等皆会引起肾损

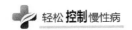

伤。中草药的肾损伤起病隐匿,一旦发现往往已进入慢性期,可逐渐进展至肾功能衰竭,故儿童不宜用中草药来治病。

（3）造影剂。如果用造影剂后 2 天内血肌酐比造影前升高 25％,即可认为是造影剂肾损伤。

（4）质子泵抑制剂（即 PPI,如泮托拉唑、奥美拉唑、雷贝拉唑）。美国 ARIC 研究显示,服用 PPI 比不服用 PPI 者的慢性肾病风险增加 35％,其风险随剂量增加而增加,停药后多可恢复。

机体的物质代谢（包括药物）都要经过肾脏处理和排泄,儿童的肾脏容易受到环境因素的侵袭,而成人的肾病常常是儿童肾病的延续。因此,防控成人慢性肾病的窗口要前移到儿童,保护好儿童的肾脏可明显减少成人慢性肾病的风险。

 # 八、慢性肾病如何摄取营养

慢性肾病患者由于代谢障碍,容易发生营养失调,进而影响疾病的治疗和预后。合理饮食是治疗慢性肾病必不可少的手段。

慢性肾脏病患者宜适当减少蛋白摄入量。蛋白摄入量在早期、中期和重症期分别为 0.8g /（Kg·日）、0.6g /（Kg·日）和 0.4g /（Kg·日）。实施低蛋白饮食时,维持热量的主食摄入须充足,使蛋白质得到充分利用,否则会加重肾功能损害。

慢性肾脏病患者应摄取优质蛋白,由于其所含的氨基酸配比接近人体,因而蛋白质合成率更高。常见的优质蛋白食物有全蛋、牛奶、大豆和坚果等,非优质蛋白食物为非大豆类、米面类和土豆、根基类等。通常,慢性肾脏病患者优质蛋白摄取应占 50％—70％,蛋白合成才能保证充分的效果。

慢性肾脏病患者由于代谢障碍,容易发生高磷、高钾、低钙血症。患者选择饮食中要吃低磷、低钾食物,避免进食高磷蛋白质（如海鲜、鱼、肉、蛋类）。

值得一提的是,可乐是一种高磷饮料,即便是"零热量"的无糖可乐,照样含有大量磷酸,慢性肾脏病患者不饮为宜。

 # 九、慢性肾病血管钙化风险大

慢性肾病患者除了常见的心、脑、肾等并发症之外,不为人们注意的血管钙化也比较多见。40％—50％的慢性肾病患者死于血管事件,而血管钙化是慢性肾病患者死亡风险的高危因素。因此,筛查血管钙化对慢性肾病患者的防治有重要意义。

研究显示,慢性肾病患者普遍存在血管钙化且比较严重,尤其是血液透析患者。非透析患者的血管钙化发生率为44％,透析患者的血管钙化发生率是79％,持续性血液透析80％—100％的患者存在血管钙化。年龄、透析、糖尿病、血脂异常、高磷血症、高钙血症等是慢性肾病血管钙化的危险因素。X线片只能查出中重度钙化病灶,心脏超声对瓣膜钙化敏感性较高。CT是检测慢性肾病血管钙化最敏感、最可靠的无创方法。

慢性肾病尤其是透析患者应定期筛查血管钙化情况,以便及时采取相应措施,改善预后。

第十一章

十种肿瘤风险因素及防控

一、肺癌的危险因素和防控

研究发现,早期肺癌基因突变发生后,肿瘤细胞可潜伏多年(甚至超过20年)。其间,出现大量新的基因突变,才会出现临床症状。在这漫长的潜伏期,给我们提供了许多预防和早期发现肺癌的机会。把握这个机会,是防控肺癌的关键。

1. 肺癌的危险因素

(1)烟草危害。吸烟被公认为导致肺癌的罪魁祸首。烟草是导致多种疾病的危险因素,在排名世界前8位的死因中,其中有6项与之有关。吸烟者患肺癌的概率与吸烟指数有关。吸烟指数(每天吸烟支数×吸烟年数)≥400时,患肺癌的概率为不吸烟者的7—20倍;重度吸烟(吸烟指数≥900)者,患肺癌的概率更高。

被动吸烟也与肺癌密切相关。吸烟时,吸入体内部分烟气为主流烟,而当停吸时,烟草自动燃烧产生的化合物,排放到周围空气中,这部分烟气成为侧流烟。侧流烟中强致癌物质含量为主流烟中的几倍甚至几十倍。研究发现,在非吸烟人群中,被动吸烟者患肺癌的风险是非被动吸烟者的1.3倍。

很多人不知道,女性对烟草中的有害物质更敏感,在吸烟数量相同的情况下,女性患肺癌的风险比男性高20%—70%。近日,美国癌症协会和美国国立癌症研究院发布了一项数据,在新诊断的肺癌患者中,女性发病率在30—49岁的年龄段内竟然超过了男性。

男性的肺损伤常发生在肺中央区域的大气管上,警报信号早,有利于较早发现,而女性则较早发生在肺的外周小气管上,相对难以发现。

据统计,无论何时戒烟,戒烟者的寿命都将长于持续吸烟者。戒烟5年者比一般吸烟者(每天1包)的肺癌死亡率低,或接近于不吸烟者的死亡率。戒烟10年者肺癌发生率降至戒烟者的平均水平。

(2)空气污染。大气中直径不大于$2.5\mu m$的颗粒物(PM2.5),也称为可入肺颗粒物。PM2.5及PM10粒径小,不仅含有大量有毒、有害物质,而且其在大气中停留时间长,输送距离远,因而对人体健康和大气环境影响更大。世界卫生组织根据1300多项大气测量与肺癌的研究结果,将PM2.5定为一级致癌物。PM2.5现已超过吸烟成为导致肺癌的主要因素。研究显示,PM2.5的浓度增加7—8年后,肺癌发病率和死亡率就会上升。

因而,在空气污染地区,室内要备用空气净化器,严重雾霾天气里尽量不在户外活动,出行要戴好功能口罩。

(3)汽车尾气。汽车排出的尾气中含有大量的致癌物,如一氧化碳、氮氧化物、碳氢化合物及铅、砷等,人体吸入后潜伏期可达30年。这些马路上的有害物使大气污染雪上加霜。另外,车内装饰物如合成材料、化纤、皮革、黏合剂等,同样含有苯、甲醛等有毒物,造成车内空气污染。

(4)室内污染。主要是厨房污染。炒菜、油炸、烧烤食物,当油温超过200℃时,无论动物油还是植物油都会产生苯并芘、醛、烃等致癌物质。厨房油烟污染使患肺癌风险增加3—5倍。研究指出,每月炒菜30次以上的人,比炒菜30次以下的人,肺癌发生危险度增加9倍。因此,要保持自然通风,要安装质量好的排油烟设备,保证油烟能迅速排出。烹调时要控制油温(油锅不冒烟)。做菜尽量用蒸、炖、煮等方式。

室内装饰、煤碳和生物材料取暖也是室内空气污染的重要原因。在室内空气污染中,还有两大致肺癌元凶,一是苯并芘,二是氡。一些不吸烟也很少接触二手烟的女性肺癌与苯并芘密切相关。我们经常吃的油炸、烧烤食品如油条、糖醋里脊、炸鸡排、煎鸡蛋等都可能含有苯并芘,这是由于它们有一个共同的幕后黑手——油。

当植物油加温超过270℃时就会产生苯并芘,油雾比水蒸气更重,会下沉,因而抽油烟机不可能及时把所有的有害物质吸走,这些有害物质中的苯并芘吸进我们肺里就有患肺癌的风险。调查显示,在罹患肺癌又不吸烟的女性中,60%长期接触厨房油烟,32%喜欢用高温油来烹调食物。英国一项研究表明,在通风系统很差,燃烧效能非常低的灶具上做饭,其对肺部的损害相当于每天吸两包烟。

解决的方法:首先是烹调时少用油,油锅不冒烟,油温控制在270℃以下。我们日常用的葵花籽油107℃冒烟,花生油160℃冒烟,橄榄油190℃冒烟。如果烹调时能够掌握锅不冒烟就不会达到产生苯并芘的温度。其次是购买烹调油时选择冷榨油、一级油、纯正的植物油比较好,其中橄榄油最好,山茶油、紫苏油、亚麻子油都不错。再次是每一次炒菜以后都要彻底刷锅。前一次炒菜锅底留下的黑色锅垢苯并芘含量比较高,若炒菜以后不彻底刷锅,油倒下去再炒,则苯并芘含量就特别高。最后是厨房要尽快彻底排空油烟,并开窗通风。

氡对人体健康的威胁也很大。氡是一种无色无味的放射性气体,普遍存在于家庭生活空间中,且很难被人们感知。氡是世界卫生组织的19种主要致癌物质之一。氡是引起肺癌仅次于烟草的第二个元凶。氡广泛存在于土壤和岩石中,氡可以通过地表和墙体裂缝、管道进入室内。装修材料中选用的一些发射性较高的花岗石、大理石、陶瓷砖和天然气的燃烧都可能造成室内氡污染。氡溶于水,地热水氡浓度很高,当水温增加,水暴露在空气中的表面积增大或暴露时间延长时,水中释放到室内空气中的氡的数量就会增加。直接饮用富含氡的水也会对人体造成损害。

氡能溶解于水、血液和脂肪,氡在衰变过程中会放出 α、β 射线,对人体组织细胞质造成伤害。长期吸入高浓度的氡气会造成呼吸系统病变,引发肺癌。开窗通风是降低室内氡浓度最有效的方法。

（5）激素变化。不少女性是在怀孕或妊娠后患上肺癌的,已知乳腺癌与激素有关,而一些肺癌与乳腺癌存在共同的基因改变。

2. 肺癌的早期发现

CT 能发现肺部小至 0.3cm 的微小结节,对直径小于 1cm 的小肺癌,这种检查的检出率可达 80％以上。早期肺癌,经过规范化的外科及综合治疗,1cm 以下的肺癌治愈率可达 90％,2—3cm 的治愈率则为 85％左右,相差 1cm 就会带来患者生存率的差别。

有研究显示,常规体检可以挽救 20％肺癌患者的生命。我国早期肺癌经外科及综合治疗后长期存活率可达 90％以上。建议 40 岁以上、长期吸烟、有肿瘤家族史、有职业暴露史等高危人群,每年做一次低剂量 CT 筛查。低剂量 CT 的辐射量仅为 CT 的 1/5—1/4,与一次胸片的辐射量相当。

3. 肺部发现小结节怎么办

肺部发现小结节一般指影像学检查（X 线或 CT）中发现的直径≤2cm 的类圆形病灶,≤3cm 为结节,＞3cm 为肿块。在肺部小结节中,60％—70％是良性结节,30％—40％为恶性结节。

怎样区别肺部小结节？一般小的、局灶性、类圆形病灶外形光滑、密度均匀、没有分叶或毛刺的多为良性,主要为肺炎、肺结核、硬化性血管瘤或肉芽肿病变。反之,结节大于 1cm、外形不规则、有毛刺的多为恶性。结节实质成分越多,浸润程度越高,即显示磨玻璃成分越大,恶性程度越低;反之,恶性程度越高。

肺部小结节在 CT 片上,根据其密度大小不同分为三种:一是纯毛玻璃样小结节,看上去像磨砂玻璃一样,可能是不典型增生或原位癌;二是部分实质性磨玻璃样小结节,往往是恶性程度比较高的浸润性癌;三是密度较高的纯实质性结节,相对来说恶性程度比较低,但一旦为恶性则生长迅速。

一旦发现肺部结节,不必惊慌,大多是良性病灶,即使是恶性病灶,早发现早

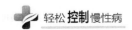

干预,其预后是十分乐观的。但必须认真应对,包括到医院进行评估和追踪复查。一般来说,0.5cm 以下的结节大部分是良性的,还有大约 5% 是恶性的。故须定期 CT 复查追踪情况。单个肺部结节超过 1cm 及实质成分较多的,要进一步检查或接受相应的治疗;结节小于 1cm 的磨玻璃样结节,可暂时不处理。3—6 个月复查 CT 情况看结节情况,再拟定下一步诊疗方案。如发现不小于 8cm 的实质性结节,应到医院及时就诊。如经过复查出现实质性成分增多,则要考虑手术治疗。

二、肝癌的危险因素和防控

我国新发肝癌占全球的 55%。肝癌位列我国所有癌症发病率的第 4 位、死亡率的第 3 位。然而,仅 20%—30% 的患者有手术机会,而其 5 年生存率仅为 14%,术后 5 年转移或复发率达 60%—70%。现在,影像学检查可发现 0.5cm 的小肝癌,小肝癌切除后长期生存率在 90% 以上,而肝癌晚期 5 年生存率小于 7%。

由此可见,早防、早诊、早治是防控肝癌的的关键,而我国肝癌早诊率只有 20%。

1. 肝癌的危险因素及预防

一是肝炎病毒感染。

肝癌的危险因素和防控,肝癌危险因素排在第一位的是肝炎病毒感染。资料显示,乙型或丙型病毒性肝炎是造成肝癌的首位原因,病毒性肝炎约 10% 发展为慢性肝炎,而其中约半数可能发展为肝硬化,肝硬化引发肝癌约 10%。值得注意的是,我国还有 1 亿乙肝病毒携带者的肝癌高危人群。防控病毒性肝炎诱发的肝癌关键是在积极抗病毒治疗的同时做好免疫工作,即使妈妈没有携带乙肝病毒,孩子也须接种乙肝疫苗;妈妈是乙肝病毒携带者,要做好乙肝病毒母婴阻断。

值得注意的是,我国 80% 的肝癌患者是因乙型肝炎病毒感染导致的,虽然目前抗病毒药物可有效控制 HBV 复制,减少肝脏损伤,但由于其需长期口服,许多患者难以接受,错过了最佳治疗时机,最终发展为肝硬化或肝癌。

二是黄曲霉毒素。

一项全球调查显示,黄曲霉毒素在 4.6%—28.2% 的肝癌病例中起决定性作用。霉变的花生、豆类、米面、杂粮等均含黄曲霉毒素。摄入微量黄曲霉毒素就有致癌风险。因此,购买粮豆类食品一定要选择新鲜的豆类食品。如果吃到苦味的粮豆类食品,应赶紧吐掉并漱口。

三是酒精肝。

饮酒后,酒的中间代谢产物乙醛对肝细胞有直接毒害作用。同时,乙醇的代谢还会干扰脂肪代谢、激素代谢等体内多种物质的代谢过程,不仅损伤肝脏细胞,还会加重肝脏解毒和代谢的负担,导致肝细胞脂肪变性,最终导致酒精性脂肪肝、酒精性肝炎和酒精性肝硬化,进而诱发肝癌。研究发现,如果每天饮入酒精含量达 15g 以上,持续 5 年以上者,有 90% 可发生肝损害;10 年以上的则有约 34% 发生慢性肝炎,约 25% 发展为肝硬化。解酒后大多数酒精性肝病可缓解。资料显示,半数肝癌患者有酒瘾,30% 的酒精性肝硬化会得肝癌。世界癌症研究基金会 2015 年的研究发现,每多摄 10g 酒精,患肝癌的风险会增加 4%。

因此,每个人都应做到控酒,女性最多喝一杯 175ml 酒精含量为 13% 的葡萄酒,男性最多喝一杯 850ml 酒精含量为 4% 的啤酒。如喝其他酒,可按酒精量计算,男性 25ml/日,女性 15ml/日,最好不喝白酒。

四是脂肪肝。

目前患脂肪肝的人比患病毒性肝炎者还多,尤其是白领一族,久坐少动,许多不胖甚至偏瘦的人也有脂肪肝。我国成人患病率已达到 12.55%—35.4%,正在取代病毒性肝炎,成为我国居民的第一大肝脏疾病。患脂肪肝的人多了,而且大多没有症状,大家便多见少怪,不以为意。但如果脂肪肝发展到脂肪性肝炎,肝纤维化,那么离肝癌就更近了一步。如果脂肪肝患者常常过量饮酒甚或又是肝炎病毒携带者,在这些综合因素作用下,则离肝癌就更近了。

特别要提醒的是,有些平素"身体健康"的乙肝"小三阳"或乙肝病毒携带者,千万不要像正常人一样天天饮酒不误。肝是最怕酒的脏器,也是受病毒侵袭最常见的器官,在酒加病毒的双重袭击下,肝脏不堪重负,便会加速纤维化过程,这就为肝细胞恶变埋下了祸根。为此,乙肝"小三阳"或乙肝病毒携带者要视酒如虎,滴酒不沾。

五是滥用药物或保健品。

一些抗菌素、感冒药、止痛药、避孕药、降糖降脂药以及部分中草药与保健品,尤其是一些有"护肝"作用的偏方、秘方,都可能损伤肝脏。国家食品药品监督管理总局曾提示,何首乌有引起肝损伤的风险。一些有黄樟醚、硝基化合物的中草药,过量、长期服用均有诱发肝癌的风险,应引起注意。

现有一些肝癌高风险人群,上述几种可控因素并同存在,如脂肪肝加过量饮酒加肝炎病毒携带者,这种"三位一体"的高风险人群以中年人为多,其诱发肝癌的概率就会明显增加。因而,肝癌的防控要针对高危因素综合进行,效果可能要更好。

尽管肝癌是一种进展比较快的肿瘤,但如果能及早发现小肝癌,经物理、手术等方法治疗后,5年生存率达90%以上。因此,能否发现早期肝癌病灶是患者预后的关键。因而,慢性肝炎患者必须每半年做一次血液检查和超声检查,肝纤维化患者每3个月做一次超声检查,以定期了解肝脏状态。

2. 肝癌的筛查

肝癌高危人群每半年做一次肝脏定期检查,主要项目包括B超和肿瘤标记物甲胎蛋白(AFP)检测,可有效排查早期肝癌。但AFP的敏感性仅为70%左右,特异性也不是100%,某些生殖系统肿瘤、孕妊期、慢性活动性肝炎等也可能出现AFP升高的表现。在肝癌的筛查方法中,目前仍以B超及AFP为主。但超声肝脏存在盲区,可能影响肿瘤的检查。如果怀疑肝癌,可以进一步做CT、磁共振,甚至酌情活检,做细胞学检查。

三、大肠癌的危险因素和防控

大肠癌(结直肠癌)虽然严重威胁着人们的健康,但如果及时发现就是一种可防可治的疾病。大多数大肠癌早期没有症状,即使有症状也不明显、不典型,因而很容易被忽视。当出现大便性状改变、便血、腹痛腹胀、里急后重、不明原因贫血或体重减轻等症状时要引起警惕。

80%大肠癌是由肠息肉发展而来的。新生的大肠息肉即为大肠腺瘤,大肠腺瘤是常见病。尸检资料表明,大肠腺瘤在50岁以前发生率为17%,50—59岁为56%,70岁以上为63%。腺瘤是癌前病变,腺瘤发生癌变至少5年,平均10—15年。一般直径小于1cm的,癌变率约10%,大于2cm者癌变率约50%。

肠镜是目前筛查和诊断大肠癌最可靠的方法。一旦发现大肠腺瘤,小于1cm的,内镜下活检钳凝切、电凝器灼除;大于2cm的,多采用开放手术切除。大肠腺瘤切除须定期复查,手术早期须每年复查一次,可有效预防大肠癌。

但肠镜没事并非万事大吉。以往很多锯齿状息肉被除多数认为是增生性息肉,并未意识到它的潜在恶变能力,但近来发现,锯齿状息肉发展而来的大肠癌占所有结直肠癌的20%—30%。而锯齿状息肉在常规结直肠镜中很容易被漏诊,应予以重视。因锯齿状息肉与吸烟、饮酒和肥胖相关,故依然要通过控制吸烟、饮酒和体重来预防可能发生的结直肠癌。

大肠癌高危人群:40岁以上有消化道症状,如便血、黏液便及腹痛者;有结直肠癌家族史的直系亲属；有结直肠癌病变前病变者（如大肠腺瘤、溃疡性结肠炎、克隆氏病、血吸虫病患者），每3—5年接受一次筛查。对于非高危人群，应从50岁起，每5—10年接受一次大肠癌筛查。若结果阴性，由于结直肠癌的发展过程大约需要10年以上，因而10年后复查肠镜即可。

　　防控结直肠癌，主要是控制肥胖和过多摄入高脂、高胆固醇食物，爱吃红肉者应特别当心。戒烟限酒，摄入足够的蔬果更为重要。蔬果中含有的膳食纤维是"肠道清洁工"，可以促进肠蠕动，清洗肠道内垃圾和废物，减少致癌物在肠道的停留时间，同时可稀释并加速移除食物中的致癌物质，是保护肠道健康的有力帮手。英国学者奥纳对多项研究结果进行系统回顾分析证明，每天摄入10g谷物纤维可使结直肠癌风险降低10％，而每天摄入90g全谷类，可降低20％结直肠癌风险。

四、前列腺癌的危险因素和防控

　　前列腺癌呈潜伏缓慢生长，当肿瘤很小时，患者无任何症状，很难引起警惕。当肿瘤增大到一定程度压迫尿道时，往往已不是早期。症状表现为尿流变细、排尿困难，常以为是年老的表现，或前列腺增生所致。因此中老年男性出现尿频、尿急、夜尿增多、尿流变细、排尿困难等症状时，首先要排除是否前列腺癌，应立即做相关检查。更要注意的是，前列腺癌最容易发生骨转移，有些病人在出现骨痛、骨折、脊髓受压导致下肢瘫痪后，经检查才发现原发病灶是来自前列腺癌，从而延误了早诊早治的机会。

　　目前，诊断前列腺癌最简单的方法是直肠指检，医生从肛门伸进食指便可查出前列腺大小、硬度、有无结节和黏连等。如果触及质地坚硬、高低不平的结节，就要怀疑是前列腺癌了。另外，前列腺特异抗原（PSA）检查对早期诊治有一定意义。但PSA检查敏感性高特异性差，只要前列腺及周围的膀胱、尿道有个风吹草动，如肥大、结石、炎症等，PSA就会升高。这就是说，PSA升高不一定是前列腺癌，而PSA不高也不能排除前列腺癌。但若PSA明显升高或经动态观察PSA在不断爬升，那就要注意了。

　　目前国内专家已达成共识：50岁以上有尿路症状的男性，常规进PSA检查和直肠指检；有家族史的男性，应从45岁开始定期检查；PSA检查主张每2年进行一次，但PSA≥2ng/ml的人，要每年复查一次。

　　有些老年男性肛门指检查出了病灶，PSA还在正常范围内。因此，当PSA异常（尤其是PSA明显升高或经动态观察PSA在不断爬升）时，应做肛门指检或直

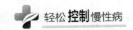

肠超声检查,或做磁共振(MRI)检查。但前列腺癌的最终确诊还要靠穿刺活检。如果活检阴性又高度怀疑有前列腺癌,则要进行重复穿刺。

前列腺癌有四大高危因素。一是脂肪摄入量多。这与我国前列腺癌发病率升高有直接关系。二是吸烟和大量饮酒。三是晒太阳少,体内维生素 D 很难转化为活性维生素 D,而活性维生素 D 能够减少前列腺癌的发生。四是遗传。如果家人中有人患前列腺癌,那么患病人数越多、血缘关系越近、亲属发病年龄越早,前列腺癌的相对危险性越高。

预防前列腺癌,在可控危险因素中,一是戒烟限酒。吸烟者戒烟,不吸烟者避免吸二手烟。尽量少饮酒。二是饮食不要西化。香肠、培根、黄油等高脂肪高蛋白食物吃得过量,中餐的大鱼大肉也是一样,都容易诱发前列腺癌。

五、胃癌的危险因素和防控

我国胃癌早诊率低于 10％,远低于邻国日本(70％)和韩国(50％)。目前,我国大多数胃癌患者发现已是中晚期,患者生存超过 5 年的几率低于 30％。而如果筛查出早期胃癌,通过内镜手术或外科手术,患者生存 5 年的概率超过 90％。胃癌筛查是提高胃癌生存率的有效途径。因此,在自然人群中推荐早期胃癌筛查和高危人群进行内镜检查。

食管和胃肠都是空腔脏器。空腔脏器出现的癌症与实质性脏器不一样,空腔脏器的癌细胞只要不超过黏膜的第二层就可以治愈,不存在 5 年生存率或 10 年生存率的问题。这就是早期癌症与晚期癌症的天壤之别。但是消化系统早癌大多没有特异性症状和标志物,因此关键在于无症状健康检查,也就是通达内镜进行筛查和诊断。

1. 胃癌的筛查

早期胃癌经过规范的治疗,术后 5 年生存率可达 90％以上。对于 40 岁以上胃癌高危人群,并符合下列各项其中之一,属于胃癌风险人群:胃癌高发地区人群,幽门螺杆菌感染者,萎缩性胃炎、胃溃疡、胃息肉、手术后残胃、肥厚性胃炎患者,胃癌患者的一级亲属(父母、子女、兄弟姐妹),存在胃癌其他危险因素(高盐、腌制食物、吸烟、重度饮酒等)。

胃癌筛查方法:

(1) 血清肿瘤标记物。目前常用的 CEA、CA 19-9、CA 72-4、CA 125、CA 242

等由于早期胃癌的阳性率极低，因此不推荐作为筛查方法。而我国研制的新型胃癌标记物 MG7 对胃癌有一定早期诊断价值。

（2）血清学检测项目。血清胃蛋白酶原Ⅰ、Ⅱ（PGⅠ、PGⅡ）和血清胃泌素 17（G‐17）、HP 抗体等项目能反映萎缩性胃炎及胃癌的发生风险。

（3）幽门螺杆菌（HP）检测（主要是呼气试验）。

（4）内镜检查。高风险人群应选择性做胃镜检查。

（5）磁控胶囊胃镜系统具有胃镜相似的效应，是一种可选择的筛查方式。

原来用的胶囊胃镜，因为不能控制，胃腔太大，无法进行良好的观察，只能用于小肠。而磁控胶囊胃镜检查，患者只需要吞服一粒胶囊，采取仰卧位，医生便可通过磁场对之进行摇控，能够清楚地观察患者胃部，整个过程仅需 15 分钟，是胃癌筛查和诊断最为先进的检查方法。

2. 胃癌的风险因素

（1）不良饮食习惯。饮食不规则，三餐不定，喜食热汤食物、辛辣刺激性食物，进食快，可造成胃负担过重而引发胃癌。

（2）食物因素。长期食用油炸、烧烤、烟熏、腌制食品，蔬果摄入少。

（3）酗酒吸烟。

（4）幽门螺杆菌感染。约 50％胃癌与幽门螺杆菌感染有关。

（5）缺乏体能锻炼。

（6）压力大，精神压抑。

（7）癌前病变。慢性萎缩性胃炎伴有肠上皮化生或胃黏膜上皮异型增生与胃癌关系密切，胃溃疡、胃息肉均可能癌变。

3. 胃癌防控

流行病学研究表明，环境因素在胃癌发病中起主导作用，遗传因素居从属地位。

一是对胃癌危险群体进行 HP 根治，可促进胃黏膜癌前病变的逆转。多项研究共同显示，根除 HP 有预防胃癌的保护作用。

二是调整生活方式。禁烟限酒，不吃高盐、腌、熏、烧烤、油炸和霉变食品，避免进食过快和食过热食品，减少摄入在不合理的烹调加工过程中产生的致癌物。

三是多吃蔬菜水果。新鲜蔬果中含类胡萝卜素、维生素 C、叶酸、含巯基化合物和植物活性物质，这些物质有预防胃癌的保护作用。如维生素 C 可阻止胃中活性氧的生成，并能分解胃内亚硝酸盐，阻止亚硝酸胺的合成。高剂量维生素 C 可

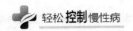
以有效阻止 HP 感染风险。

葱蒜类蔬菜中含有大量含巯基化合物。山东省临朐县胃癌流行病学研究表明,与不吃大蒜者比较,每年吃 1.5kg 以上大蒜者患胃癌风险仅为 50%;并发现,吃葱蒜类蔬菜的总量与胃癌发生风险呈负相关关系。

 # 六、乳腺癌的危险因素和防控

1. 乳腺癌的危险因素

乳腺癌的高发年龄分别为 45—55 岁、65—75 岁两个年龄段。相比而言,社会经济地位较高的城市女性发病率较高。月经初潮年龄小于 12 岁、绝经年龄超过 55 岁、初产年龄超过 35 岁,不生育、不哺乳的女性发病率会更高一些。

超重肥胖是乳腺癌的帮凶,体重增加会引起雌激素水平增高,与乳腺癌的发病有关。酒精会提高雌激素水平,导致细胞 DNA 损伤。研究显示,每周喝 3 次含酒精饮料的女性的风险增加 15%。高脂饮食、红肉(特别是加工肉类)、精神压力、吸烟、电离辐射、肿瘤家族史等均为乳腺癌危险因素。有乳腺癌家族史,特别是患者的母亲或姐妹曾患乳腺癌,在绝经期发病或患双侧乳腺癌者,以及长期大量使用外源性雌激素者发病率较高。

2. 几种典型症状

乳房组织突然增厚、乳房或乳头凹陷(癌细胞被乳房组织"拴住",向内推挤造成)、乳房肿块、橘皮皮肤、静脉曲张(乳房组织液体积累)、新增分泌物及自己触诊发现肉眼看不见的肿块(多坚挺而不会移动)等。如果出现以上几种典型症状,应到医院做进一步检查。

3. 乳腺癌的筛查

普通人群可做乳腺彩超检查。乳腺彩超不受组织条件影响,可以准确检测几毫米的微小钙化灶,对乳腺囊性和实质性肿块有较好的鉴别价值,有利于第一时间发现肿瘤在内的微小病灶,还可对肿物的性质进行评估分析,乳腺彩超已成为乳腺癌筛查的重要手段。

若乳腺彩超发现问题,可进一步做乳腺钼靶 X 线摄影。钼靶检查是目前诊断乳腺疾病尤其是早期发现的最重要最有效的方法。这种方法对确诊具有优势,一方面,它的敏感性高,可以发现物理检查摸不到的肿块;另一方面,它的准确率较高,尤其对大乳房和脂肪型乳房诊断率更高。因此,它已被广泛用于乳腺癌诊断和治疗后的随访。

钼靶X线摄影有一定的局限性。一是东方女性乳房较小,乳房组织致密,早期的瘤体小,与周围腺体组织密度相似,分界不清,容易造成漏诊误诊。二是放射性损伤,女性一生中不宜接受过多钼靶检查。三是年轻女性乳房组织处于敏感期,因此,尽量避免和减少钼靶X线检查以降低放射性损伤。

高危人群可选择磁共振检查。磁共振图像非常清晰而精细,可对人体各部位进行多角度、多平面成像,分辨率高,能更加客观具体地显示人体的解剖组织及其相邻关系,并能对病灶进行更好的定位和定性,在早期乳腺癌的诊断中具有很大的应用价值。在平扫的基础上,静脉注射增强对比剂可以更清楚地将病变的轮廓、边界、内部结构及病灶组织的关系显示出来,检出率较平扫增高,并在一定程度上反映出肿瘤细胞增殖的状态。但磁共振检查有一定的假阳性和假阴性存在,虽然这种情况极少发生,但也不可疏忽。

查出乳腺钙化怎么办?乳腺X线检查可发现高密度的钙化影,这种受检者自己也看得清楚。乳腺钙化多数是良性的,但部分可能是恶性病灶,应引起注意。

乳腺钙化分粗钙化和微钙化两种。一般粗钙化点多为良性病灶;散在分布的钙化,无论是粗钙化还是微钙化均为良性钙化;弥漫性分布的微钙化灶若无局部成簇,通常也是良性病变。如果是节段性或成簇分布的短棒状、分枝状微钙化则可能是恶性病灶,多为原位癌或浸润癌,其恶性风险在90%以上,需与医生一道认真对待,积极处理。

4. 乳腺癌的预防

一是改变不良饮食习惯。世界卫生组织对乳腺癌的一级预防提出5条饮食指导,包括避免动物脂肪、增加粗纤维、减少肉食、增加新鲜水果和蔬菜,以及避免肥胖。一项对9万多名女性的调查发现,以植物为主的饮食可以降低15%患乳腺癌的风险;同时要限酒(每天喝3次含酒精饮料的女性患乳腺癌的风险增加15%),避免肥胖,少吃红肉,特别是加工肉类。二是建立良好的生活方式,调整好生活节奏,减轻压力,保持心情舒畅愉快。三是运动锻炼。要有每次30—60分钟、每周3—5次的中等以上强度的有氧运动,能与阻抗运动、柔韧运动组合起来更好。四是生育尽量别太晚,产后坚持母乳喂养。五是正确应用激素类制剂。不少女性保健品、化妆品都含有一定量的雌激素,可能导致乳腺导管上皮细胞增生,甚至癌变,应予注意。六是对良性乳腺疾病要追踪观察。有些良性乳腺疾病在一

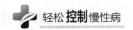

定条件下可能恶变,追踪观察可早发现早干预。

七、宫颈癌的危险因素和防控

宫颈癌是目前唯一病因明确的癌症,约 99％是乳头瘤病毒(HPV)感染所致。全球范围内包括美国、法国、日本等 71 个国家将青少年接种 HPV 疫苗纳入国家免疫规划。研究显示,在 24—45 岁女性中进行 10 年随访,证实可对接种女性提供长达 10 年的持久保护。我国育龄女性中 HPV 感染约 18％,其中高危型 HPV 感染约 15％,低危型 HPV 感染约 3.5％,严防高危型 HPV 感染是防控宫颈癌的关键。大部分 HPV 感染都没有症状,可被人体的免疫系统所清除。因而,这些感染通常是一过性的,大致感染时间为 8 个月,多数都不会发展成癌前病变。但 30 岁以上的女性,HPV 持续感染 8—24 个月,有可能发生癌前病变。平均 8—12 年发展为宫颈癌。

除了 HPV 感染之外,性生活紊乱、早婚、早产、多孕多产、吸烟、宫颈裂伤及炎症的长期刺激也是诱发因素。

宫颈癌的筛查,一般采用细胞学检测(TST),但单一的细胞学检测还不足以评估罹患宫颈癌的风险,还需要同时检测 HPV。已知两种风险最高的病毒株是"HPV16"和"HPV18"。相比没有 HPV 感染的女性,携带这两种病毒株的女性,发展成癌前病变的可能性高出 35 倍。如果 TST 和 HPV 筛查两项均阴性,可以隔 5 年再查;若 HPV 阴性,则 5 年内无须再接受筛查;若 TST 阴性,HPV 阳性,则需要每年重复进行联合检测。

目前科学上已经肯定"无高危型 HPV 感染则无宫颈癌"的说法。预防宫颈癌首选 HPV 疫苗。四价 HPV 疫苗已在全球 133 个国家上市,接种量超过 2.44 亿剂。宫颈癌一级预防是在疾病未发生时针对病因(如 HPV 感染)而采取的措施,这是防控疾病的根本措施。二级预防是在疾病的潜伏期(如癌前病变)为阻止疾病的发展而采取的措施,包括早诊早治。宫颈癌中的 16 型和 18 型是主要致病因素,目前 HPV 疫苗是针对这两种亚型的。我国已经上市的二价和四价疫苗可预防 84％的宫颈癌,而九价疫苗(近已上市)可预防 90％的宫颈癌。

接种 HPV 疫苗可出现一些反应,如疲乏、肌痛、头痛、发热及恶心、呕吐、腹痛腹泻等胃肠道症状十分常见,一般在短期内可自行缓解。如出现速发型过敏反应和神经系统不良反应应及时就诊。

八、卵巢癌的危险因素和防控

女性卵巢癌发病率虽然不高，但其死亡率常位于女性生殖道恶性肿瘤之首。其主要原因是发病比较隐匿，早期几乎无任何症状，且卵巢位于盆腔内，早期病变不易发现，加上病因尚未查明，除 20％与基因突变有关外，其余患者发病原因尚不清楚。所以一直没有一种能够早期发现的有效方法，在发现时大多数病人已经是中晚期。现有的经典筛查方法，包括 CA 125 和阴道超声，单一或两种手段筛查，其死亡率均无显著差异。研究发现，单一 CA 125 有 44.2％的女性至少出现一次假阳性，单一超声检查有 2.25％的女性接受了诊断性手术，但是未发现癌症。有的女性在出现假阳性结果之后，接受诊断性手术往往需要切除 1—2 个卵巢，这在没有癌症的女性中，这类不必要的手术切除卵巢的潜在危险是很大的。许多资料表明，现有筛查手段不仅不能降低死亡率，筛检出假阳性的结果反而会给女性带来伤害，综合来看，弊大于利。

由于病因不明，缺乏早期典型症状和成熟的早期诊断方法，有两个 70％：超过 70％的患者诊断时是晚期；5 年生存率很低，仅为 39％，5 年复发率最高，达 70％。

BRCA 是抑癌基因，如果 BRCA 基因突变，机体将丧失抑制肿瘤发生的功能，导致癌细胞大量繁殖，其中最密切的是乳腺癌，其次是卵巢癌。

并非所有的 BRCA 基因突变者都会必然发展成癌症。在一般人群中 BRCA 基因突变携带率为 1/600—1/400，在某些特定人群中基因突变携带率高达 1/60—1/40。

一般认为，如果一名女性的家族中无卵巢癌患者，那么她一生中发生卵巢癌的概率约是 1.4％；如果有 2 名以上的一级亲属患病，则发生卵巢癌的概率进一步上升到 7％；如果确定 BRCA 有关的遗传性卵巢癌的家族，则发生卵巢癌的概率增加到 40％—50％，这显示了 BRCA 基因突变的重要性。下列特定人群有检测 BRCA 基因突变的必要性：有乳腺癌或卵巢癌家族史，家属中有多人年龄较小就发生乳腺癌的患者，同一名妇女身上发生乳腺癌和卵巢癌，双侧乳腺癌，男性乳腺癌。

BRCA 检测结果阳性是否要预防性切除卵巢和输卵管？已经证实，预防性切除卵巢和输卵管后，能明显降低乳腺癌和卵巢癌的风险，但同时会增加卒中、冠心病和骨质疏松的风险。对于 BRCA 基因突变的女性可考虑进行预防性切除。目

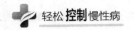

前认为最佳手术时机为 40 岁之前,或者稍晚几年,推迟到完成生育任务之后。

 # 九、食管癌的危险因素和防控

全球超过 1/2 的食管癌在中国,我国食管癌高发的原因与饮食习惯和环境因素相关。

1. 食管癌的高危因素

一是饮食习惯。进食过热、过快或粗糙食物,都可造成食管上皮损伤。长期饮用烈性酒会增加 7—50 倍的发病风险。

二是致癌物质。烟草烟雾、腌制、烧烤食物中的亚硝氨类、霉变食物中的黄曲霉毒素等均有较强的致癌性。

三是环境因素。我国食管癌有明显的地区性,干旱的气候和碱性土壤以及亚硝酸盐高的食物中缺乏核黄素、烟酸、镁和锌等元素与食管癌有关。

2. 食管癌的早期征象主要有四点

(1)异物感。总感觉食管内有异物存在,即使不做吞咽动作也会感觉有异物存在。

(2)哽噎感。吞咽食物时出现哽噎感并多呈间歇性,与患者情绪有关,早期不影响食物通过。

(3)胸骨后疼痛。在吞咽食物时胸骨后有灼烧感或针刺样疼痛,吃干性食物时疼痛加重。

(4)食物下咽困难。在下咽食物时,进程比较缓慢,并且伴有一定的滞留感和咽部紧缩感。

由于食管癌的早期症状多不明显,且间断发生,很容易被忽视。不少患者当出现明显吞咽困难和呕吐,甚至消瘦和贫血等症状时才就诊,失去了最佳治疗机会,值得食管癌高危人群警惕。

3. 食管癌的筛查

我国食管癌发病主要集中在 55—74 岁人群。符合以下任意一条者为食管癌高危人群:有不良饮食习惯,如进食快,喜热烫饮食、高盐饮食、腌制食品者;有长期吸烟或饮酒史;长期居住于食管癌高发地区;一级亲属有食管癌病史;既往有食管病史。

筛查方法：胃镜是筛查的常规手段。有条件者可做色素内镜或电子染色内镜。色素内镜是用碘剂对食管黏膜喷洒，由于食管癌上皮细胞不染色，能清楚显示病变与正常区域，可显著提高早期及癌前病变的检出率。高清智能电子染色内镜对病变诊断的敏感性明显优于白光内镜，并可避免过多的细胞活检。

4. 食管癌的预防

首先是改变不良生活习惯，不吃过烫的食物，少吃酸辣等刺激性食物，不吃霉变的食物，尽量少吃亚硝酸盐食物，不喝烈性酒，不吸烟，吸烟者戒烟；其次是食管癌高发地区防止水源污染，改良水质；再次是多吃新鲜蔬菜水果，饮食注意摄入足量的维生素 A、维生素 C 和维生素 B_{12}；最后是早期筛查，高危人群当出现警告症状时应及时检查。

十、胰腺癌的危险因素和防控

由于胰腺癌报警症状不典型，肿瘤标记物特异性不高，大多数就诊时已属晚期，不能手术。又因胰腺癌早期诊断困难，进展快，预后差，中位生存期仅 4—6 个月，5 年生存率仅为 5％，因而胰腺癌素有"癌中之王"之称。

1. 胰腺癌高危人群

近年来我国患病率不断增高，主要与高脂、高热量和不良饮食习惯有关。胰腺癌高危人群包括：年龄 55 岁以上，过量饮酒、长期吸烟、肥胖或超重、患高脂血症、患慢性胰腺炎、胃大部分切除（20 年后）接触化学毒物、生活无规律、工作压力大等人群；40 岁以上，不明原因体重减轻、不明原因上腹或背部疼痛、不明原因消化不良、新发糖尿病而无常见危险因素、患梗阻性黄疸、患急性胰腺炎而无明显诱因（饮酒、胆石症、高脂血症）等人群。

新发糖尿病要警惕胰腺癌。临床发现，约 50％的胰腺癌确诊时并发糖尿病。这是因为胰腺癌会导致糖代谢紊乱，故 1 年内诊断为糖尿病的患者要做胰腺癌相关检查。要注意的是，胰腺癌相关糖尿病有一定特点：发病年龄较大，女性较多见，无"三多"（多饮、多尿、多食）症状，多伴短期内体重明显下降，糖尿病的并发症如动脉粥样硬化、冠心病、高脂血症较少，检测肿瘤标记物 CA 19-9 及癌胚抗原（CEA）存在异常。

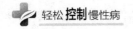

2. 胰腺癌的筛查

肿瘤标记物 CA 19-9 对进展期的敏感性和特异性均比较高。但目前还没有一种兼有高敏感度和高特异度的肿瘤标记物，尤其对于早期诊断价值有限。因此多项肿瘤标记物联合检测比较合理。超声内镜可发现 1cm 的微小病灶，还可通过细针穿刺获得病理标本。CT 和磁共振对早期胰腺癌筛查也有较大价值。如 CT、磁共振、超声内镜均难以鉴别，可做 PET－CT 或腹腔镜检查。PET－CT 发现远处转移有独到优势。通常，经过这些检查大多数胰腺癌早期都可以被发现。

3. 胰腺癌的防控

首先要戒烟限酒，少吃高脂肪、高热量食物，多运动，保持理想体重。其次是高危人群要注意发病信号：对不明原因的消化不良、厌食、消瘦、极度疲劳及腹痛、后背部痛等要警惕。尤其是慢性胰腺炎患者、初发糖尿病者、有肿瘤家族史者，当出现这些征象时要及时就医，做相关检查。一般常见肿瘤都属于慢性病，而胰腺癌是一种急性病，虽然发病时病情凶险，但只要早期发现，及时精确治疗，预后还是比较好的。目前早期手术生存率达 50％以上，术后 5 年生存率达 80％以上；近年来，随着综合性治疗手段的应用和拓展，5 年生存率还在不断提高。对待胰腺癌，最好的方法就是早防、早查和早治。

第十二章

肿瘤防控要知道的几件事

一、癌症的起因

　　基因突变是癌症发生的必要条件，癌症发生必然存在基因突变，但基因突变不一定导致癌症发生，基因突变必须要累积到一定程度才可能导致癌症发生；而这个累积过程不是完全随机的，而是有规可循，可以通过积极预防来干预的。

　　基因突变确实有很强的随意性和无序性，但不代表人类无法掌控，不等于癌症发生具有随意性，更不能否认防癌的重要性。人体还有一个"纠错机制"，即当DNA复制发生错误时，机体会对其进行修复，以保证在复制过程中的高准确性，如果机体的"纠错机制"能够正常运作，没有失效，那么，即使DNA在复制过程中发生了无法避免的错误，癌症也不会发生；但有时候"纠错机制"也会失效。"纠错机制"失效除与年龄的增长有关外，主要与外因的推动密切相关。不健康的生活方式，如吸烟、过多饮酒、空气污染、熬夜、辐射等，这些不良因素不光增加复制的出错率，也影响了机体"纠错机制"的运行。殊不知，在癌症的发生过程中，这些因素恰恰起到了巨大的助推作用。

　　我们必须遵循健康的生活方式以减少癌症发生风险。如吸烟引发88％的肺癌、65％的食管癌、37％的膀胱癌、29％的胰腺癌；几乎100％的宫颈癌由乳头状病毒感染引发。正常细胞发展成癌症需要30年，前27年是可以治愈阶段。因此，不论是基因突变还是对于机体内外环境有影响的癌症，适时筛查、早期诊断、早期治疗才是最好的方法。

　　虽然许多肿瘤的发生目前还难以预防，但现在新的检查设备不断出现，治疗手段不断进步，就算患了癌症，有一些霉运，但治疗上还是有办法的。

　　目前，我们对基因突变的认识和控制手段也还只是冰山一角，攻克癌症要走的路还很长。但我们相信，基因突变的不可控只是暂时的，早晚有一天防癌关口会前移，使大部分基因突变由不可控变成可控。

二、带有致病基因的人如何预防癌症

　　为了预防癌症，越来越多的人选择基因检测，尤其是有癌症遗传倾向的直系亲属，如果检出相关基因突变，早知道早预防无疑是明智之举。

　　我国遗传倾向明显的恶性肿瘤有乳腺癌、大肠癌、卵巢癌、胃癌和鼻咽癌5种。大肠癌患者中,遗传性肠癌约占10%(大肠癌的癌前病变——家族性大肠息肉的遗传性也比较高);目前已知大肠癌密切相关的基因有10多种,每种基因通常有上百个突变位点,通过二代基因检测技术,可以检测已知和未知位点的突变。APC基因突变的致病风险很高,遗传了APC基因突变,相当于遗传了大肠癌。乳腺癌中,遗传性占5%—8%;卵巢癌、胃癌和鼻咽癌遗传性各约占5%。家族中有以上5种癌症的亲属是患癌的高危人群,可做相关基因检测。以前做基因检测,其结果要等近半年,现在有了二代基因测序技术,10天就能出结果。

　　检出了相关基因突变,并不等于得了癌症,只是表明得这种癌症的可能性比较大,警示人们要早做预防。从基因突变到演变成实体癌,并非一蹴而成,而是要经过几年甚至几十年时间才发病。在此期间,如果不注意生活方式的调整和避免环境因素的影响,则为突变基因的恶变做了"贡献",起初少数的癌细胞得到复制、繁殖,最终养虎遗患,发生"黑天鹅"事件在所难免。

　　即使检出了相关突变基因,也不要惊慌失措。带突变基因或带瘤生存的现象广泛存在。资料显示,在死于非癌症的40—50岁女性乳腺癌组织切片检查中,发现有40%的妇女患有乳腺癌病灶;在525名意外死亡的男性死者的前列腺病理切片检查中发现,即使在20多岁的年轻人中也有近10%患有前列腺癌,70岁以上的死亡者中有80%以上存在前列腺癌病灶。

　　健康的生活方式可以使一半以上带致病基因的人不发病。

　　首先,避免高热量、高脂肪饮食控制正常体重。近年研究证实,肝癌、贲门癌、甲状腺癌、膀胱癌、胰腺癌、卵巢癌、脑膜瘤、多发性骨髓瘤这8种癌症与人体脂肪堆积多相关。加上目前已经明确,与肥胖和超重关系证据确凿的5种癌症——大肠癌、食道癌、肾癌、绝经期乳腺癌、子宫癌,一共有13种癌症与肥胖有关。

　　健康的生活方式,在饮食方面主要是要多吃富含纤维素的蔬菜、水果和适量杂粮,可以减少大肠癌风险;选择鱼肉、鸡肉等白肉,少吃猪、牛、羊等红肉,尤其不要吃肥肉或猪油。

　　其次,进行有效的体能锻炼。控制体重靠的是少吃和多锻炼。多项观察性研究发现,体能锻炼可以降低乳腺癌、大肠癌、子宫内膜癌等发病风险。

　　最后,保持良好的心态,善于释放压力。坚持健康的生活方式,从儿童、青少年做起,最好从备孕做起,将受益终身。

三、得了肿瘤要调整好心态

现代社会越来越多地提倡发现潜在的疾病,早期检查那些没有症状的疾病成为现代预防医学的重要内容。肿瘤筛查对于病人而言,可能是一件改变其生命轨迹的重大事件。接受医学筛查后,那些以前自我感觉良好的人都会不同程度地进入焦急等待的状态。如果肺部 CT 查出毛玻璃阴影,焦急就立马变为焦虑、恐慌。若肺部结节疑为早期肺癌,需要进一步检查或手术治疗。获得这种有关自身健康的坏消息后,深感震惊,认为自己的生命已经进入倒计时,充满了绝望和恐惧,这种心理对病情控制很不利。因为患者的这种精神、心理可明显影响神经、内分泌和免疫机制。内环境稳定、协调有序有助于阻止肿瘤细胞发展,促进身体康复。而不良情绪会干扰正常治疗,影响健康。临床发现,有些原本很有希望治愈的肿瘤患者,因为没有及时调整好心态,不能配合治疗,从而错过了最佳的治疗时机。

目前,癌症已有许多治疗手段,如今早期肺癌采取手术等综合治疗,治愈率高达 90% 以上,比一般慢性病的治愈率要高得多,根本用不着如此惊惶失措。"癌症等于绝症"这种思维定式比癌症更可怕。因为这种颠覆性的情绪破坏了自身免疫功能,本身就是一种促癌因子或是癌症转移因子。

癌症是一种肿瘤,并不是"恶性肿瘤"。"恶性肿瘤"与癌症不能画等号,"恶性肿瘤"是早年癌症肆虐人类健康的无奈的按语,医学上很少使用"恶性"这个词。传统的"恶性肿瘤"这个词已不适合当今肿瘤可防可治的现实,因此这个"恶名"应该被弃去,以免像幽灵一样影响着人们的身心健康。把癌症当作一种慢性病,是基于 2005 年美国死亡总人数首次出现下降趋势后,2006 年世界卫生组织等国际机构把原来作为不治之症的癌症重新定义为可以治疗、控制甚至治愈的慢性病。

肿瘤患者需要注意的几种心态。

一是对疾病不认可。当肿瘤这个不速之客突然降临时,有些人采取不相信、不承认的态度,不马上到医院进行诊治,反而怨天尤人,产生"我平时生活方式很注意,怎么会得这个病?是不是诊断搞错了"等疑虑。其实这种心态是会延误治疗的,患者应尽早克服这种不认可的心态,面对现实、及早就医,以免延误治疗时机。

得了肿瘤,首先要调整好自已的心态,这对疾病的预后极为重要。表观遗传学研究已经证实,心理力量可以避免一些遗传性疾病的"开关"被打开,进而预防疾病的发生。具体来说,虽然细胞基因相同,但表达方式可因其所处环境的不同发生差异。心理消极时，细胞生长环境会被压力激素"毒化"，使身体患病；心态积极时，免疫力会更好，人体自我恢复机制自行启动，使受制部位得以修复。

二是轻信偏方、秘方。有些患者错误地认为，肿瘤化疗和放疗对正常细胞和肿瘤细胞良莠不分，摧残人体免疫功能，治病得不偿失，还是吃点偏方或秘方来调理身体较好。持这种心态的不少患者被铺天盖地的广告所忽悠，被"神效""奇效"吹嘘所迷惑，结果不但疾病得不到有效治疗，而且肝脏和肾脏等脏器也造成严重损害。现今对肿瘤治疗新的方法日新月异，治愈率和生存率不断提高。如精准的外科手术和物理治疗、生物治疗、靶向药物治疗、免疫和基因治疗等。但还没有一种方法称得上"神效"或"奇效"。全球众多科学家的潜心研究成果还抵不上一纸偏方、秘方，这可信吗？

三是要面对现实。一旦被确认为癌症，几乎所有患者就会产生一系列负面情绪：对疾病预后的未知、职业生涯是否终结、疾病和治疗的疼痛、与亲人的分离等。这许多问题一时是理不清的，也不会有正确答案。当遇到这种"理还乱"的情况时，就需要从哲学层面来理解和对待。

四是家人帮助患者调整好心态。家人和亲朋好友可以从以下方面对患者进行安抚和疏导，并帮助其理清思绪上的"一团乱麻"，使患者能理智应对。首先，要使患者对癌症有所了解。长期以来，人们对是否如实地告诉患者癌症的诊断存在不同的看法。事实上，要想对他们长期保密几乎是不可能的，特别是一些文化素养比较高的患者，与其让患者猜测或从侧面了解病情，不如让他知道实情。对性格开朗、文化素养比较高的患者可以"开门见山"，对于心理承受力不够好的患者可以"虚虚实实"，使患者逐渐了解"真相"，以平稳过渡心理"应激期"。其次，心理暗示是可以尝试的一种心理治疗方法。心理学家巴甫洛夫告诉我们，暗示是人类最简单、最典型的条件反射。

心理暗示主要有两种方法：一是通过诱导性语言巧妙地向病人暗示病情正在稳定并逐步好转，治疗正在见效，身体正在康复等。这样，有利于患者树立信心，减少心理压力，改善身心状态。在讲述病情时，语气要坚决，毫不迟疑。二是环境暗示。营造一个安静、舒适、整洁、温馨、充满爱的家族环境，家人要多陪伴患者，谈论一些有趣的往事，让患者阅读感兴趣的报纸、杂志或观看电视节目，最好不要让患者独处，孤独感会使焦虑、抑郁加重，甚至产生恐惧心理。身体虚弱、情绪低落的人特别容易受到环境暗示，家人应特别注意。最好每天有亲朋好友、志愿者来串门闲聊。同时鼓励患者参加各种集体活动，如健身活动、音乐茶室、相关疾病俱乐部、短程的健康旅游团等。

总之，除了日常生活作息之外，使患者有人陪、有事想、有事做，以分散患者注意力,改善情绪,减少内心痛苦,帮助患者增强意志,树立与疾病抗争的信心。另外,让患者拥有充足的睡眠也很重要。足够的睡眠时间,有利于患者情绪的稳定和疾病的康复。如睡眠不足,可寻求医生辅以药物治疗。

 ## 四、肿瘤细胞能被"饿死"吗

有些人得了肿瘤以后,怕营养丰富为肿瘤细胞提供更多养分,就错误地采取饥饿的办法,希望能把肿瘤细胞"饿死"。其实这是一个误区。相当一部分肿瘤是可以通过适当节制摄入和合理饮食预防的,但没有证据表明营养支持会促进肿瘤细胞生长。相反,营养摄入不足,会使得正常细胞难以发挥生理功能,而肿瘤细胞仍会掠夺正常细胞的营养,饿死的只能是病人自己。

肿瘤本身是一种消耗性疾病,而肿瘤细胞是一种十分强势的群体,它比正常细胞更能竞争营养物质,而且还会引起代谢紊乱,使自体蛋白质丢失。同时,大多数患者伴有食欲减退,吃不下饭,尤其不敢吃鱼类等优质蛋白质,如果再加上放疗、化疗等抗肿瘤治疗带来的恶心呕吐等不良反应,更使食欲衰退,往往造成严重营养不良,进而免疫力急剧下降,患者对抗癌药物的副反应更为敏感,手术的耐受力下降,生活质量差,最终成为恶病质,死亡率明显增加。

研究表明,营养不良的肿瘤患者5年生存率明显低于营养良好的患者。临床实践证明,对恶性肿瘤患者进行合理的营养支持治疗,可减少各种不良反应和并发症的产生,改善生活质量,延长生存期。营养支持成为肿瘤治疗的基本手段。

医学上营养支持治疗分为肠内营养和肠外营养两种方式。肠外营养是营养物质经静脉输入人体,肠内营养是全能营养素通过管饲进行营养支持。其实,对于未丧失胃肠道功能和吃得下饭的患者,全面、足够的营养素摄入是一种维持正常细胞生理功能的肠内营养。

另外,民间流传着得了病不能吃"发物"的习俗。肿瘤患者吃了"发物"会加快肿瘤细胞生长,如海鲜被认为是一种"发物",并无科学依据。其实,海鲜是一种优质蛋白质,深海鱼中富含欧米伽-3脂肪酸,是一种很重要的营养物质。有些肿瘤患者因为忌吃"发物",这个不能吃,那个不能吃,而非"发物"却大量摄入,结果是营养不良与营养过剩同时存在,这种矛盾性的营养不良状态,既不利于肿瘤的治疗,也不利于肿瘤的预防。

总之,机体免疫力是防治肿瘤的要素。无论细胞免疫(如淋巴细胞等杀伤细胞)还是体液免疫(如免疫球蛋白),其底物主要是蛋白质。若缺乏蛋白质等营养

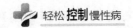

素的供应,势必使机体免疫功能降低或丧失,结果就可想而知。

五、癌症是一种"1/3病"

据统计,癌症已成为我国人群死亡首要原因。不难看出,癌症与心血管病死亡率相当。但大多数人对心血管病处之泰然,谈癌则色变,对癌症的恐惧远远超过了心血管病和其他慢性病;而恐惧的根源正是大众认为得了癌症是生命倒计时的传统观念和对癌症的未知与误解。

世界卫生组织(WHO)把原来作为"不治之症"的癌症定义为可以调控、治疗甚至治愈的慢性病。之所以把癌症定义为慢性病,是因为癌症具有慢性病的普遍特点:病因复杂、往往多因一果、长期潜伏、从正常细胞演变为癌细胞要经过多个阶段,因此进展缓慢,病程较长,大多患者长期带病生存。随着医学科学的发展,未来会有越来越多的癌症会像高血压、糖尿病一样,仅仅是一类最普通不过的慢性病而已。

癌症是一种"1/3病"。WHO指出,癌症是一种慢性病,其中:1/3可以预防;1/3通过早期发现、诊断、治疗达到治愈;1/3不可治愈,但经过适当治疗可以控制,获得较好的生活质量进而延长寿命。

1/3癌症通过早期发现、诊断、治疗达到治愈。缓慢生长的肿瘤让我们有充分的时间做到"三早"。尤其是血清肿瘤标记物如甲胎蛋白(AFP)的增高可预测肝癌的发生;低剂量CT扫描成为早期肺癌筛查的"利器"。通过早期筛查,早期治疗,癌症的死亡率不断下降。近年来,通过分子生物学和基因技术的发展,未来一滴血、一口痰就可能成为诊断癌症的重要依据,为癌症的早期发现、早期诊断、早期治疗和进一步降低死亡率提供新的方法。

1/3的晚期癌症患者虽然不可治愈,但可以通过整合措施,多学科综合治疗提高生活质量和延长寿命。WHO特别指出,通过姑息治疗,可缓解90%以上晚期癌症患者身体、社会心理和精神问题。对晚期癌症患者,医学不再以肿瘤组织的缩小或消失为标准,而是生存期的延长和生活质量的提升。医学不再嫉"恶"如仇,逐步放弃"杀无赦"的战争模式,接纳姑息模型,继而走向安宁医疗的和缓模型,完成从"剿"到"抚"和"剿""抚"并举的转身。患者要以平和心态积极应对,不恐惧、不回避,与亲友、医护人员携手同行,积极与癌症这种慢性病做长期斗争。

六、营养支持是肿瘤治疗的基础

营养不良是恶性肿瘤死亡的主要原因之一,是因为肿瘤属于消耗性疾病。肿瘤患者体内有一种肿瘤坏死因子,叫作"恶液质素",会大量消耗患者的营养物质。长期高代谢状态和营养物质代谢障碍,导致极度消瘦、贫血、乏力,甚至完全卧床不起,各种脏器衰竭;放、化疗和手术严重影响患者进食,而厌食和摄入困难更加重了其营养不良。另外,有些患者担心丰富的营养会加速肿瘤的生长,采取饥饿手段,想把肿瘤饿死,因而不敢进食;还有些患者迷信补品、轻视营养素,盲目忌口、偏饮偏食,寻求秘方、病急乱投医等,从而导致营养不良。肿瘤生长需要大量营养物质,肿瘤细胞必须与正常细胞争夺营养,而在这场争夺战争中,正常细胞永远是失败者,所以不注意营养摄入受损的往往是正常细胞、组织和器官。

营养不良使全身组织器官功能和免疫功能减退,对放、化疗耐受性降低,使放、化疗的毒副反应增大,增加手术并发症、感染率和死亡率。由此可见,肿瘤患者的营养摄入与其他慢性病不同,肿瘤患者既要增强体质,维持机体抗病能力,又要应对放、化疗的消化道毒副反应和"修补"手术的损伤。因此,肿瘤患者合理营养更为重要。

美国一项最新研究表明,高质量的营养、均衡饮食可大幅度降低癌症死亡风险。饮食营养最丰富的人死于癌症的风险要比营养不良者低65%。现代肿瘤营养学认为,肿瘤患者的营养干预不再是营养补充、营养支持,是与手术、放疗、化疗、靶向治疗、免疫等疗法并重的另外一种治疗方法,贯穿于肿瘤治疗的全过程,融会于其他治疗之中。

肿瘤营养支持也是姑息治疗的重要手段,可以显著延长进展期肿瘤患者的生存时间,改善生活质量,节省医疗费用,疗效与靶向治疗相当,但费用不到10%。

那么,肿瘤患者如何做到合理饮食呢?合理饮食的要素是平衡和多样化,有利于降低癌症风险,为抗癌治疗提供"正能量",提高患者康复期生活质量,延长生存期。

1. 怎样搭配食物

每日吃的食物一般要15—20种,能达到30种更好。

在限制热量的同时要保证蛋白质摄入。由于肿瘤细胞对葡萄糖的摄取能力较强,而且以糖酵解的代谢方式为主,因此建议限制糖类,特别是精制糖的摄入。

同时,要提高蛋白质含量,摄入更多的优质蛋白,以缓解肿瘤所致的蛋白降解及蛋白合成降低。每日要保证40g动物蛋白和30g植物蛋白。

限制精加工的淀粉类食物。谷类加工过于精细,可导致其表面所含的维生素、矿物质等营养素和膳食纤维大部分流失。肿瘤患者每天最好能吃50g以上粗粮、谷类,包括米、面、杂粮,薯类包括马铃薯、甘薯、木薯等。另外,粗加工的谷类、豆类富含纤维素和多种微量元素,同时能量密度较低,主食中保证每天摄入50—100g。

此外,肿瘤能引起胰岛素抵抗,以及放、化疗对机体的损伤可导致部分肿瘤患者发生高血糖症,粗粮较精加工的细粮生糖指数更低,更有利于控制血糖。

多吃有防癌功效的蔬果。如菇类、木耳类、红薯、蔬菜(葱蒜类、卷心菜、花椰菜、萝卜、胡萝卜、莼菜等)、水果(无花果、大枣、红心火龙果、蓝莓、苹果等)、绿茶。多种色(红黄绿白黑褐紫)搭配有利于营养素的平衡。用健康油代替部分传统油。如用橄榄油、山茶籽油、亚麻籽油等代替花生油、大豆油。

但要注意:

一是蛋白质不能"恶补"。一般认为,一天摄取总热量中蛋白质大于20％为高蛋白饮食,蛋白质在10％—19％之间为中度摄取量,蛋白质少于10％为低蛋白饮食。无论健康人、慢性病或肿瘤患者过量摄取动物蛋白质并无益处,可能有害。二是减少红肉的摄入。大量食用红肉的人肠道中N-亚硝基化合物水平增高,可增加患结直肠癌等肿瘤的风险,可用鱼、奶、蛋等优质蛋白质、豆类或豆制品代替红肉。豆类与谷物、动物性优质蛋白一起食用,通过互补作用使营养素的吸收和利用更加完善。三是注意体重变化。体重变化常常能反映患者的营养状态,尤其是消化系统肿瘤如食道、胃、肠肿瘤,极易出现体重下降和营养不良,患者最好能养成每天测体重并随时记录的习惯。这一方面便于医生对病情的判断,另一方面也是对自己饮食摄入的一种监控。

2. 化疗时怎样摄取营养

肿瘤患者化疗中最常见的副反应是恶心、呕吐等消化系统症状,这会导致患者胃口变差、进食减少、营养不良、抵抗力下降等并发症。而肿瘤生长不依赖于患者的营养好坏,进食不进食,它都按照自己的生物学行为繁殖和生长。另外,无论是肿瘤手术还是放、化疗,需要患者有一定的体力去承受,尤其是很多药物要达到效果需要有载体,比如需要肝脏去代谢,需要细胞去运输,如果营养不良,患者体质太弱,用药就达不到效果。因此,患者在化疗前后要加强营养,增强体质,以弥补化疗时造成的不利影响。接受化疗的患者一般要采取以下几种治疗饮食。一是少渣饮食。如精制米面及豆类制作的软米饭、面条、馒头、豆浆、豆腐脑,含纤维素少的蔬菜如南瓜、冬瓜、胡萝卜及果汁。不要吃粗粮、韭菜、芹菜等纤维素多的食物。二是低脂饮食。每天脂肪摄取不超过40g,用橄榄油做菜,可选用鱼类、禽类(去脂),禁食肥肉、猪肉及油炸食品。三是低蛋白饮食。每日摄入量一般限制在20—40g,要求选用优质蛋白质如奶、蛋、鱼、禽肉及豆制品等,动物蛋白和植物蛋白的比例以1:1为宜。四是低盐低糖饮食。每天摄盐不超过5g,禁食盐腌制食品,如腌菜、咸肉、香肠、火腿、皮蛋等。精制糖每天不超过10g。

如果因化疗反应,热量、蛋白质摄入不足而发生营养不良,可辅以"口服营养补充液"治疗。"口服营养补充液"是经口摄入特殊医学用途配方食品,以补充日常饮食的不足,其营养素全面,容易消化吸收,比常规膳食更能有效地改善化疗患者的营养状态,恢复身体机能。

化疗后的反应及应对:

(1)恶心呕吐。恶心呕吐是放、化疗常见反应,应以进食温和无刺激食物为主。可多吃些面包、馒头、饼干,避免太油腻、太甜食物。化疗前2小时应避免进食,吃饭要先干后稀,吃饭时不喝水不喝汤,细嚼慢咽。饭后1小时内不要平卧,可以散步。起床前或运动后吃些干的食品,避免冷热食物的刺激。生姜片咀嚼含咽或生姜汤食用有较好的止吐作用。对于恶心呕吐严重患者,要坚持尽量多吃,不要害怕吃后呕吐,应吐后再吃。吃一口是一口,多吃一口食物,就能够获得一口食物的营养,多增加一分抵抗疾病的物质力量。

(2)厌食。恶性肿瘤生长的刺激和化疗的味觉改变都会引起厌食症状。此时,患者应少量多餐,早餐多进食(因清晨反应较轻)。化疗期间适量进食,口味宜清淡,加强营养可在化疗反应过去之后进行。增加微酸口味食物(如酸梅汤、酸奶、含柠檬的果汁)可刺激食欲;吃些清淡爽口的生津食物(如凉拌菜、酱菜、水果)有一定的开胃作用;若患者厌油腻荤腥,可换些蛋白质丰富的非肉类食物(如素鸡、鸡蛋饼、咸鸭蛋)。

(3)口干。化疗后经常会出现口干,这是由于口腔黏膜发炎,使口腔及咽喉部有灼热感。可多吃一些滋阴生津的甘凉食物,如冬瓜汤、绿豆汤、西瓜、梨、小西红柿等,可多进食一些汤类食物;经常漱口,保持口腔湿润;少量多次喝水,每天饮水量至少2000ml;保持室内空气一定的温度,均有利于口干的缓解。

(4)口腔溃疡。化疗可使机体免疫力下降,口腔内大量细菌繁殖,由于口腔自洁作用减弱,容易形成溃疡。患者要避免食用太热、太酸、粗糙、生硬和刺激性强的食物与饮料,如辣椒、浓茶、浓咖啡等。用微酸的漱口水含漱有抑制口腔内真菌感染的作用。

七、打鼾与肿瘤相关

睡眠呼吸暂停综合征（OSA），俗称打鼾或打呼噜。由于其在人群中司空见惯，又无明显症状，大家都不认为这是一种病。其实这是一个认知误区。OSA有很多并发症，不仅与动脉粥样硬化、难治性高血压、中风、冠心病、猝死、内分泌代谢紊乱、泌尿生殖障碍以及认知功能异常等疾病密切相关，而且还会引发恶性肿瘤。OSA已公认为一种全身系统性疾病。

2012年，研究者对一组1522例OSA患者长达22年的随访观察结果显示，罹患轻、中、重度OSA的肿瘤患者，病死率分别为单纯肿瘤患者的1.1倍、2倍、4.8倍，而夜间重度OSA严重低氧血症的肿瘤患者病死率增加7.6倍。研究结果提示，随着OSA严重程度的增高，低氧血症越重，肿瘤的发生率越高。

为什么OSA低氧血症与肿瘤发病相关呢？

一是由于OSA间歇性低氧血症。OSA患者打呼噜时，气道阻塞和再通交替出现，逐渐形成缺氧和再氧合的间歇性低氧血症。这种间歇性低氧，不仅引起全身多系统并发症，而且增加了细胞癌变率。间歇性低氧机体产生的大量活性氧，促进细胞分裂，损伤细胞DNA，诱发基因突变，产生肿瘤细胞。同时，当低氧环境无法满足肿瘤细胞生长需求时，肿瘤细胞出现间歇性低氧和持续性低氧两种情况。间歇性低氧可激活多种与肿瘤细胞代谢、血管生成和肿瘤转移相关的转录因子，进一步诱导肿瘤生存和转移。

二是交感神经激活。OSA产生的间歇性低氧和睡眠剥夺，均可以使交感神经活性增强，而交感神经活性增强可使促瘤细胞增殖。

三是诱导免疫功能改变。OSA患者免疫功能低下或免疫紊乱，不仅参与了多个癌症相关过程，而且增加了肿瘤细胞的侵袭转移能力。

四是诱导生成外泌体（参与细胞间的物质交流与信息交流，从而影响细胞的生理功能，通过参与机体微环境的形成对肿瘤发生与发展进行调控）。外泌体在促进肿瘤形成、肿瘤血管新生、为肿瘤细胞提供适宜环境等，以及肿瘤生长和转移中扮演着非常重要的角色。

不良生活方式、吸烟、过量饮酒、肥胖、高血脂、高血糖、久坐不动等，都与OSA患者诱导肿瘤相关。睡眠呼吸暂停综合征是一种患病率高且并发症比较多的慢性病。因此，患者要注意控制病因，去除诱因，恰当治疗，以免出现包括肿瘤在内的各种并发症。

八、代谢异常与肿瘤有关

1. 血脂与肿瘤

近来不少研究显示,血脂水平与肿瘤的发病、进展、预后有着密切的联系。高胆固醇(TC)不但能引起动脉粥样硬化、冠心病和卒中,而且参与脂筏的形成。脂筏是正常细胞和肿瘤细胞信号传递通路的重要组成成分。胆固醇代谢异常通过影响脂筏结构和功能、促进氧化应激和炎症反应和机制在癌症的发生和发展中起一定作用。

另外,防治动脉硬化性心血管疾病常用的他汀类药物,不但能降低胆固醇,还能通过破坏肿瘤细胞的脂筏来抑制肿瘤细胞增殖和促使肿瘤细胞凋亡,从而发挥抗肿瘤作用。临床试验表明,他汀类可使结直肠癌、前列腺癌的风险分别降低47%和36%。他汀类可能成为防治肿瘤的有效药物,但由于其抗肿瘤机制不明,目前还不宜应用于肿瘤的防治。

血脂水平和他汀类调脂药物,不仅与动脉硬化性心血管疾病的防治密切相关,而且涉及肿瘤的防治。这就对治疗动脉硬化性心血管疾病的肿瘤患者多了一层考虑,也多了一种防治方法。

2. 糖尿病及肥胖与肿瘤

最近,《柳叶刀·糖尿病与内分泌学》杂志发表了一篇论文,分析了175个国家12种癌症的发病率数据。结果表明,2012年全球6%的癌症病例可归因于糖尿病及肥胖,相当于新增癌症病例792600例。数据显示,归因于肥胖单因素作用的为3.9%,归因于糖尿病单因素作用的为2%,肥胖比糖尿病的发病风险更高。糖尿病及肥胖更易成为肝癌和子宫内膜癌的风险因素。因此相关人群,无论是单一种危险因素存在,还是上述两种因素并存,都应注意癌症的发病情况,并且把这两种危险因素控制在理想水平,以防后患。

 ## 九、关注癌症的过度诊断和治疗

随着基因监测、CT、彩超等筛查手段的增加及技术的进步,越来越多的癌症得以早期发现,甚至很多在原有条件下不能被发现的"懒癌"也被筛检出来了。

无可非议,医学通过早期发现、早期治疗,来提高癌症的治疗效果、降低死亡率,已经取得显著成效。但癌症的筛查、早期发现、早期治疗也带有一些负面影响,而且这种负面影响近年来似乎有越来越严重的趋势。

研究表明,临床上"懒癌"并非少见,有些癌症是会自然消退的,如连续钼靶筛查确诊的有些乳腺癌,数年后从影像学上消失了;在死于非甲状腺癌的病人中,通过组织切片检查发现他们中有 36% 患有甲状腺癌。统计数字显示,国内甲状腺癌平均发病率为 7.7%,近 10 年甲状腺癌新发病例急剧升高,发病率比 10 年前增长 5 倍,其中绝大多数甲状腺微小癌(<8mm),是超声根据循证医学诊断出来的。目前甲状腺微小癌已居所有癌症发病率之首。而这部分"惰性"癌患者预后良好,很少导致症状和死亡,30 年生存率可达 95%,因此无须激进治疗,甚至无须任何治疗,密切观察即可,待肿瘤发展到一定程度再进行手术也为时未晚;在死于非癌症的 40—50 岁女性乳腺癌组织切片检查中,发现 40% 的妇女患有乳腺癌;在 525 名意外死亡的男性死者的前列腺病理切片检查中发现,即使在 20 多岁的年轻人中也有近 10% 患有前列腺癌,70 岁以上的男性死者中有 80% 以上存在前列腺癌病灶。

许多研究显示,人群中确实存在相当比例的"懒癌"。上海中医药大学对 3 万例癌症患者分析发现:快速发展型占总数的 5%—15%,其中以胰腺癌等凶险类型居多;缓慢发展型是主体,占 40%—50%,以胃癌、肠癌居多;停滞型占 35%—45%,多见于老年人及情绪良好者,以甲状腺癌及前列腺癌为最多。

其中最引人注目的是,我国 2003—2011 年甲状腺癌的发病率以每年 20% 的速度急剧增长,但是甲状腺癌的死亡率仅增长 1.6%,这是 B 超技术改善带来的甲状腺微小癌检出率增加所致。实际上,甲状腺癌具有惰性生长的生物学性质,即使发生了淋巴结转移,复发率和死亡率者也极低。试想基于目前 B 超的检测能力,所有直径大于 3mm 隐性甲状腺癌都被检查出来,患病率就是现在的 1000 倍。资料显示,人类隐匿性甲状腺癌的患病率高达 11.5%,绝大多数预后是好的。

我国韩启德院士依据病情发展的快慢,形象地把癌症比作"鸟""兔子"和"龟"三种类型。其中:第一种类型是发展极快的进展型,类似飞鸟速度,一旦发现即使立刻治疗也难以逆转。第二种是渐进型,发展速度好比"兔子",查出时属于早期,病情进展不是很快,通过治疗可以减缓甚至中断病理进程。第三种是停滞型,发展往往非常缓慢,如"龟"这类癌惰性很大,没有症状,一般不会增长和转移,有的甚至会自动消失,甲状腺癌、前列腺癌等即属于此类。这种隐藏于体内的"懒癌",即使不发现不治疗也无碍。

由此可见,癌症的筛查技术可能造成的一大潜在危害即过度诊断。其实,现今有些筛查出来的癌症,也许终生都不可能被临床发现,也不会对患者生命造成威胁。

　　癌症筛查产生的过度诊断问题,最终导向及危害是过度治疗。癌症被筛查出来之后,治疗往往是不可避免的事情,即手术、化疗、放疗。曾有人调侃说,"国人癌症患者死亡原因有三种,1/3是病死的,1/3是吓死的,还有1/3是'毒'死的(药物化疗)"。在谈癌色变的早年这是一种常态,采取"宁可错杀一百,也不放过一人"的轻率举措,高剂量的化疗或放疗,摧毁了人体免疫功能,有些病人因此病情急转直下。从这个意义上说,在一定程度上"毒"死说并非是一种调侃。现在,癌症是一种慢性病的理念已逐渐为人们所接受,大家不再单纯地追求在消灭癌细胞基础上"根治"癌症,而是更多地选择提高免疫力、避免创伤的方法减缓增长速度、缩小其体积。或在此基础上再予以手术、化疗或放疗,同时更加关注患者带瘤生存的生活质量和生存质量。尤其是被筛查出来的一些小微癌,如甲状腺小微癌,这是一种进展非常缓慢、对身体没有威胁的"懒癌",发现后不必盲目仓促处理,只要定期复查就可以了。特别是老年人,惰性癌比较多见,长期甚至终生带瘤生存、与狼共舞的并非少见。

　　肿瘤筛查不当,对患者造成的危害有三个方面:一是过度治疗。即对结果阳性但病情进展非常缓慢或不会造成机体损害的小瘤采取不必要的手术、放疗、化疗等治疗。二是心理压力巨大。患者在癌症意味着生命倒计时的固有观念影响下,一旦被告知患有癌症,其精神濒临崩溃,承受巨大的精神压力。三是假阴性的误读。大多数人认为如果筛查各项指标都在正常范围内,就说明肯定没有患癌症。实际上这是一个误区。各种指标只能作为辅助诊断。临床上,经常会遇到已经确诊的癌症其各项筛查指标均为正常,忽视假阴性的存在会导致漏检致命性肿瘤。在以上三个方面的危害中,过度治疗最为严重,需要特别予以关注。

　　由此可见,患者一旦查出癌症,切莫惊慌,要冷静应对。首先与医生一道分析这种癌是"鸟""兔"还是"龟",对"龟"性"懒癌",不要急于手术或放、化疗,要与医生一起讨论观察、追踪和治疗方案。医生会依据循证医学提出建议,并征求患者意愿。如果患者执意要手术治疗,医生可能也会同意,因为医学是一门人文科学,医生要考虑患者和家人心理压力的承受能力,况且这种手术大多是微创手术。但是,任何手术都是有风险的,如甲状腺癌手术就有损伤喉返神经(声音嘶哑甚或失声)的风险。同样,对CT筛查出来的肺结节也是如此,即对允许观察的肿瘤或结节定期追踪复查,打一段时间"擦边球"也无妨。只要设置好"底线",在"节点"当机立断处理也为时未晚。

　　面对这种"开刀"还是"保守"的两难境地,不能用抛硬币的方法来处理,而要

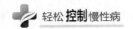

根据医生建议和具体情况智慧应对。当这种纠结难以排解时,最好的方法是同时寻求几位医学专家,听听他们的看法,这样一般就会心里有数。

十、认识甲状腺癌

美国相关预防组织认为,过去 10 年来虽然甲状腺癌的发病率每年增加 4.5%,远超过其他肿瘤,但是死亡率并没有相应变化,因此认为筛查意义不大,可能导致过度诊断和过度治疗。我国抗癌协会甲状腺专业委员会认为,甲状腺癌是我国二级预防做得最好的肿瘤之一,我国检出率升高显然与超声和 CT 等先进的诊断方法普及有关,再加上体检人群的逐年增加,许多小于 1mm 的早期肿瘤都能及时发现。另外,甲状腺癌是一种进展较慢但存活率和生存率最高的实体肿瘤,查出了微小癌患者到底要不要手术缺乏统一的标准作为指引。2016 年甲状腺专业委员会发表了《甲状腺微小乳头状癌诊断与治疗专家共识》(以下简称《共识》)。《共识》明确指出,对于单发、低危的甲状腺微小癌不提倡一切了之,而是需要经过专业医生的研判,在充分考虑患者意愿和心态的前提下,可以考虑选择暂不手术,采取密切观察、随访;同时也强调,微小癌并不等同于早期癌或低危害癌,其中有50%发现时已经出现了淋巴结转移,是否需要手术,最好在专业外科医生的引领下,综合其他专科医生意见,共同讨论决定,以避免过度治疗或治疗不足。

《共识》同时强调,对于高危人群即使没有症状,定期筛查也是非常必要的,包括有疾病家族史、接触射线较多、居住在沿海地区的人群。

甲状腺癌的筛查和诊断,随着科技的不断进步和分子生物信息技术的迅猛发展,也迈入了一个崭新的时代。目前,已经发现了 14 种突变基因,应用二代测序技术,可以对常见甲状腺癌的基因进行筛查。

另外,良性甲状腺结节如何筛查?调查显示,直径大于 5mm 的甲状腺结节患病率高达 12.8%。其实,甲状腺腺瘤样结节与常见乳头状癌两者在遗传进化上完全不相关,甲状腺癌更倾向于从正常甲状腺直接发展而来,而不是由良性结节进一步演变成的。因此,患者在确诊良性结节之后只要注意观察就可以了。但除了甲状腺癌具有特殊的突变基因之外,24.3%的良性结节也具有特殊的突变基因,因此,当良性甲状腺结节与甲状腺癌鉴别困难时,可进行基因突变检测,以提高诊断的准确性,减少不必要的检查与手术。良性甲状腺结节与甲状腺癌的筛查与诊断应从目前的超声或 CT 的形态学诊断进入基因诊断时代。

十一、PET‑CT 检查的适应证有哪些

PET 是正电子发射体层摄影的英文缩写,是了解病灶部位代谢状况的核医学影像技术。CT 是计算机断层摄影术的英文缩写,是通过 X 射线对人体解剖结构进行分辨的技术。

PET‑CT 将以上两种技术有机地整合在同一台设备,并把不同性质的图像有机地融合显示,并通过计算机断层显像的方法显示人体器官的解剖结构和功能信息。一般来说,单纯的 CT 软组织分辨率很有限,无法明确肿瘤的边界范围;而PET‑CT 在 CT 明确病灶精确解剖定位的基础上提供病灶详尽的功能与代谢等分子信息,如肿瘤已属于高代谢组织,在检查结果中可见红色的高代谢团。一次显像可获得全身各方位的断层图像,具有灵敏、准确的特点,达到早期发现病灶和诊断疾病的目的。PET‑CT 是目前影像诊断技术最为理想的结合,但在判断肿瘤良恶性方面略有不足,即其能敏感地发现代谢异常的部位,有时无法判断其是良性还是恶性的病变。

PET‑CT 检查有哪些适应证?

(1)肿瘤。鉴别良恶性肿瘤或病变,并为疑难病例提供准确的穿刺及组织活检定位;为不明原因的转移性肿瘤寻找原发病灶;了解恶性肿瘤全身受累范围,以对其进行准确的分期和分级;评估各种肿瘤治疗方法和疗效,判断恶性肿瘤的预后;为恶性肿瘤的放疗(尤其是精确放疗)提供精确定位。

(2)血管疾病。评估冠心病患者心肌缺血范围,判断可否进行冠状动脉搭桥术;判断心肌是否存活。

(3)神经精神性疾病。评估脑外伤患者的脑代谢状况;评估脑肿瘤的恶性程度;定位癫痫病灶,帮助阿尔茨海默病的鉴别诊断。

(4)健康体检。家族中已发现多例癌症的正常人可通过 PET‑CT 进行健康体检,以便早期发现体内是否存在潜在危险病灶。

除此之外,一般不要随意做 PET‑CT 检查,以避免增加 X 射线辐射,浪费医疗资源。又因为 PET‑CT 成本贵,机器依靠进口,在检查时还要使用一种示踪剂,价格略高,经济承受能力也要考虑。

检查前后有哪些注意事项?

检查当天早晨禁食,可饮用白开水,勿饮含糖溶液,输液者不能输含糖液体或营养液;糖尿病患者可正常服用降糖药,但检查前必须把血糖控制在正常范围内;

做心脏检查前 2 天禁饮咖啡、茶及酒精饮料,停用氨茶碱及其他扩血管药物;检查前除去身上所有金属品;可能已怀孕的患者不宜做此项检查,还在哺乳者,检查当日应停止哺乳;注射示踪剂后患者须在安静、温暖且光线昏暗的房间内闭目静坐或平卧休息 1 小时;行躯干现像者,扫描前要排空膀胱,同时饮入牛奶或豆浆以撑开胃部;PET－CT 检查全过程约需 1—1.5 小时,检查全过程中患者在摆好位置后应尽量保持不动,平静呼吸,保持轻松心情;检查结束时,待医生确认图像清晰、资料保存完整且无须补充后,患者才可以起身离开;检查结束后多饮水,多排尿,以加快清除体内残留的示踪剂;行 PET－CT 检查者于检查结束后当天应尽量避免与孕妇和婴幼儿密切接触。

防癌体检,又称机会筛查,与针对慢性病及"亚健康"状态进行的健康体检不同,防癌体检是针对个人及多个癌种进行的专项筛查,获得受检者高危因素,发现早期癌症、癌前病变,从而预防肿瘤的发生。防癌体检是建立在癌症风险评估的基础上,与健康体检相比,需要对相应检查项目进行补充和升级,以发现早期癌症或可切除的恶性肿瘤,或发现身体内隐藏的恶性肿瘤病灶,得到及时的治疗甚或彻底治愈,从而改变绝大多数肿瘤患者的预后,达到降低肿瘤发病率和死亡率的目的。

防癌体检对提高癌症患者的生存率意义重大。许多癌肿可以通过防癌体检早期发现。比如,晚期肺癌 5 年生存率只有 13％,而通过体检发现的早期肺癌,10 年生存率可以达到 90％,其他常见恶性肿瘤如胃癌、直结肠癌 5 年生存率可以达到 90％以上,早早期乳腺癌甚至可以达到 100％。防癌体检重点是高危人群。

对个人来说,每个人都要了解自己的健康背景,选择适合自己的筛查方式。比如,一个家境优越、出门开车、很少运动的人,患肠癌、乳腺癌的风险会较高;一个吃肉很少、从事重体力劳动、常吃霉变食物的人,属于胃癌、食道癌的高危人群。若有癌症家族史,同时也属于高危人群,防癌体检的意义就更大。

1. 防癌体检的基本内容

（1）常规项目。常规体检、常规实验室检查、常规影像学检查、肛门指检、腹部和盆腔脏器超声检查及相关组织脱落细胞学检查等。

（2）影像学检查。CT、核磁共振（MRI）、核素扫描（ECT）、正电子核素显像（PET）、PET－CT,以及动脉、消化道、尿路造影等。

（3）内镜检查。食管镜、胃镜、肠镜、胶囊胃（肠）镜。内镜检查可用于空腔脏器体检,发现黏膜的癌前病变、原位癌等。内镜检查可发现 X 线、CT 难以发现的肿瘤,可活检。内镜是筛查消化道肿瘤最成熟的技术手段。

（4）肿瘤标记物检测。肿瘤标记物是肿瘤在发生和增殖过程中，肿瘤细胞本身产生或机体对肿瘤细胞反应而产生的反映肿瘤存在和生长的一类物质，对筛查早期肿瘤有一定的参考价值。

2. 专项筛查

推进癌症专项筛查，促进肿瘤早诊早治，已成为重要的国际经验。癌症的发生是一种小概率事件。因此，癌症筛查针对高危人群，才能经济有效。

（1）肿瘤高危人群及筛查。癌症高危人群是指社会上发生某种癌症的危险性特别高的人群，在这个人群中某种癌的发病率比普通人群高几倍甚至几十倍。

（2）肺癌高危人群及筛查。肺癌高危人群主要是长期吸烟者，尤其是 20 岁以下开始吸烟、烟龄在 20 年以上、每天吸 20 支以上，被动吸烟不少于 10 年；所处环境中空气受细微粒污染或室内空气受污染，如生活燃料、煤烟、烹调油烟等；有肺癌家族史，有恶性肿瘤既往史，有慢性肺疾病史，以及职业接触无机砷、石棉、铬、镍、镉、铍、二氧化硅、柴油、煤焦油和汽油废气等人群。

体检项目：常规体检＋血生化＋肿瘤标记物 7 项（癌胚抗原 CEA、糖类抗原 CA－125、糖类抗原 CA－242、糖类抗原 CA－199、神经元特异性烯醇化酶 NSE、鳞状细胞癌抗原（SCC－AG）、细胞角蛋白 19 片断[（Cyfra21－1）.NSE]，每年 1 次低剂量 CT 检查；有长期吸烟史，肺部有超过 7mm 的阳性结节者，应 3 个月或半年进行一次低剂量 CT 检查；肺部有超过 8mm 的阳性结节者应请专科医师进一步检查。

（3）胃癌高危人群及筛查。胃癌高危人群：年龄≥40 岁，长期食用腌制、高盐、烟熏、霉变食物；有胃癌家族史、慢性胃溃疡、慢性萎缩性胃炎、胃息肉史；幽门螺杆菌持续感染或胃蛋白酶原阳性等人群。

体检项目：常规体检＋大便常规＋血生化＋肿瘤标记物（癌胚抗原 CEA、糖类抗原 CA－242、糖类抗原 CA－199）＋胃镜检查＋幽门螺杆菌感染检测。

（4）肝癌高危人群及筛查。肝癌高危人群：年龄 40 岁以上，乙肝丙型等肝炎病毒携带者；有慢性乙型、丙型肝炎病史者；经常饮用烈性酒、重度脂肪肝、肝硬化或糖尿病患者。

体检项目：常规体检＋血生化＋肿瘤标记物（AFP）＋乙肝三系＋HVD－DNA＋彩超。CT 适用于需进一步检查者。

（5）食管癌高危人群及筛查。食管癌高危人群：长期吸烟者；长期大量饮烈性酒者；经常食用霉变食物者；喜食烫食者；胃食道反流症患者。

体检项目：常规体检＋血生化＋胃镜是筛查的常规手段，有条件者可做色素内镜或电子染色内镜。

（6）乳腺癌高危人群及筛查。乳腺癌高危人群是年龄 40 岁以上，有以下因素之一者：未婚、未育、未哺乳；足月产年龄超过 35 岁；月经初潮时间早、绝经年龄晚；绝经后肥胖；长期进食高脂饮食；乳腺手术史；直系亲属中有乳腺癌病史者。

体检项目：常规体检＋肿瘤标记物 CA-125，超声，高危人群须做乳腺钼靶＋乳腺核磁检查。

（7）结直肠癌高危人群及筛查。结直肠癌高危人群多为爱吃肉，喜饮酒，长期吃高脂肪低纤维饮食者；家族性结直肠息肉的家属成员、结肠腺瘤综合征、慢性溃疡性结肠炎、肠血吸虫肉牙肿患者。

体检项目：常规体检＋大便常规＋血生化＋肿瘤标记物（癌胚抗原 CEA、糖类抗原 CA－242、糖类抗原 CA－199）＋肝胆脾胰彩超检查＋肠镜检查。如果肠镜检查发现息肉，切除息肉后，应连续 2 年每年随诊检查 1 次。如无异常可每 5—8 年进行 1 次肠镜检查。无结直肠癌家族史、息肉等风险人群，每 5—10 年进行 1 次肠镜检查即可。

（8）宫颈癌高危人群及筛查。宫颈癌高危人群：早婚、多产、多性伴侣、有流产史、有性病史、吸烟、有毒瘾等人群。

体检项目：常规体检＋肿瘤标记物 CA-125＋子宫、附件彩超检查＋宫颈刮片 HPV 监测和细胞学（TCT）联合检测。21—29 岁每 3 年做 1 次细胞学检测；30—65 岁每 5 年做 1 次细胞学和 HPV 联合监测或每 3 年做 1 次细胞学检测；65 岁以上且此前筛查均为阴性者，则无须筛查。

（9）从事下列职业的高危人群。长期接触苯、铬、镉、镍、砷、石棉、木屑、氡、放射线、紫外线、芳香胺、多环芳烃、烷化剂、已烯雌酚、氯乙烯、4-氨基联苯、双氯甲基醚、煤烟、焦油杀虫剂、橡胶等人群以及从事冶炼、家具制造等职业人群，选择相关项目检查。

3. 防癌体检注意事项

（1）体检年龄段。防癌体检多久进行一次？大部分有健康生活习惯的青壮年、无肿瘤家族史、无相关微生物感染（如幽门螺杆菌、乙肝、丙肝、HPV）、无相关临床症状等人群，选择常规体检中超声、影像学及肿瘤标记物等普通体检项目，一年检查一次就可以了。但每个人的自身情况不同，防癌体检就要讲究个体化。一般防癌体检适合于中老年人，50 岁以上每年查一次。儿童青少年和高龄老人只在特殊情况下才做防癌体检。但病毒性肝炎患者或乙肝、丙型病毒携带者，则多是 35 岁以下的年轻人，是肝癌高风险人群；有乳腺癌家族史的子代年轻女性患乳腺癌的风险也比较高;有结直肠癌家族史者,20岁开始甚至更早就应该每年做一次肠镜检查;白血病儿童期更为常见,惰性癌高龄老人比较多见。防癌体检可参考各年龄段不同的患癌风险进行选择,不要随意做防癌体检。

(2)筛查间隔期。癌细胞的增殖形式上和正常细胞一样,是倍增形式。由于癌细胞并不像正常细胞那样会有所限制,因此癌细胞群就会像滚雪球一样越滚越大,而且还会出现转移。不同癌细胞的倍增时间不同,也就造成不同的癌症进展速度差别较大。有的癌生长较快,有的则相对缓慢,不同种类的癌细胞的分裂速度可以相差数十倍。因此,要考虑癌细胞的生长速度不同,根据不同器官来确定防癌体检的间隔时间。如胰腺癌的癌细胞倍增时间比较短,甲状腺癌或前列腺癌的癌细胞倍增时间就比较长。因此疑似出现胰腺问题时,复查间隔时间要以周或旬来安排;而疑似出现甲状腺问题时,复查间隔时间甚至可以年来计算。

(3)跟踪追查。防癌体检是终身自我健康管理的重要手段,不是一次检查就一劳永逸,没有查出癌症就万事大吉的。肿瘤的发生与发展是缓慢的、隐匿的,发现问题的受检者要跟踪可疑病变,早诊早治。体检时医生物理检查、超声、X线、CT发现的结节或内脏病变等,按医生建议按时复查,如复查后疑点较多则在门诊进一步诊治。

需要注意的是,有些病变需要长期跟踪追查,才能确定是否为恶性病变,经过这种跟踪追查发现的病变大多数是早期病变。

(4)不要滥用PET-CT。有些人肿瘤标记物偏高,超声查出肺、甲状腺等部位结节,就急不可待地用PET-CT把全身扫一遍,期望将潜藏在体内的早期肿瘤揪出来。PET-CT不是肿瘤的常规检查手段,用PET-CT做肿瘤常规筛查,不仅受检者接受了不必要的电离辐射,而且浪费了医疗资源。PET-CT多用于肿瘤疑难病症或肿瘤转移的诊断与评估。健康体检用PET-CT把全身扫一遍完全没有必要。

其实,常规体检或常规体检+防癌体检可以检出大部分肿瘤或肿瘤倾向人群。发现问题再做专项检查多能明确诊断。只有那些疑似患恶性肿瘤、经过相关检查诊断不明,或发现了肿瘤,原发病灶找不到,或者想知道肿瘤有否远处转移等情况才不得已选择PET-CT。

(5)基因检测要有针对性。目前,有些商家声称通过基因检测可以"预知健康""预测癌症",因而人人都应做全套基因测序,形成"家族健康谱"。其实,基因检测多用于筛查遗传性肿瘤,即由基因突变可能导致家族聚集性肿瘤人群,如乳腺癌、卵巢癌、子宫内膜癌、前列腺癌、结直肠癌、胰腺癌等家族聚集性肿瘤人群。对此类高危人群做基因检测,有独特的益处。

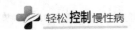
目前,基因检测有些过热。正常人及一般健康体检没有必要做某些特殊基因筛查。肿瘤的发生是由环境、遗传等多种因素共同作用造成的,基因检测可以告诉我们是否存在与肿瘤相关的基因突变,但即使存在相应基因突变也不代表一定会得癌。况且,基因测序仍属于比较前沿的技术,目前最大的问题是基因检测到基因突变不知道如何分析,国际上很多基因突变的意义还不清楚,或出于各种利益秘而不宣。另一方面,我国在遗传咨询方面缺乏专门人才,临床医生缺乏遗传咨询相关知识和技能,致使基因检测在临床应用中尚不完善,难以发挥应有的作用。未来科学家或许能绘制出"人类癌症基因图谱",以及捕捉癌变"临界点",在癌症筛查或早诊早治方面可能有所突破。

现在的防癌体检主要还是针对常见癌肿。但任何检查手段都有一定局限性,在癌症早期阶段,不同的生物学和影像学表现,对各种筛查设备的检验指标敏感度、精细化的要求越来越高,故防癌体检的实验室报告,可能出现假阴性和假阳性情况。因而,防癌体检存在误诊或漏诊可能。为了尽早发现潜在疾病,针对每个人的具体情况,实行个体化体检,科学选择防癌体检手段和方法,提高体检项目的性价比,以期达到事半功倍的目的。

恶性肿瘤如今已成为威胁儿童生命的主要疾病。尽管儿童恶性肿瘤的发病率相对较低,但不可否认还是有越来越多的孩子患上了肿瘤。当前,人们对儿童肿瘤认识不足,甚至一些人错误地认为小孩子不会得恶性肿瘤,对儿童肿瘤一些早期症状未予以重视,或有的家长拒绝对患儿进行必要的有创检查,也造成了不能及时诊断和治疗,因而60%的患儿就诊时已属晚期。因此,警惕儿童恶性肿瘤的征兆,早发现、早诊断、早治疗,是防控和改善儿童恶性肿瘤预后的关键。

十二、儿童肿瘤有十个征兆

(1)不明原因的发热、低热,尤其是持续不退的低热,抗病毒或抗生素治疗无效的发热,是儿童恶性肿瘤最为常见的症状。

(2)不明原因的渐进性体质消瘦。

(3)非营养性或寄生虫所致的逐渐加重的贫血,面色苍白。

(4)疼痛。5%—20%的关节疼痛发生于白血病患儿。反复头痛、呕吐是脑瘤的早期症状。

(5)颈部淋巴结肿大。

(6)可触及的肿块,如皮下、颈部、腋下腹股沟、腹部、后腰部等。

（7）肝脾肿大。

（8）不明原因的鼻、牙龈出血和皮肤淤斑。

（9）某些神经症状，如视力障碍、走路不稳、面瘫、抽搐等。

（10）血常规检查白细胞过高或过低或伴有红细胞、血小板减少等。

 ## 十三、儿童恶性肿瘤的风险因素和预防

由于血细胞、淋巴细胞等生长代谢旺盛的细胞容易出现癌变，因此儿童比成人更易得白血病、脑癌、非霍奇金淋巴瘤等肿瘤。正因为如此，儿童肿瘤具有发病快、恶性度高、进展快、转移早等特点。5 岁之前是发病高峰，尤其是两三岁的孩子比较多发，从一期发展到四期，最快可能只需几个月。儿童肿瘤的风险因素主要有遗传因素和环境因素两种。

（1）遗传因素，即遗传了父母的癌症易感基因。儿童肿瘤的病因、演变规律及转归与成人有很大区别。儿童肿瘤的发生是因二次细胞突变而导致遗传性肿瘤发病，即患儿在妊娠期时，胚胎的生殖细胞中已携带突变基因，但携带者可能不会发生肿瘤。只有在某些因素作用下，发生第二次体细胞突变后才会发生肿瘤。

父母在备孕或孕育时期若有某些疾病，或者长期受到某些物理、化学因素刺激，对后代将产生重大影响。如在备孕或孕育时期接触过化学物品、电离辐射或放射治疗，孩子的白血病风险会明显增高。

（2）环境因素引发的"次生灾害"。如果儿童在妊娠期时，胚胎的生殖细胞中已携带突变基因，出生后再暴露在烟草烟雾，家居装修中的苯、甲醛、氡等有毒气体，空气中的 PM2.5 等高风险环境里，则形成"次生灾害"——诱发携带的病态基因突变而形成肿瘤。

为了让孩子远离高危致病因素，新房和家具装修材料最好选用环保材料，装修后至少通风半年再入住。入住前可以请有关专业机构检测甲醛等毒性物质是否超标，确保人身安全。此外，备孕期父母要戒烟禁酒。

出生后的儿童，由于体质比较"娇嫩"，免疫功能不够完善，容易受到肿瘤因子的侵袭。因此，儿童的生长环境应该更加优越。

（3）对儿童肿瘤，要做到早筛查、早发现、早干预。与成人相比，儿童肿瘤的恶性程度高，病情进展快，但对药物、放射治疗比较敏感，特别是化疗耐受性好，故其疗效明显好于成人，儿童肿瘤总体治愈率可在 70% 以上。

因此，父母要时刻关注儿童肿瘤的警告症状，尤其是有肿瘤家族史、父母在备

孕期或女性在孕期生活方式不健康、患有慢性病或接触化学污染物者。父母可以从儿童一些反常行为上提高警觉,如儿童的活动能力、食欲和精神状态等;平时给孩子洗澡时,多摸一摸孩子身上是否有肿块;不会说话的幼儿因为病变可能变得特别会哭或特别没有精神,会说话的孩子会告诉家人哪里不舒服。孩子一旦出现疑似肿瘤征象,要立即去医院进行检查、早筛查,早发现、早干预是决定儿童肿瘤预后的关键。

遗传因素难以控制,但我们可以通过后天努力降低癌症发病率。如年轻父母必须注意备孕和生育期的健康。准爸妈要养成良好的生活习惯,不吸烟、不酗酒、不吃霉变食物;备孕期间,尤其是前3个月,应尽量避免感染,不乱用抗菌素,远离放射线;患有某种慢性或感染性疾病者,应在完全康复后考虑生育。同时,尽量避免在备孕期服用某种药物或长期服药后停药不久即受孕。孕妇用药必须谨慎、安全。同时,要为婴幼儿创造一个良好的生活环境,让孩子远离农药、油漆、石油产品、溶剂等有毒化学物质;家中装修尽量简化,选择有品质保证的环保材料,并且通风半年以上再入住。

世界卫生组织(WHO)把恶性肿瘤界定为慢性病。慢性病很难治愈,而恶性肿瘤则不少能够治愈。

现代医学的发展,让许多无法治愈的癌症晚期患者,有可能利用药物和医疗设备等综合治疗手段,延长生存时间,维持生活质量,长期带瘤生存。因此,这种绥靖式治疗方式应该是癌症晚期病人努力争取的。

目前许多人认为,肿瘤转移就是癌症晚期,不必进行手术和放、化疗等积极治疗。这是一种偏见。临床上有些肿瘤转移患者经过积极治疗是可以长期生存甚至治愈的。如转移性甲状腺癌通过手术后放、化疗不再复发,其生存期与常人一样。类似情况还有许多"惰性癌"或高分化癌。但有些患者由于对治疗手段和疗效不甚了解、心理阴影和医疗费用等因素而放弃治疗,这是令人惋惜的。

就目前的治疗水平,对于晚期癌症,除了人们熟知的手术、放化疗等手段,现代肿瘤治疗方法日新月异,恶性肿瘤的治疗取得了很大进展。

如免疫治疗技术可以让病人带着肿瘤长期存活,即带瘤生存。免疫治疗就是把少量抗肿瘤细胞种子拿出来,在实验室中活化和培养,使其数量变多,抗肿瘤能力增强,然后再输回到患者体内,把癌细胞控制住,那么癌症慢慢就可能消失了,如果能达到一种平衡,那病人就能长期带瘤生存。免疫疗法的出现,给了晚期癌症患者新的选择。

手术、化疗、放疗这三种方法相当于主力军,能把大部分癌细胞清除掉。但是癌症有一个特点是,理论上有一个癌细胞残存下来将来就有可能复发或转移。对这种情况,手术、放化疗都无能为力,这时免疫细胞就能发挥出独特的优势。

　　事实上,1/3 的肿瘤可以通过现有手段治疗治愈;1/3 的肿瘤可以通过各种措施控制住肿瘤恶性生长的势头,实现长期带瘤生存。晚期癌症病人只要身体状况还好就不要轻易放弃治疗,有时候我们还是能看到奇迹出现的。

　　带瘤生存,是在肿瘤无法根治的情况下,把癌症转变成不威胁生命的相对平衡状态,也就是尽量使肿瘤细胞处于"静止"或"休眠"状态,这样机体仍会具有一定的免疫力,通过合理治疗,带瘤生存(不要追求"无瘤生存"),提高生活质量,达到延长生存时间的目的。

　　带瘤生存,要有三个条件:

　　一是对于肿瘤已经失去根治条件的患者,在肿瘤迅速生长期要予以规范化的抗癌治疗,力争在短期内控制住肿瘤增长的势头,使病情得到较快的缓解,继而进行一些副作用较小的治疗,如靶向治疗、内分泌治疗、免疫治疗和中医中药的调理。二是要树立起与癌症抗争的坚定信心,以积极、乐观的精神面对长期的治疗,包括定期到医院复查,发现病情变化及时调整治疗方案。三是在家休养治疗时要保证充分的营养支持,适量摄入鱼、奶、蛋、豆制品、新鲜蔬果、干果及粗杂粮等多种食物,维持标准体重。同时,要参加一些力所能及的康复性体能锻炼和文艺活动,争取把自己调整到一个生理和心理最佳状态,以良好的生活质量生存下去。

　　至于癌症晚期患者不惜代价(包括体质耗损)积极治疗,如手术、放疗、化疗,结果往往事与愿违,得不偿失,那可能是不足取的。姑息治疗的目的是病人和家属获得更好的生活质量,帮助患者解除痛苦,包括躯体、心理和心灵的痛苦。一般从发现肿瘤开始就要伴随姑息治疗,而不是说"实在不行了,去姑息一下"。

　　放弃治疗一般是在临终期放弃为了维持生命体征而采取的一些抢救措施,如心肺复苏的心脏按压、维持心跳的强心针、人工心脏除颤起搏器、人工呼吸机等以及增加患者痛苦的种种治疗手段。"不复苏临终关怀",让患者安然地有尊严地离开人世,这种理性的生存观反映了人们在生死观念上的历史发展与进步。

　　临终关怀对患者有许多益处:减少不需要、不必要和有痛苦的侵入性操作以减少痛苦,让患者舒服,提高临终阶段生命质量,延长存活时间;减少费用,避免人财两空或人走了还要"砸锅卖铁"。

　　怎么实施临终关怀?

　　(1)实施前必须完善相关法律程序,如患者生前预嘱,患者和监护人意愿。

　　(2)医院最好有单间病房,提供安慰服务(如心理疏导)。

　　(3)对患者实施镇痛,减少和处理上呼吸道分泌物,抑制恶心呕吐,防止和处理便秘、营养和脱水(对神志正常者,保证足够的摄入;对半昏迷状态者,使用镇静止痛剂,保证患者不因脱水而不舒服)。输氧对病程不会有多少影响,在一定情况下可能是很好的安慰剂。

(4)对意识清醒或半昏迷状态者,在撤呼吸机前,家属与患者告别后,医生会给予患者 5mg 吗啡一次静脉推注,接着 1mg/小时静脉点滴,然后撤呼吸机。患者会毫无痛苦地平安过世。

这里特别要提出的是,家人应正确对待医院在临终关怀中使用吗啡的问题。阿片(鸦片)中约有 25 种生物碱,吗啡是其中一种,它是世界卫生组织规定的基本用药。吗啡有强烈的麻醉镇痛作用,其他任何一种药物都无法与之比拟。由于吗啡的良好疗效和安全性,其在医疗止痛中得到广泛使用。我国对吗啡的使用有一个严格的医学监护制度,近 20 年来几乎没有关于医源性吗啡成瘾的报告。吗啡能够缓解呼吸困难,尤其是临终前的呼吸窘迫感。正由于吗啡的广泛使用,使得很多晚癌和濒死患者明显减轻了因喘不上气而造成的身体痛苦。

当生命落地,优雅地活着;当死亡敲门,从容地离去,这也许便是生命最美的存在方式。

虽然癌症的风险中存在一些无法受制的因素,但健康的生活方式能够降低罹患癌症的风险,这一点是非常肯定的。在癌症可控因素中最重要的是烟草、饮食和环境因素。

 # 十四、戒烟防癌

吸烟(吸任何种类的烟草或二手烟、三手烟)与多种癌症发病相关,可以说吸烟是一种广谱癌症诱导剂。吸烟与下列几种癌症关系最为密切(根据英国癌症研究所研究资料),依次为肺癌、食管癌、膀胱癌、前列腺癌、口腔癌、胰腺癌、胃癌、肾癌、肠癌、肝癌等。

在诸多可控致癌因素中,吸烟也是排在首位的。可控致癌因子依次排列为:吸烟、超重(BMI≥25)、缺乏蔬果膳食、少动(每周适度运动时间<150 分钟)、感染(HPV、乙肝和丙肝病毒性肝炎)、红肉(摄入任何种类的红肉或加工肉类)、酒精(饮用任何类型的酒精)、职业(工作中暴露于致癌化学物质或环境)、低纤维膳食(每日纤维素摄入少于 23g)、盐、辐射(暴露于任何类型的电离辐射)、非母乳喂养、日晒、激素替代治疗等。

三手烟也致癌。三手烟是指烟民"吞云吐雾"后残留在墙壁、窗帘、地毯、家具、衣帽，甚至头发和皮肤等表面的固体残留物。同时，烟草残留物还可以与空气污染物发生化学反应产生次生污染物。英国劳伦斯伯克利国家实验室研究发现，幼年小鼠暴露于三手烟可以诱发肺癌。研究者使用人工培养的人类肺癌细胞进行体外实验，结果发现，三手烟毒素能破坏细胞内的 DNA，诱导双链断裂并促进细胞增殖而导致基因突变而造成细胞癌变。

小鼠中发现的三手烟致基因突变同样适合于人类。婴幼儿在室内爬行，接触三手烟污染物品的机会比较多，更易受到三手烟危害。更可怕的是，吸烟者或从烟草污染环境带回家的三手烟污染物，用传统的清洁方法很难有效去除。

因此，只有加强戒烟力度，吸烟者及时戒烟，终生不吸烟，同时减少烟草对环境的污染，才能消除烟草对癌症的"贡献"。

十五、饮食防癌

癌症与饮食关系相当密切。世界癌症研究基金会曾明确指出，每年因癌症死亡的人中，有 1/3 与饮食习惯有关，30 多种癌症由此而来。

有防癌功能的饮食：

（1）全谷类食物。包括糙米、黑米、小米、薯类、黑麦、大麦、小麦、荞麦、高粱、燕麦、玉米和杂豆等，这些未经精细加工，或虽经碾磨、粉碎、压片等加工处理，但仍保留完整谷粒所具备的谷皮、糊粉层、胚乳、谷胚及其天然营养成分的谷物，均为全谷类食物。

全谷类食物营养丰富，含有膳食纤维、B 族维生素、维生素 E、矿物质等，而细加工则将谷皮、糊粉层、胚乳、谷胚等成分分离出去当作饲料或废料物处理掉，使营养价值大打折扣。中国疾控中心对国内外 34 篇有关的研究论文进行综合分析后认为，全谷类食物不仅可降低结直肠癌等肿瘤的发病风险，对预防糖尿病、减轻体重和心血管疾病都有好处。用全谷类食物替代精白米面，一般每天摄入粗杂粮与精加工细粮的比例以 3∶1 或 2∶1 为好。但全谷类食物吃多了也会造成低蛋白血症和维生素缺乏等营养不良情况。因此，主食要粗细搭配和多样化，并且要注意优质蛋白质的摄入。

（2）蔬菜水果。一是要增加摄入量。增加蔬果摄入量可降低患食道癌、肝癌、鼻咽癌等风险，增加大白菜、小白菜、卷心菜、西兰花等十字花科蔬菜摄入量可降低肺癌、胃癌、乳腺癌等风险。水果的益处与蔬菜相似，两者含有大量的纤维素，对预防结直肠癌有明显的效果。新鲜蔬果具有低脂肪、高维生素、高纤维素等特

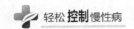

点,含有类胡萝卜素、类黄酮类化合物及其他有抗癌效果的活性成分。菌类、豆制品、芦笋、卷心菜、大蒜、洋葱、番茄、红薯、魔芋、萝卜、胡萝卜、猕猴桃、绿茶等也都有一定的防癌效应。

二是食物要有色彩。一天吃够 5—7 种颜色的食物最好,如吃一些红、黑、黄等深色蔬果,深色蔬果含有花青素、胡萝卜素等成分;白色食物如大蒜、洋葱、白菜、花菜等也有一定的防癌作用。

三是量要足。每天吃蔬菜 500g、水果 300g,尽量餐餐有蔬菜,天天有水果,并且要全部吃完,才能达到防癌效果。

(3)烹调方式。饮食的烹调方式也很重要。即使好的食物由于烹调方式不合理,也会产生化学致癌物。首先要少煎炸。煎炸时如果油温过高,就会产生大量苯并芘、丙烯酰胺,这是两种已经非常明确的化学致癌物。而反复煎炸的油里,致癌物更多。同样,烧烤、烟熏、腌制等方式也会产生许多致癌物。因此,煎炸食物油温控制在 200℃内为宜,烹调食物最好的方式是蒸、炖和煮。当然,蔬果生吃是最好不过的了。

(4)远离高脂高糖类食物。肥胖是癌症的重要致病因子,1/3 的癌症发生在肥胖人群中。红肉(猪、牛、羊等肉)最易导致肥胖,而且红肉与结直肠癌密切相关。洋快餐、糖饮料都是典型的体积小但热量高的食物,吃完后如果不注意运动,也容易诱发肥胖。

高脂饮食可增加乳腺癌的风险。其原因可能与高脂高糖引起肥胖有关。另外,过剩脂肪可以转化成雌激素并增加乳腺组织对雌激素的敏感性,雌激素的升高提升了激素依赖性乳腺癌的发病率。同时高脂饮食可能使月经初潮时间提前,也增加了乳腺癌的发病风险。

长期大量摄入糖类食物,可能使血中胰岛素样因子和血糖维持在较高水平,而胰岛素样因子在乳腺癌的发生过程中可发生致癌物杂环胺,故其可能增加乳腺癌的发病率。

(5)少吃加工肉和腌制品。火腿、香肠、咸鱼、腊肉等食物往往含有较高的亚硝酸盐,摄入后,在胃酸作用下可能与蛋白质发生反应,生成致癌物质硝酸胺,从而诱发胃癌、食道癌、肝癌和结直肠癌。

同时,少吃腌酸菜。经检测,在腌制五六天的酸菜中,亚硝酸盐含量最高;20天以后其含量下降到稳定数值,反复换水 4 次后可有效减少亚硝酸胺含量。所以,我们应该吃腌制时间至少超过 20 天的酸菜,食用前反复清洗几遍才比较安全。腌酸菜和加工肉制品中盐含量很高,高盐食品也是一种致癌食物。

(6)控制热量。研究证实,节食可以延长多类动物的寿命,减少自发肿瘤和癌基因诱导肿瘤的发生和发展。总是吃得太饱,会降低和抑制细胞抗癌因子的活动能力,增加患癌风险。细嚼慢咽,吃七八分饱,甚或六七分饱对防癌最有裨益。但节食应该局限于热量,而非其他营养素的减少,即不能以营养不良为代价。不要相信节食能饿死隐藏的肿瘤细胞。

(7)防食物污染。蔬果中农药、化肥等化学残留物与癌症关系密切。因此,要到监测合格的菜场或超市去购买蔬果。为了降低农药残留物危害,对不能去皮的瓜果、胡萝卜、青椒,可用温水浸泡 1—2 分钟,然后用刷子刷洗。对于大白菜、包心菜可将外围叶片去掉,逐片用流水冲洗内部菜叶。一般蔬菜经过清水浸泡、冲洗,然后用开水焯烫,大部分农药残留物均可去掉。水果农药残留物较少,但可能含有防腐剂或保鲜剂,适当清洗即可。

要注意的是,蔬果一定要新鲜,应季蔬菜和当地蔬菜应是第一选择,漂洋过海的"舶来品",防腐剂或保鲜剂含量可能比较高,难得有新鲜的。

(8)少饮酒。大量流行病学研究表明,饮酒是乳腺癌的风险因素。酒类诱发乳腺癌的机制可能有三种:一是增加体血液中的雌激素水平和雌激素受体的敏感性,从而增强雌激素对乳腺组织的刺激;二是提高正常乳腺组织—乳腺增生—非典型增生—乳腺癌的发生概率;三是酒类摄入后,代谢产生大量活性氧等有毒物质,这些物质可以干扰 DNA 修复,增加染色体畸变和基因点突变,为乳腺肿瘤提供条件。

 ## 十六、防感染防癌

慢性感染是癌症的重要原因。约 1/3 的癌症可归因于 6 种病毒或细菌感染,即乙肝病毒(HBV)、丙肝病毒(HCV)、人疱症病毒(HHV)、人类免疫缺陷病毒(HIV)人乳头瘤病毒(HPV)及幽门螺杆菌(HP)。

 ## 十七、运动防癌

缺乏运动导致的肥胖是癌症形成因素之一。运动的好处远远超过人们的想象。美国国家癌症研究所的一项新研究显示,适量运动可预防 13 种癌症。英国步行慈善会和麦克米兰癌症援助中心发布了一项统计结果,每天走路 20 分钟,每年能使 3.7 万人远离癌症和心脑血管等慢性病。有研究者认为,简单的步行就能激活"自然杀伤细胞"(一种能消灭多种病原体及肿瘤的细胞)。中国癌症基金会和世界癌症基金会发表了"防癌 12 条黄金法则",特别强调每天运动要多于30 分钟。

　　研究表明,运动能改变免疫系统,增加有特异性免疫功能的 T 细胞和 B 细胞数目,提高心血管和呼吸系统功能,促进血液循环和有氧代谢,提高人体新陈代谢,防止癌细胞的发生。

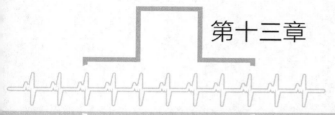

第十三章

如何照料和管理
阿尔茨海默病患者

我国 65 岁以上人群阿尔茨海默病患病率达 4％—9.6％,90 岁以上老人患病率超过 50％,给社会和家庭带来沉重负担。因此,如何照料阿尔茨海默病患者已成为全社会尤其是家庭问题。精神行为异常发生率达 70％—90％,使照料者处于一种纠结、焦虑和不安的压力状态。

2016 年 10 月,中国老年医学会认知障碍分会发表了《中国认知障碍者照料管理专家共识》(以下简称《共识》)。《共识》为认知障碍者照料主体(包括机构和居家照料)提供照料管理模式,以延缓阿尔茨海默病(AD)患者病情进展,改善生活质量,从而延长生命并减轻照料者压力。现将《共识》有关居家照料内容摘编和解读如下。

认知障碍按严重程度分为轻度认知功能障碍(MCI)和阿尔茨海默病两个阶段,MCI 是认知功能处于正常与病态之间的一种过渡状态。因此,早期干预 MCI 对延缓阿尔茨海默病的发生、发展至关重要。

一、认知功能训练

1. 记忆力训练

采取陪患者一起看老照片、回忆往事、鼓励患者讲述自己的故事等方式,帮助其维持远期记忆;引导患者将图片、词组或者实物进行归类和回忆;重述电话号码,回忆之前出示的钢笔、眼镜、钥匙,5 分钟后让患者回忆之前所出示的物品名称,提高其逻辑推理能力;采取记数字、询问日期、重述名称等方法,提高患者的瞬间记忆能力;采取引导患者记忆一段信息,按一定时间复述信息,反复进行并逐渐延长间隔时间等方式,训练其延迟记忆能力。

2. 定向力训练

选择患者与之有感情的、感兴趣的时间、地点、人物(如生日、学校、老师)等常识性记忆,进行训练和强化,可以获得事半功倍的效果。

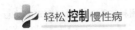

3. 语言交流能力训练

提倡以患者能够接受的方式进行交流和互动,帮助维持其口语和交流能力。在此过程中注重鼓励与表扬,遵循从易到难的原则。可利用图卡命名和看图说话等方式锻炼其表达能力,也可以通过朗读或歌唱激活其大脑相应功能,还可以通过抄写听写、看图写字、写日记等锻炼其书写能力。

4. 视空间与执行能力训练

结合生活技能相关的项目训练,如穿衣、如厕、洗漱、识别钱币、接打电话、开关电视,也可以练习更复杂的项目,如使用洗衣机、银行取钱等。如果患者在训练中出现错误,用鼓励的方式正确示教,避免责备,不强迫其选择和回忆。

5. 计算能力训练

根据病情难易程度,循序渐进,以简单算术(如先加减后乘除)运算为佳。

二、日常生活照料

提倡个性化生活照料,允许其自主行为,促进和维持独立能力,鼓励患者做有意义感兴趣的活动(如棋牌、影视、文艺、园艺),进行健康平衡和规律的运动。

(1)轻度阿尔茨海默病患者的生活照料。此阶段患者的日常生活能力部分受损,需要帮助维持和改善工具性日常生活能力,如处理财务、乘车、做家务、使用家电等。照料者不应给予过度的照顾,督促患者自己料理生活。生活规律,注意饮食、营养和清洁卫生,心情愉悦,适度运动,参与社会活动,使之尽可能长时间、较大程度地维持独立生活能力。

(2)中度阿尔茨海默病患者的生活照料。此阶段患者认知功能逐渐衰退,日常生活能力降低,需在照料者的协助下进行简单、有规律的生活自理,培养患者的自信心和安全感,陪同患者完成力所能及的任务,体会参与的乐趣。

(3)重度阿尔茨海默病患者的生活照料。此阶段患者基本丧失了生活自理能力,需要重点关注其口腔卫生、营养状况、排泄,避免吸入性肺炎、压疮、深静脉血栓等并发症。

重度阿尔茨海默病患者的日常生活,以及对其的照料有一定困难,最好入住医、护、养一体化的专业机构。若居家照料,要寻求专业人员的指导,照料者要学习压疮护理、深静脉血栓预防和心理学等相关知识。要昼夜陪伴,若患者出现精神症状,应及时接受专科医师的治疗。

 三、基本生活能力照料

（1）进食和饮食。对于任何阶段的困难障碍患者,照料者应该提供愉悦的进餐环境和合理膳食,并根据患者饮食喜好提供色香味俱全的饮食;不要给没有营养缺乏症的患者补充营养素。尽量鼓励经口进食,避免饮食限制。当经口能量摄入低于预期的50％且超过10天时建议鼻饲,如果有困难可以短期内肠外营养（如静脉输注全能营养素）。对吞咽困难者注意发生误吸和窒息风险。

（2）穿衣服。简化对衣物的选择,鼓励患者自己穿、脱衣服;对穿、脱衣服有困难者,予以协助。

（3）梳洗能力。鼓励并指导患者完成梳头、洗脸、刷牙、剃须、洗澡、洗脚、剪指甲等清洁活动。帮助无法进行口腔护理的患者护理口腔卫生,定期检查患者的牙齿及义齿。

（4）外出活动和运动。以长期规律有氧运动和抗阻力训练为基础,运动的形式可以根据患者既往爱好和个体化制订,散步、健步走、慢跑、健身操、舞蹈、太极拳等都是合适的方式;当晚期患者活动困难时,尽量通过扶拐杖行走、按摩等形式,每天帮助其活动肌肉及关节,以免发生关节变形、肌肉萎缩等并发症。

（5）洗澡和皮肤清洁。营造舒适的环境,尊重患者的洗澡习惯,定期洗澡或搓操。注意简化过程,使用无香味、含脂成分较多的肥皂,正确使用护肤液湿润皮肤,避免因干燥导致瘙痒。对于拒绝洗澡的患者要找出原因,如怕水、担心衣服丢失等,给予相应的处理。

（6）如厕和失禁。对轻中度患者,要鼓励患者独立如厕;对有困难者提供帮助;出现二便失禁者,可定期如厕,改变生活方式和饮食习惯,必要时用纸尿裤或防水尿垫,定期更换和清洁患者的床上用品。

 四、工具性日常生活能力

（1）购物。鼓励采用购物清单购物;帮助患者找到购物点,患者自主选择合适的商品,协助其付款。

（2）驾车和乘车。认知功能基本正常时，需要照料者陪同驾驶；轻度障碍者禁止驾驶。患者乘坐公共交通工具外出时，照料者应陪同并帮助其找到站台和交通路线。

（3）食物烹调。了解患者的习惯，引导患者准备原材料按照食谱依次完成烹饪步骤，必要时给予提醒和帮助，确保过程的安全。

（4）家务维持。鼓励并协助患者参与力所能及的家务活动，如洗碗、洗衣、铺床、叠被、扫地等。

（5）使用电话。了解患者既往使用电话的能力；提醒查找电话簿，鼓励和引导其独立拨打和接听电话。

（6）服药管理。督促患者遵嘱服药，观察不良反应，避免过量或误服药物；当患者拒绝服药时，查找原因，必要时咨询医生。

（7）财务处理。了解患者财务处理能力，提醒或帮助处理日常账单，如水电气、电话费等，必要时帮助患者料理财务问题。

五、精神行为照料与管理

痴呆的行为症状，是指除了记忆等认知损害之外，常常出现感知觉、情感及思维行为的异常和紊乱，包括幻觉、妄想、焦虑、抑郁、淡漠、易激怒、冲动及暴躁等，这些行为和症状不仅给患者带来痛苦，也加重了照料者的负担。

1. 精神行为的干预

（1）妄想。常来源于患者的不安全感，如被窃妄想、被害妄想等，照料者可通过语言和行为的方式给予支持，如给其"银行存折"或"失窃的钱财"等；也可以通过音乐、艺术等非药物手段干预。

（2）幻觉。细致地观察和记录有助于发现变化规律，温和地对待患者、转移其注意力、减少敌对和不信任感均有助于缓解症状。有听、视觉障碍者可佩戴眼镜和助听器；保管好刀、剪、绳等危险物品，远离煤气，关闭门窗，防范意外发生。

（3）激越/攻击行为。先查找躯体原因和诱发患者不愉快的环境因素，采取疏导、解释或转移注意力等方式使其安静下来。在不限制行为的同时做好安全防护工作；丰富的游戏活动、音乐、芳香、光照均有助于减轻激越/攻击行为。当患者可能对自己和他人造成伤害时，可临时使用躯体约束；在躯体约束期间要密切注意患者生命体征变化，并应尽早解除躯体约束，必要时寻求精神科医生帮助。

（4）抑郁/心境恶劣。营造安全、平静的环境,接受足够的自然阳光及音乐和语言交流可有效预防抑郁情绪。对于重度患者,要严防其自杀、自伤行为,及时就诊于专业机构。

（5）焦虑。对轻中度患者,可以通过团体怀旧、游戏、社会交往、体能锻炼丰富其日常生活,从而减轻其焦虑不安。

（6）情感高涨/欣快。常表现为异常高兴、满足感、话语增多,面部表情给人以幼稚、不协调的印象。照料者要尊重患者,在不影响患者和周围人安全的前提下,不要强行制止,耐心倾听,适度安慰和劝说;适时调整环境,转移患者的注意力,避免刺激性的语言和行为;增加患者活动,根据患者兴趣爱好安排听音乐、看电影、下象棋、读报纸等活动,以保持患者良好的状态。

（7）情感淡漠/漠不关心。情感淡漠/漠不关心是痴呆患者常见的症状,照料者需要加强生活方面的关照。

（8）脱意志。对患者出现的不假思考地冲动行事、讲粗话、语出伤人及性欲亢进等表现,本着不争辩、不纠正、不正面冲突的原则,防止患者出现暴力冲动行为,可通过转移患者注意力和积极的活动锻炼减少其症状的发生。严重的脱意志行为需要就诊。

（9）易激怒/情绪不稳定。查找其原因,观察其发生的规律和特征,避开容易诱发患者情绪波动的刺激;可以通过舒缓性音乐、体育活动或日光浴等非药物治疗手段,缓解或平复患者的波动情绪。

（10）异常运动行为。对重复刻板语言和行为的患者,可采用安慰、忽略、转移注意力等应对方法。对有出走倾向的患者,可通过设置防走失的环境、安排丰富多彩的日间活动减少走失现象的发生。

（11）夜间行为。对于此类患者,应避免睡前过饥或过饱,增加白天活动的时间和体育锻炼的强度,减少夜间声、光刺激;对日间节律紊乱患者,可采用光照疗法。

（12）食欲和进食障碍。对于食欲迟钝的患者,应积极寻找原因,及时处理;对于进食障碍患者,要及时提供帮助;对痴呆晚期患者,要喂饭。

2. 居住环境设置尽可能不改变原有的生活环境

（1）防跌倒。要确保环境安全性,预防跌倒。家具尽量整洁,减少杂物和锐角的转角;地面使用防滑材料,地上有水时及时擦干;活动区域避免台阶,避免铺小块地毯,避免绊倒。在马桶旁边和洗浴设备旁安装扶手,在卧室、过道和卫生间安装感应灯。

（2）防走失。选择患者不易打开的门锁；利用布帘、画等隐藏出口；应用现代电子产品，如门窗感应装置、远程报警系统、电子定位装置等；与邻居及社区相关人员通报病情，以获取及时帮助。患者平时携带黄手环或信息卡，离开居室活动使用全球定位系统 GPS。

（3）清理危险物品。将有毒、有害、锐利或易碎的物品锁好，如药物、刀具、剪刀、玻璃器皿、清洁剂、过期食物、筷子、牙刷；安装煤气、电源安全和报警装置，平时要将天然气的阀门关闭，收好厨房中的调味品，避免患者误服；关闭小家电电源，如烤箱、微波炉、电热水壶，调低热水器的加热温度；对于晚期患者，注意移除房间内的镜子。

3. 保持环境稳定、熟悉

认知障碍患者尽可能生活在自己熟悉的环境中，避免突然改变住所及居室的布局和物品。必须变换住所时，尽量在居住室内保留熟悉的和喜欢的物品，如小件家具、老照片、图画、纪念品，帮助患者辨别周围环境。

4. 设计定向线路

（1）时间定向线索。在卧室、客厅、餐厅等活动区域的醒目位置，放置大的钟表、日历和显示当前季节、节日的图片，帮助患者辨认时间。

（2）方向引导标识。在房门上贴上患者能辨认的房间；用文字图案等设计简易的方向标志，引导其找到卫生间、厨房或餐厅等；将日常用品放在固定、醒目的位置，在柜子、抽屉外面做上标志。

5. 提供适度的观感刺激

（1）光线刺激。活动区域应维持明亮而均匀的自然光线或人工光源，避免强光，避免光线过于昏暗，将镜子安置在不易产生反光之处，用窗帘遮挡强烈的阳光。

（2）色彩刺激。居室的墙壁、窗帘、床单等装饰成温馨、明亮的暖色调，悬挂或摆放色彩明亮的照片、图画、装饰物及花草等。

（3）声音刺激。既要避免噪音，也要避免过于安静；根据患者喜好创设一定的声音刺激，如播放患者喜爱的老歌、音乐、戏曲、相声等；对于长期不能外出的患者，可用录音或投音的方法，让患者聆听来自自然界的声音，如鸟叫声、海浪声等。

（4）触觉刺激。在居室内摆放装有海绵、沙子等能带来不同感受的物品，提供仿真娃娃或老年人喜爱的宠物。

（5）嗅觉刺激。每天定时开窗通风，去除室内的异味，保持空气清新。

6. 维护隐私性和社交性

隐私性的环境可为患者提供生理和心理上的安全感。根据认知障碍患者之前的生活习惯，为其提供属于自己的空间。多到社交场所参与集体活动，如棋牌、排舞、太极拳、聊天、阅读等。

7. 文娱活动

积极参与文娱活动可为认知障碍患者提供自我表达及社会交往的机会，有助于维持个人技能，带来愉悦体验。活动原则上要遵循难度适中，结合患者的兴趣和喜好，让患者感受到快乐，每次活动时间不要太长，避免让老年人过于"忙碌"。

8. 体能活动

（1）身体锻炼。身体锻炼有利于增强患者体质，维持社会功能，应引导患者进行规律的活动，如散步、逛公园、爬山、打太极、做保健操等；也可做肢体或手指活动，如摆动上肢、手指操等。

（2）家庭活动。家人是认知障碍患者最重要的社会支持因素，与家人一起活动是患者最熟悉和最有安全感的体验。因此，应创造机会让患者与家人一起进餐、聊天、外出散步、购物、做简单的家务（如一起摘菜、洗菜、做饭、洗餐具、擦桌子、做园艺活动等）。

（3）怀旧活动。对有一定记忆能力的患者，可通过一起翻看和谈论老照片、听唱老歌曲、看老电影、谈论往事、故地重游等方式，激发其对过去事件或经验的回忆。

（4）感官和认知刺激活动。根据患者喜好和现存能力，安排适当的感官和认知刺激活动，如唱歌、听音乐、跟随音乐打拍子、触摸花瓣、闻花或香水的气味、给予按摩或情感性触摸和宠物陪伴；进行折纸、剪纸、插花、编织、穿珠子、拼图、搭积木、书写、画画、涂色等手工活动；与患者一起做简单的计算、识记物品并归类、棋牌等活动，但要避免强迫患者做难度大的计算。

 ## 六、阿尔茨海默病重症及终末期照料与管理

不少人错误地认为自己的孝心能感动患者，自己照顾得比医院好。事实上，

对有阿尔茨海默病患者的家庭来说,请个靠谱的保姆,找个靠谱的医生,找个靠谱的敬老院,持续用药,平静终老,是最理想的状况。

如果患者出现精神症状,要请精神科医生用药物治疗,以改善患者的精神状态和生活质量,并能极大地减轻照料者的精神压力。如果患者的精神症状过于严重,靠家中服药已难以控制,甚至拒绝服药,可送到相关专业机构治疗。专业的治疗和护理机构能让老人得到全方位的治疗和看护,照顾者也可以放松心情。

当疾病进展到最严重的阶段——痴呆的终末期,患者的记忆与其他认知能力严重损害,无自主要求,日常生活能力丧失,二便失禁,常见并发症有吞咽困难、发热或肺部感染等,可将患者送往医疗机构(如舒宁医疗机构)或医、护、养一体的养老机构(最好是设有痴呆病专业区的养老院)。痴呆的终末期阶段需他人完全护理,进行喂食、鼻饲、肠外营养、口腔护理、压疮护理、镇静和陪护,一般采用姑息治疗,舒缓照料。

第十四章

认识失眠症

睡眠就像空气、阳光一样,是人体不可或缺的营养。人的一生中,1/3 时间是在睡梦中度过的。这不但是个时间多少问题,而且涉及一个人的生活质量、健康状态,乃至生命其余 2/3 时间的效率和功能状态。然而,令人担忧的是国人失眠的发病率很高,有 1/3 的人受到失眠的困扰,这直接影响着个体的身心健康。

失眠是指尽管有适当的睡眠机会和环境,依然对睡眠时间和质量感到不满足,并且影响日间社会功能的一种状态。失眠的典型症状是睡眠起始(难以入睡)和维持困难(夜间长时觉醒或早醒)。

失眠分为三类,即慢性失眠(病程≥3 个月)、短期失眠(病程 1—3 个月)和其他失眠(如打鼾、不宁腿综合征等)。

一、失眠的起因

(1) 社会心理因素。如工作生活压力大、人际关系紧张、与伴侣作息时间不一致、不适当作息时间睡眠(如倒班)。

(2) 环境因素。如环境嘈杂、强光闪光、酷暑严寒、空气污染。

(3) 生理因素。如睡前饥饿或过饱、盲目节食减肥。

(4) 药物与食物。如缺钙缺镁,酒精、咖啡和饮料过量。

(5) 节奏突然并频繁改变。但最可靠和多见的是各种生活应急事件,如生理心理创伤,情感应激,神经、精神和躯体疾病等。失眠的维持因素主要与在寝室或床上进行非睡眠活动、醒着待在床上或花在床上的时间过多有关。

(6) 不良的睡眠卫生习惯。调查显示,床上使用电子设备是干扰睡眠的重要原因。

失眠是一组综合征,其日间症状包括疲劳、情绪改变(情绪低落、紧张、焦虑、易激惹)、躯体不适(头痛、颈部僵硬、触痛、胃肠功能紊乱)、认知损害(注意力、集中程度和记忆功能减退)、社交功能或职业功能损害、事故率增加、生活质量下降等。

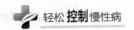

 二、失眠背后隐藏着什么

睡眠充足是健康生活方式的重要组成部分。在关系生命健康与质量的许多因素中,睡眠是一个非常重要的因素。睡得好,人一天都精神;睡不着,会给人们的工作和生活带来诸多不利影响。睡眠不足,不仅危及个人健康,还会影响家庭和工作场合的人际关系,增加事故发生率,如医疗失误、交通事故等;同时,也会影响人体内分泌系统(包括免疫功能、生育能力、能量代谢、脂肪代谢、糖代谢等)、神经系统功能和精神健康(如焦虑抑郁、认知功能等)。

(1)高血压。失眠显著增加高血压的发病率和病死率,失眠的严重程度会直接影响血压的变化,严重失眠者夜间血压升高,血压波动大,使高血压患者血压持续升高,高血压不易控制,病死率升高 1.67 倍。这与失眠者存在交感、肾上腺系统活性增高,血管收缩,心率增快,导致血压持续升高有关。偶尔的失眠引起一过性高血压,一般随着睡眠的改善,血压可以恢复正常,但长期失眠造成的高血压,则不易恢复。

(2)冠心病。失眠者交感神经亢进、下丘脑—垂体—肾上腺轴紊乱,使患者血压升高、心率增快、心律失常、血小板聚集和血黏度增加、动脉硬化斑块稳定性降低,进而引发血管事件。冠心病患者睡眠中猝死,多在后半夜或凌晨发作,前半夜睡不好(交感神经兴奋),后半夜或凌晨猝死发作的几率就比较高。

另外,失眠引发冠心病与黑色素失调有关。黑色素有一定的抗高血压、抗心律失常、保护心肌的作用。失眠者黑色素水平降低,与冠心病发病和诱发冠脉事件有一定关系。

(3)卒中。调查显示,失眠者的卒中风险增加 54%,其中缺血性中风、短暂性脑缺血发作和原因不明的中风依次增加 79%、184% 和 107%。18—34 岁失眠者卒中风险增加最高,随着年龄的增长,失眠者卒中风险逐渐降低,35—49 岁和50—64 岁失眠者卒中风险分别增加 1.72 倍和 0.86 倍。

(4)阻塞型呼吸暂停综合征(俗称打鼾)。阻塞型呼吸暂停综合征属继发性睡眠障碍,是严重的睡眠紊乱性疾病,约 1/3 的失眠者存在睡眠呼吸暂停综合征。两者共存产生的间歇性低氧血症和慢性低氧血症对全身各器官影响很大,并发症很多(如难治性高血压、冠心病、心律失常、猝死、卒中、认知功能障碍等),极大地危害心血管等系统的健康。

(5)睡眠与寿命。睡眠长短与寿命相关。睡不够的人衰老速度是正常人的

2.5—3 倍,其危害与吸烟相当。美国抗癌协会调查表明,每晚平均睡 7—8 小时的人,寿命最长;每晚平均睡 4 小时以下的人,有 80％是短寿者。

(6)其他。慢性失眠还可能与免疫系统疾病(英国萨里大学研究显示,连续 7 天每晚睡眠不足 6 小时的受试者,血液中有 700 多个基因起了变化)、消化系统疾病(如胃食道反流、炎症性肠病、肠易激综合征)、结直肠肿瘤、哮喘、抑郁、认知功能障碍、帕金森病、甲状腺功能亢进、皮肤病(湿疹、银屑病)等许多疾病相关。

三、各年龄段合适的睡眠时间

就人的一生而言,在不同的年龄阶段,所需要的睡眠时间是不一样的,应按照自己的年龄科学睡眠。

60 岁以上老人每天睡 5.5—7 小时。老人应在晚上 10 点以前上床,晚上睡眠时间有 7 小时甚至 5.5 小时就够了。晚上睡眠时间超过 9 小时或睡眠不足 5 小时都会导致注意力和认知能力变差,增加早衰风险。晚间睡眠质量不好的老人,最好养成午休习惯,时间不要超过 1 小时。

30—60 岁成年人每天睡 7 小时左右,并要保证晚上 10 点到次日早上 5 点的最佳睡眠时间。

13—29 岁青年人每天睡 8 小时左右,要早起早睡,最晚 12 点上床,夜里 2 点进入深睡眠,早 6 点起床,周末也不能睡懒觉。

4—12 岁儿童每天睡 10—12 小时,每晚 8 点左右上床,中午尽可能小睡一会儿。年龄大一些的儿童睡眠时间可以稍短一些(8—10 小时)。

1—3 岁幼儿每天睡 12 小时,白天还要再补睡 2—3 小时。睡眠时间安排,可根据幼儿自己的节律而定。

1 岁以下婴儿每天睡 16 小时,要尽量保证夜间有完整的睡眠。因此,不宜在夜间频繁喂奶或换尿布,尤其是后半夜,因为与婴儿生长有关的激素在后半夜分泌最多。婴儿"吵夜"大多由缺钙、白天受惊吓、白天睡得过多或吃得太饱引起,因而要科学喂养和测定血钙水平,以免影响母婴健康。

值得指出的是,睡眠时间因人而异。有些人每天睡 3—5 小时,第二天照样精力充沛,而有的人一直保持幼年的睡眠习惯,每天睡 9 小时以上才有精力维持第二天的工作或学习。

由此看来,睡眠时间多少是有个体差异的。睡眠时间是否充足,主要看自己醒后及当天精力是否充沛。当然,除个例之外,上述年龄段的睡眠时间是应该保证的。

四、有最佳睡姿吗

对大多数人来说,睡觉的姿势业已形成,但睡姿是否合适是一个值得讨论的问题。

(1)胎儿睡姿。胎儿是将身体蜷缩在宫内的。胎儿睡姿能够使全身放松,缓解压力,适合于工作、生活压力大导致身心疲惫人。但睡醒后可能会感到颈部僵硬和肩痛。采取胎儿睡姿时枕头要稍高一点,使颈部和脊柱在同一条直线上,可避免颈肩部不适感。

(2)侧卧位。右侧卧位的睡姿会让位于胸腔左侧的心脏得到更多的空间,有助于心脏舒缩功能,降低血压,有益于患心脏病的人。但妊娠晚期的孕妇,右侧卧姿可能对胎儿有影响,有报告发现右侧卧姿会减少胎儿血供。左侧卧位,可减少胃食道反流,缓解胃灼热、反酸等症状,其机理可能与左侧卧位让内脏器官在一条直线上有关。但侧卧位完全压住了半边身子,有碍于血液循环,已有动脉粥样硬化的人不宜采取这种睡姿。而半侧卧位可以使肌肉得到最大的放松,没有侧卧位肢体、血管、神经等受压的弊端,是比较适宜于多数人的睡姿。

(3)仰卧位。肢体不会受压,面部放松、透气,对面部皮肤保持活力有一定好处,美容师多建议仰卧位睡姿。另外,仰卧位对颈、腰椎有问题的人较为适宜,在颈、腰部各垫上一个小枕头,保持脊柱的这两个生理曲度,有利于颈椎病和腰突症的康复。但此体位对打鼾的人并不宜用,因仰卧位使舌后坠,加重气道阻塞;同时,口水或食物容易反流入气管而引发窒息。

(4)俯卧位。心、胸、上肢均受压,时间久了会出现胸闷、呼吸困难,有心肺疾病的人尤其不宜用俯卧位睡姿。

那么,到底有没有最佳的睡眠姿势呢?一般来说,每个睡眠正常的人都有其独特的睡眠姿势。但是,失眠者通常是没有的,因为他们习惯在床上翻来覆去,辗转反侧。自己采取什么睡姿,顺其自然,则能随遇而安,不要刻意地去寻找最佳的睡眠姿势。只要肌肉、神经、血管不受压,睡得舒服,就是最佳的睡眠姿势。

五、关键是深睡眠

有些人明明已经睡够了 8 小时,但起床后还是觉得精神不振,好像还是充电不足。很多人以为只有睡不着才是失眠，其实浅睡眠、多梦易醒，醒后不解乏、疲惫，可能与深睡眠不足有关，这要从我们正常的睡眠结构说起。

睡眠阶段分为 5 期：入睡期、浅睡期、熟睡期、深睡期和快速动眼期。其中熟睡期和深睡期约占整个阶段的 1/4，与其他相比，深睡期对质量的影响最大。

在深睡阶段大脑皮层细胞处于休息状态，起到了保养大脑皮层细胞的作用，有人称其为"脑睡眠"。深睡期可以增强免疫力和抗病能力，促进机体各组织器官的自我康复能力，并能稳定情绪、平衡心态和恢复精力。而浅睡期人体自主神经仍处于应激状态，肌肉、神经并未放松。如果一晚上大多数时间都处于这种状态，醒后肯定是疲惫的。深睡眠不足常常以脑力劳动的都市白领为主，整个白天大脑始终处于过度消耗、过度疲劳状态，自然会多梦，睡不深沉。

怎样才能让我们睡得深沉呢？最好的方法是体能锻炼。我们都会注意到体力劳动者没有去看失眠门诊的，而经常用脑的白领们偶尔去爬一天山，回来倒头就睡，一夜酣眠。

这是因为人在有氧运动时，注意力被转移，亢奋的神经能得到较好的放松与休息，又因运动时脑循环加快，脑细胞充分供氧供能而活化，从而机体疲劳得以消除。白领利用碎片时间或睡前进行有氧运动是治疗失眠尤其是获得深睡眠的良方。选择健步走、跑步、游泳、骑车等中等强度的有氧运动，每天运动 45—60 分钟，长期坚持就能达到预期目的。不过并不建议睡前做剧烈运动后，因剧烈运动后脑细胞的兴奋状态在短时间内不会平静下来，人便不会很快入睡。

在子夜 1 时许，人体内释放出的生长激素最多，新陈代谢速度最快，皮肤细胞的增殖速度是醒着时的 8 倍之多。如果失去了这宝贵的深睡眠时间，那么不管你再怎么用高级化妆品，也难以达到理想的自然美效果。

 六、完美午睡是甜蜜的滋补品

人们工作劳动一个上午，午餐时大量血液进入消化系统，脑血流量相对减少，人就会感到疲劳、困乏。适当午睡，不仅能弥补夜间的睡眠不足，使身体得到充分的休息，有利于及时消除疲劳，增强体能和抗病能力，而且可改善大脑功能，提高下午工作、学习效能，尤其是睡眠质量比较差的中老年人，通过午睡积累"正能量"，更有助于健康长寿。而有午睡习惯的人，如果午睡被剥夺，则下午无精打采，记忆力、意志力和做事效率均受影响。

午觉到底睡多长时间好？打个瞌睡、5 分钟、10 分钟都会有用。许多人利用这种短睡眠来消除疲劳,一个下午便可精力充沛地工作或劳动。由此看来,疲劳的人们只要午间"充一次电",便能获得有效的能量。但充电不能过量,否则得不偿失。如果午休睡上 2 小时,大脑便由浅睡眠进入深睡眠状态,大脑中枢神经抑制过程加强,脑组织中许多毛细血管暂时关闭,流经脑组织的血流相对减少,体内的代谢逐渐缓慢。此时突然醒来,由于大脑皮层中的深抑制状态不能马上解除,关闭的毛细血管也不能立即开放,势必造成大脑出现一过性供血不足,人就会出现头晕、眼花、乏力或呈朦胧状态。这种不适感大约要持续半小时以后才能消除。当睡眠时间过长、出现朦胧状态时,激活大脑"沉睡"细胞的方法是交谈、身体活动或用冷水洗脸,然后饮一杯凉开水。

因此,午休时间不能太长,一般以 30 分钟左右为宜,不要超过 1 小时。同时,还要注意以下几点:一是刚吃完饭不要马上午休,要稍微活动 10—20 分钟再睡,以免引发食道反流和消化不良;二是午休后不要立即从事复杂和危险的工作(如驾车),以免发生意外;三是对于平时没有午休习惯的人,还是顺其自然为好,改变这种固有的生活习惯,反而可能扰乱生物钟,导致困倦和烦躁;四是要有一个比较舒适的睡眠环境和良好的睡姿,以提高睡眠质量。

午睡是极佳的充电方式,不用花费一分钱,也无任何副作用,可谓是最便宜的保健法。

七、睡眠是孩子长高的第一要素

以前,大家都认为孩子长高主要靠基因、饮食、锻炼、睡眠四要素,其中基因居首位。现在,睡眠已被公认为影响孩子长高的第一要素,一方面是因为许多研究发现,睡眠时间和睡眠质量直接影响孩子的身高;另一方面是因为现在的孩子营养不缺,家人也鼓励孩子进行体能锻炼,但唯独普遍睡眠不足。睡眠好了,"矮基因"的孩子睡得好,个子就不会矮。

由脑垂体分泌的生长激素,不是 24 小时都在分泌的,它呈脉冲式分泌,其中有两个时段对身高至关重要,一是晚上 9 点到第二天凌晨 1 点,特别是晚上 10 点前后,达到峰值,可以达到白天的 5—7 倍;二是早上 6 点前后的一两个小时,也是一个小高峰。生长激素分泌得越多,就越有助于生长。

研究显示,生长激素并不是一到晚上 9 点,就开始按时大量分泌,它的大量分泌必须有个前提:只有在深睡眠时才会发生。如果没有上床,或者已经上床但还没睡着,或者已经睡着但还未进入深睡眠状态,它的分泌量就会大大降低。所以睡得越迟,分泌的生长激素就越少。因此,小学生最好在晚上8点半以前上床。最助长高的作息时间是晚上8点30分睡着,早晨7点后起床。

八、失眠者如何管理自己

失眠者管理好自己的睡眠就能觅得最好的睡方。

1. 调节情绪增加活力

研究表明,身体中关于身体疾病的诊断只能解释1/3患者的不适;另有1/3疾病的形成既有躯体上的原因也有心理上的原因;在余下1/3的病人中,则找不出与症状相对应的身体疾病,这部分病人的症状可能主要与心理和精神因素有关。临床观察表明,大多数失眠者同时伴有焦虑、抑郁等心理障碍。失眠与焦虑或抑郁共存,两者互相影响、互为因果,必然会加重病情。睡眠改善了,焦虑或抑郁随之减轻;焦虑或抑郁好转了,睡眠也会随之改善,相得益彰。反之亦然。因此,失眠并焦虑或抑郁患者除了首先注意睡眠卫生,工作张弛有度,适当宣泄情绪,进行规律的体能锻炼、心理咨询,加强心理疏导等非药物治疗之外,很重要的是要在医生指导下同时进行催睡、抗焦虑、抗抑郁药物治疗,才能有效治疗失眠症。

制造良好的睡眠氛围有一条触碰不得的红线,触碰它很可能是彻夜难眠:那就是带着负面情绪上床。因此,睡前要清除情绪垃圾。

2. 养成良好的睡眠习惯

睡眠不可储存,同样也不能预支。不良的睡眠习惯,就如同银行透支一般,也会造成"睡眠赤字",为健康亮"红灯",如有的青年人痴迷网络,甚至通宵达旦地玩,这种超长时间的清醒,就等于透支生命。过后的补偿只能缓解过后的疲劳,而对提前透支的身心疲惫,以及由此造成的身体损害,是无法补偿的。

良好的睡眠习惯必须在婴幼儿时期开始培养。宝宝4个月时家长要建立一个持续的"睡眠仪式"。比如在喂奶时入睡,妈妈要叫醒他,然后放到床上,给他10分钟让他自己睡。如果孩子哭闹抗议,这是正常现象,因为他正在学习自我安慰。

4个月左右的孩子就知道他的睡眠环境了,保持同样的睡眠环境有利于孩子更好睡眠。如果总是在大人怀里入睡,他期望在每个睡眠周期都能看到父母的怀抱。另外,大人与宝宝最好分床睡,因为宝宝的生活和睡眠习惯不同,同睡一床会影响彼此的睡眠质量。

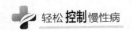

成人则只在想睡觉时才上床，如果躺下来超过半小时还没有入睡，就要做一些让自己放松的活动，等想睡时再回到床上来。避免在床上看电视、阅读。晚饭后，不要参加会引起机体过度兴奋的活动。睡前4小时内，尽量避免吃难以消化的食物和含酒精或咖啡的饮品，喝杯热牛奶可能有助于睡眠。

3. 尊重大自然的昼夜规律

不要让熬夜等不良睡眠习惯成为常态，尽量晚上10点就上床，即使晚上两三点钟才入睡，早上也要尽量不赖床，从而维护人体自然的睡眠调节能力。

要珍惜长年累月养成的良好睡眠习惯。良好的睡眠习惯是从童年和青少年时期养成的，很不容易，但要破坏它却是轻而易举的事，只要几个晚上的睡眠节律失调便可"一蹶不振"。比如倒时差、上网、娱乐或遇到意外事件熬几个夜，如果没有及时调整好睡眠节律，漫长的不眠之夜就此开始了。

大脑在清醒和睡着的时候，有着不同的功能状态。人在睡觉时，清除大脑中废物的系统最活跃，恢复性睡眠的本质是积极清除觉醒时所积累的活动副产品。无论生活节奏多快，该睡则睡，切不可错过每天保养大脑的最佳时间。

因此，要及时调整好睡眠节律紊乱，以免遭遇失眠症的袭击而影响健康。

4. 制造良好的睡眠氛围

枕头和床是保证睡眠的重要条件，最好选择不太硬也不太软的床，并保持宁静的睡眠环境。睡前避免向大脑导入"兴奋剂"，如喝咖啡或浓茶，激情地交谈或娱乐。

光刺激也是影响睡眠的重要因素。在夜间，任何颜色的强光都会抑制头脑中松果体诱导睡眠的褪黑素释放，开着灯睡觉会影响入睡或引起失眠。

值得提出的是，蓝光具有更强抑制松果体分泌褪黑素的作用。目前，发白光的蓝色发光二极管，被广泛使用于居室照明和各种电子屏幕。因此，人们接受了更多的蓝光成分，即使有困意的人也不能很快入睡。许多人每天在上床前的1小时，甚或在床上看电视、玩手机等类似的电子设备，睡前接受了更多的蓝光刺激，入睡困难就难以避免了。因此，睡前最好把所有的屏幕和灯光关闭一段时间，或戴可以滤蓝色成分的橙色护目镜，有助于防止褪黑素的分泌量受到抑制，有助于安然入睡。

5. 以顺其自然的心态对待失眠

有些失眠者很怕失眠，往往白天就担心怎样度过不眠之夜的困扰，好像得了

"睡眠恐惧症"。而这种担心却成了失眠的诱因,始终生活在越怕失眠越失眠,越失眠就越怕失眠的恶性循环中,结果失眠越来越重。其实,人生难免有不如意,可将失眠看作是一个小小的不如意,凡事要放得下,越是以淡定的心态对待失眠,就越能睡得更好。

6. 减肥少失眠

生活中经常可以看到肥胖者稍一活动就气喘吁吁,呼吸困难,严重肥胖者还可发生缺氧性呼吸困难。肥胖者呼吸困难的原因是他们的胸壁有大量脂肪沉积,不但使得呼吸时的负担明显加重,而且减弱了呼吸肌的功能。同时,肥胖者的气管和咽喉等部位的脂肪沉积也影响了气道的通畅,所以呼吸往往是又浅又快的。肺里的空气和血液循环之间的气体交换主要发生在肺的下部,加之肥胖者腹部脂肪多,难以进行腹式呼吸,经常只能用肺的上部呼吸,无法充分利用肺下部的气体交换能力,所以肥胖者的气体交换效果比较差。不仅如此,肥胖者还容易得睡眠呼吸暂停综合征,更加重了缺氧状态。

研究证实,睡眠障碍与肥胖之间存在恶性循环,睡眠不足容易发胖,胖人常发生睡眠障碍。要阻止这种恶性循环,胖人必须积极减肥。减肥对于改善睡眠呼吸障碍效果十分明显,憋气、憋醒、缺氧等症状均有改善。

7. 积极治疗继发性失眠

有许多疾病,如脑部疾病、躯体疾病,在它们的发生、发展、转归过程中,都会引起失眠。如帕金森症、认知功能障碍、卒中、心衰、慢性阻塞性肺病、胃食管反流病、甲状腺功能亢进、绝经期综合征、前列腺增大导致夜尿增多等。这种继发性失眠,有的是一过性的,有的则可能是慢性迁延性的。但失眠一旦形成就必须加以高度重视,因为如果处理不当,这类失眠则有可以迁延不愈,加重或延误原发病的康复或转归。

8. 运动是安定剂

适度的体育运动能使体内释放一种多肽物质,这种物质为内啡肽,能使人产生欣快和镇定感。运动催眠与运动量有关。中等强度以下的运动能加快入睡时间,并加强睡眠深度。运动的最佳时间是傍晚时分,当运动后身体微微出汗时,随即停止运动。这时,体温开始下降,30分钟后睡觉,将容易进入深睡眠。但运动不要离睡眠太近,如果锻炼时间选择在临睡前,体温就会上升,导致入睡困难。白天多动容易疲劳,自然就容易入睡,这就强化了人体的生物钟节律。

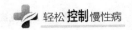

9. 应对睡眠老化

随着年龄的增大,睡眠也会慢慢老化,70 岁以后深睡眠几乎消失,这是由于老年人控制睡眠的松果体分泌减少,对睡眠的调节能力减弱,导致白天睡不醒,晚上睡不着;好不容易睡着了,又睡不深,睡不长。但多数老人一天中的睡眠时间总量并未真正减少,因为老年人尽管晚上的持续性睡眠时间比年轻人少了,但会在白天打瞌睡中"补回来",不少在白天会睡上好几个持续 30 分钟左右的短觉,这种间歇性睡眠,只要每天能累计 5—7 小时也就可以了。因而,老年人夜间缺觉,只要白天碎片化睡眠能补回来也就无碍于健康。

10. 推荐几个放松技巧

(1)形成一个规律的、放松的睡前习惯,包括睡前阅读、编织衣服、听轻音乐等,同时把光线调暗。

(2)腹式呼吸。上床时闭上眼睛,深、慢地呼吸,使每一次呼吸比前一次呼吸更深些,用鼻子吸入,用嘴呼出,尽量使呼气时间长于吸气。

(3)肌肉放松技巧。舒适地躺下,从脚开始,尽可能地将肌肉拉紧,默数 10 个数后放松。这样有意识地自下而上、从脚到头逐一收缩、放松每一个部位。

九、冥想发呆治疗失眠

目前对待失眠有两个极端:一是 60% 的人"硬扛",即使严重失眠也不吃催睡药,怕"吃药上瘾";二是轻度失眠也要吃催睡药,怕晚上睡不好。其实,失眠有许多非药物疗法。

(1)冥想。催眠术是一种古老的心理治疗方法。人受到心理暗示后会出现意识状态的改变。例如,思想中强制性地告诉自己 5 点起床,一般情况下都会准时醒来,尽管平时可能是 7 点醒。

意念可以改善睡眠。冥想是一种大脑从对周围纷扰的关注转身探索自我,逐渐消除负面情绪的技法。失眠者可以试用自我催眠的方法来治疗:选择一种自己觉得舒服的姿势,可坐可躺,可以在床上也可以在椅子上,配合深呼吸做一些思维冥想。如果能做到什么都不想是最好的,但是比较难。可以想一些一望无际的、美好的场景,如天空、草原、大海、阳光、沙滩、海风等场景来诱导睡眠。

冥想也可以用 4 个 7 秒钟呼吸法:第 1 个 7 秒钟吸气,感觉自己最熟悉的身体,每一个细胞、每一个组织、每一支血管、每一块肌肉都充满活力,想象所有好的能量都吸进体内,从头一直到脚底。第2个7秒钟屏住呼吸,感到身体安静下来,体内的新陈代谢和化学反应减缓……第3个7秒钟呼气,身体在慢慢释放浊气、病气等。第4个7秒钟屏住呼吸。重复7遍。

冥想的方法很多,每个人可以选择最适合自己的。如在练4个7秒钟呼吸法时,只要轻念"放松",就可渐入深睡眠状态。

(2)发呆。睡眠不仅是修养的过程,更是一个大脑清洗的过程,脑细胞工作一天的代谢废物需要排泄出来,发呆就是这样一个清洗过程。缺少睡眠,大脑废物就不会干净,进而影响第二天的精神状态。如果每天都洗不干净,大脑中的废物日积月累,则影响思维和记忆能力。为了彻底清洗大脑中的废物,必须定时做一次大扫除,最好的方法是一个月内留给自己一两天发呆,即什么都不想的时间,将自己的脑子清空。

(3)睡眠限制疗法。有些人越想睡越睡不着,这是因为过度看重睡眠,反而使大脑处于兴奋状态,入睡就更加困难了。此时,可以试试睡眠限制疗法:躺在床上20—30分钟还没有睡着,就起床,离开卧室,去另一个房间做一些事情;等到人不烦躁了,再回床上躺下;如果还没有睡着,再起来重复。这个过程可以反复2—3次。

为什么要离床?这是因为反复地刺激,慢慢就会形成这样一种观念:卧室是睡觉的地方,看到床就很亲切,该睡觉了。

十、睡眠监察仪精确诊断睡眠障碍

虽然目前失眠的认定依然是以自觉睡眠困难为主,但是由于有些失眠者可能是其他原发性睡眠障碍和精神疾病(如抑郁症)的症状或共病,因此失眠的认定除睡眠起始困难、睡眠维持困难和比期望的时间醒得早的3种自觉症状之外,必要时应用多导睡眠仪检查,以利于睡眠障碍正确诊断、鉴别和评估。

已经明确,属于睡眠障碍相关的疾病多于80类,而目前的医学应该叫"白天医学",因为身体不舒服基本都是在人清醒状态下感觉到的,很少有人关注到睡着时的情况。与睡眠医学同步发展的现代多导睡眠监测技术,是将睡眠期间脑电、眼动、心电、呼吸、血氧、体动等多项生理参数同步记录的方法,是目前精确诊断睡眠疾病的医疗仪器。失眠者只需在医院睡眠呼吸监测床上睡一晚,多导睡眠仪就可通过采集分析受检者的相关生理信息,来鉴别和诊断睡眠相关疾病的多种原

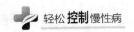

因。由此,睡眠呼吸障碍患者在睡眠中心通过多导睡眠监测仪基本可以摸清病情,并同时制订治疗方案。

 十一、重度睡眠障碍要用呼吸机治疗

这里介绍的呼吸机不是用来救治重度缺氧患者的人工呼吸机,而是可以像家用电器一样摆放在床头的简易呼吸机。

多项研究证实,睡眠呼吸暂停低通气综合征可以引发和加重许多心脑血管疾病。轻度睡眠呼吸暂停低通气综合征患者可以采取一般性治疗,如减肥、侧卧位睡姿、口腔纠正器等,而重度患者国际上建议标准的治疗方案是采用持续正压通气治疗(即简易呼吸机治疗)。简易呼吸机治疗原理是给塌陷的气道持续正压,让其有一个支撑,确保气道通畅以维持正常呼吸。简易呼吸机有不同的类型,患者可到睡眠中心做专业睡眠监测或睡眠筛查,以确定疾病类别,再由专业医师进行尝试性治疗,呼吸机治疗安全有效后可带回家里治疗。

对付重度睡眠呼吸暂停低通气综合征,有手术的方法,但手术有严格的要求,很多人都不适合手术。在这种情况下,为了防止夜间缺氧,最好的办法是佩戴一台床边简易呼吸机,以在患者出现呼吸暂停时,及时把氧气打入气道。

由于重度睡眠呼吸暂停低通气综合征严重影响患者健康,而目前对这种病还没有一种有效的治疗方法,为改善预后,采用呼吸机治疗,可能是一种明智的选择。

用呼吸机治疗睡眠呼吸暂停低通气综合征,在发达国家已得到医生和患者的普遍认同,但我国使用者并不多,除了患者初用时身体受到仪器干扰外,心理因素可能也是难以接受的重要原因。但床边简易呼吸机毕竟是一种无创性治疗手段,比药物副作用比较大的内科治疗或有创性外科治疗有一定优势,尽管这是一种无奈的选择。这就需要应用者少体验过程,多思索结果。

 十二、不要盲目抵御催眠药

如果持续失眠时间超过 1 个月,就要考虑就医了。死扛着不吃药,任由发展,最后的结果很可能导致严重的精神疲惫,影响工作、学习、生活质量,甚至引发其他疾病。其实,在这种情况下,不吃药给身体造成的伤害远远大于药物的副作用。

失眠者药物治疗要注意以下几点。

（1）苯二氮卓类（安定类）药物临床应用较多，但只有艾司唑仑和三唑仑有失眠治疗适应证。此类药物不良反应较多，常见的有宿醉（次日起床后嗜睡）、头晕、头痛、共济失调（增加老年人跌倒风险）、记忆受损、耐受或依赖等。使用中短效苯二氮卓类药物治疗失眠时有可能引起反跳性失眠。持续使用苯二氮卓类药物后，突然停药可出现戒断症状，应逐步减量至停药。所以，苯二氮卓类药物已逐渐成为二线选择的催眠药物。目前国外处方此类药物主要针对焦虑和癫痫治疗。目前唯一批准治疗失眠的选择性 H1 受体拮抗剂是小剂量多塞平，此药没有滥用潜能，属于非管控药品。丘脑分泌素（食欲素）可改善失眠症状，用于治疗入睡困难或维持困难型失眠。

（2）褪黑素因其作用时间太短，仅对轻度失眠者可能有效，不能作为治疗药物。褪黑素缓释片可用于治疗年龄≥55 岁的失眠者，可改善主客观睡眠，且安全性好；也可用于调定昼夜节律紊乱，但对睡眠时间过少或早醒者疗效不理想。

（3）催眠药应在医师指导下服用，因为有些疾病是禁用催眠药的，如睡眠呼吸暂停综合征、青光眼等。

（4）长半衰期长的催眠药可引起白天困倦、嗜睡等，这对从事机械操作人员有潜在危险性。服此类药的患者不可驾车和操纵机器，以免发生事故。

（5）催眠药有肌松作用，易导致步态不稳，故应在睡前服用，服后即上床，不宜再活动做事。老年人剂量宜减少，尤其是半衰期短的药须慎用，因易引起步态不稳和朦胧状态而跌倒致伤。因此，尽量避免使用影响睡眠的药物，如咖啡因、酒精、β-阻滞剂、尼古丁、抗组织胺药、皮质激素等。

（6）注意药物依赖性。大多数失眠者为慢性病，须长期治疗。而任何一种催眠药长期服用（4 周）均会增加药物依赖和耐受性风险，在突然停药时还可能导致更严重的失眠。调查显示，72%的失眠者并非每晚都失眠，所以并不需要每晚都服药。

为避免药物依赖性，可采取以下方法：

①间断服药。如次日为周末和休闲时不服药，次日有重要工作或事情时使用催眠药。

②短期服用。一般服用不要超过 3—4 周，许多催眠药"上瘾"的患者是因为长期服用造成的。

③按需服药。对于一些失眠患者，医生会嘱其"按需服用安眠药"。这是指当出现以下情况时应考虑服用安眠药：一是上床有 15 分钟预感到可能睡不好，或次日还有重要事情要做；二是上床有 30 分钟不能入睡；三是夜间醒后不能再入睡，在预定起床前 4 小时；四是慢性失眠患者，每周有 3 次以上不能自己入睡时，不要

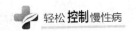
熬到后半夜才用药,可以提前服药。

④若如存在焦虑、抑郁,要同时进行抗焦虑、抗抑郁治疗才能最终有效改善睡眠。

失眠症是由多种因素所引起的复杂病症,特别是对已有各种易患因素、恶化因素及持续因素的慢性失眠者而言,任何一种单一的治疗手段均难以得到良好的疗效。因此,药物治疗应与良好的睡眠习惯相结合,这样才能达到预期疗效。

十三、药物性失眠

药物引起失眠在疾病治疗过程中时有发生,但都容易被医患忽视。药物性失眠不仅使药物疗效不尽如人意,甚至会使疾病迁延不愈。下列几种常用的药物可能影响睡眠。

(1)糖皮质激素类药。临床使用比较广泛,常用于过敏、风湿、免疫紊乱等疾病。如泼尼松、地塞米松等,由于此药能兴奋中枢神经系统,临床连续使用超过 10 天,便可能导致睡眠障碍。小剂量,在上午 8 点左右服用可减轻副作用。

(2)抗菌素。喹诺酮类药物,如左氧氟沙星、加替沙星等药可引起中枢神经兴奋,从而导致头痛、失眠、噩梦等不良反应。此类药物应避免睡前服用。

(3)降压药。在 6 类降压药中,β-受体阻滞剂如美托洛尔可通过交感神经抑制剂作用引起失眠;利尿剂如呋塞米、氢氯塞嗪等可造成夜间排尿次数过多而影响睡眠;卡托普利、贝那普利等可引起夜间剧烈干咳而影响睡眠。出现此种不良反应,可在医生指导下调整药物剂量或种类。

(4)平喘药。哮喘病患本已呼吸困难难以入睡,而治疗哮喘的安茶碱等平喘药,由于其中枢神经兴奋作用而加重了患者的睡眠困难。选用茶碱缓释片可减轻此副反应。

(5)抗抑郁药。常用抗抑郁药如舍曲林、帕罗西丁等因激活 5-HT2 受体和影响睡眠的连续性而诱发和加重失眠。出现失眠时可在医生指导下改服有镇静作用的抗抑郁药。

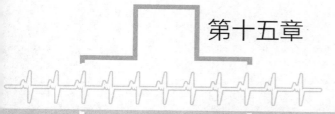

第十五章

防控慢性病值得关注的
几件事

一、基因的变化追不上环境的变迁

人类基因结构是人类在 200 万年的进化过程中对外部环境的选择不断适应的结果,然而近代社会经济迅速发展,生活饮食习惯剧烈变化,当今的世界已远非石器时代以狩猎与采集为生活方式的那个世界。过去 10000—15000 年以来,人类基因与遗传构成的变化远远跟不上生活方式与外部环境的变化。

由于我国对慢性病的干预起步较晚,当前慢性病的防控形势十分严峻,高血压、高脂血症、冠心病、卒中等疾病的患病率不断上升,尽管国家和医界采取了许多防控和管理措施,但还是追不上慢性病飙升的步伐。由此可见,防控慢性病也是"万里长征",任重而道远。

一般认为,凡事都有一个主体,纲举目张,才可能把事情办好。如人得了慢性病,防控的主体应该是患病的个体,把个体管好了,发病就会得到控制。但在现实生活中染病的人都是身不由己,因为生病的侵袭因子太多了,如生物的、环境的、社会的、心理的,甚至还有医药的……而且这些侵袭因子还无时不刻地在人们身边游荡,真是防不胜防。也就是说,生不生病不是个体能主导的。

在现实社会中,有不少健康素养比较高、生活方式良好的中青年人却得了慢性病。据调查,这部分群体的健康状态变坏主要与环境因素(地上、地下、水系与空间污染)和心理压力相关,他们的病并不是"吃出来"的。环境的治理决非一日之功,要有一个漫长的过程,而现今社会就业和职场压力仍然异常激烈。当然,对于健康素养比较低的群体,不良生活方式可能是生病的主要因素。

由此可见,慢性病防控只有政府、社会、公众、企业、医界和个体共同努力,综合治理才能在一定程度上遏制慢性病的流行。

 二、从源头上预防慢性病

慢性病的零级预防是指消除疾病的危险因素,而从源头上预防慢性病将事半功倍,受益终身。从备孕到分娩这一阶段,也就是人生起点(精子与受精卵结合)前的备孕到胎儿娩出时段。这个阶段的备孕男女青年、准妈妈和胎儿的健康状况对胎儿日后慢性病的患病率有重大影响,即先天不足,终身受累。因此,消除胎儿先天隐患是从源头上预防慢性病的重要措施。

我国有 7 亿亚健康人群,其中约 90% 是慢性疲劳综合征,表现为总感觉很累、记忆力减退、失眠、关节肌肉酸痛、咽喉痛、消瘦和精神不振等。其实这些被人们认为"体质差"的人群,相当一部分是从娘胎里带来的,即在男女备孕期间或妊娠期母体和胎儿受各种有害因子的侵袭(如烟草污染、环境污染、隐匿性病毒感染等),胎儿的神经、内分泌及代谢等系统受到伤害,出生的时候虽然没有发现解剖缺陷,但却埋下了生理机能紊乱的危机。宏观的解剖缺陷是一目了然的,而微观的"解剖缺陷"(线粒体、DNA 等)和生现机能异常的表现往往是隐蔽的和长期的,但它可影响人的一生(如终生亚健康状态)。有些孩子的体、智问题是父母在备孕到分娩这一阶段埋下的隐患,如在备孕到分娩这一时段父母吸烟或经常暴露在二手烟、三手烟环境里,人生的起点到孕育阶段就受到烟草烟雾的侵袭,这些儿童出生后生理和心理健康可能会出现一些问题,而许多父母并不觉得是自己的过失,反而责怪孩子。有些孩子读书开足了马力还是"输在起跑线上",其实,可能原因是父母自己先输在起跑线上。优生并不是一句口号,而是有深刻的内涵,父母必须做足功课才能孕育出体智健康的孩子。

目前,有些青年男女不注重婚前、孕前及孕期的检查和保健,从而遗留下后天慢性疾病风险,人生开始就输在起跑线上。因此,从备孕开始就注意预防慢性病格外重要。

备孕期及孕早期是慢性病的易感期。一般男女在孕前 6 个月(至少 3 个月)及女性在孕期(尤其是孕后 3 个月)要避免以下有害因素的侵袭。

(1)病毒感染。主要是弓形体虫(T)、风疹病毒(O)、巨细胞病毒(R)、单纯疱疹病毒(C)及其他病毒感染等,临床上称为 TORCH。这一组病毒病或原虫的任何一种感染均会引起胎儿畸形或发育异常(如先天性心脏病、耳聋、小头、小眼、手指足趾畸形等)。因此,备孕及早孕女性尽量避免上呼吸道感染,不吃未煮熟的鱼、牛、猪肉,接触生肉及猫、狗等动物后要洗手,以免感染弓形体虫。要注意的是,备孕及早孕女性感染了 TORCH 病原体以后,大多无临床症状,即多为隐性感染但对胎儿却有明显影响。因此,孕前必须进行 TORCH(致畸五项或优生五项)检查,以了解对这几种病毒的免疫状况。如能进行疫苗接种,可明显减少出生缺陷的发生。此项检查最好在怀孕半年以前进行,如果感染了这些病毒,只要在专科医生指导下治疗也可以安全孕育下一代。

(2)滥用药物。女性末次月经后 30—72 天之间是畸形高度敏感期,有些药物会对胎儿的生长发育造成严重损害。迄今为止,妊娠期还没有一种药物是绝对安全的,因为研制药物不能以孕妇做临床试验。因此,备孕及孕期用药(包括处方药、非处方药、植物药、矿物质、动物药及保健品等),必须详细阅读说明书,并在医生指导下用药。

（3）环境污染。除自己不吸烟外，还要避开二手烟及三手烟。无论是吸入香烟烟雾还是生活环境中污染的空气，新生儿患先天性心脏病等缺陷是吸入新鲜空气的 3 倍。

已经证明，新房刚装修好就搬进去住，不久又怀孕，或多次住新房是发生胎儿畸形及婴幼儿白血病等先天性疾病的重要原因，即使新房装修用"环保材料"也难以避免。因此，新房装修以后室内通风良好，至少 3 个月，最好半年后才能入住。

除了吸进去的"毒物"外，吃进去的"毒物"更多，但并不是防不胜防。如多了解一些饮食卫生知识，多注意媒体的相关报道，多洗手，食品选择多样化（既可以丰富营养又可减少污染）和选择绿色食品等。环境污染物，不论是吸入、摄入还是接触，都是患慢性病的最重要原因，尤其是对污染物敏感的备孕男女及早孕妇女。目前，不孕、流产、早产及先天性解剖缺陷较多与生活环境污染有密切关系。

（4）体温过高。妊娠期妇女，无论何种原因引起的体温过高都可使胚胎受到损害，特别是胎儿的神经系统。研究表明，孕妇体温达 38.5℃ 时胎儿发育缓慢，达 40℃ 时就会使胎儿脑细胞产生不可逆性损害。同样，洗澡水过热（39—41℃），也会伤害胎儿大脑组织，致使其出生时出现体重偏低、体态瘦小，甚至发生畸形。沐浴时水温越高，时间越长，其不良后果也越严重。因此，孕妇特别是怀孕头 3 个月，洗澡时把水温控制在 27—37℃ 为宜。同样，男子频频洗桑拿，由于睾丸温度过高，也会使精子质量下降。

（5）缺乏叶酸。缺乏叶酸是胎儿畸形的重要原因，这一结论已得到国内外众多研究的证实。中美预防神经管畸形研究，对近 25 万中国母亲的生育情况进行分析显示，怀孕前后每天补充 400 微克叶酸，可使新生儿神经管缺陷发生率下降 79%。因此，最晚要从孕前 3 个月内开始服叶酸片。

（6）吸烟饮酒。夫妻双方在计划怀孕前的 3—6 个月就应开始"封山育林"，停止吸烟和饮酒；同时要避免二手烟和三手烟的危害。

（7）带病妊娠

目前，50 岁以上的慢性乙型肝炎有部分是母婴传播的，其中不少患者发展成肝癌。因此，孕妇带乙肝病毒时分娩后的婴儿必须即时按规定接种乙肝疫苗。但目前不少青年既不做婚前检查也不做孕前检查，使许多隐性慢性病（如慢性乙型肝炎、乙肝病毒携带者、糖尿病、甲状腺疾病等）及遗传性疾病被遗漏而影响下一代健康，如患乙型肝炎等慢性疾病。

婚检、孕前检查、定期孕检是便于发现和监控疾病的三道关卡，若能早期发现问题，据目前的医学水平大多数风险可以避免或得到补救。

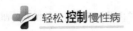
国家二胎政策全面放开以后,高龄孕妇逐渐增多,也为子代健康带来一些隐患。25—35 岁是女性最佳生育年龄,随着年龄的增长,女性生育力逐渐下降,表现为妊娠活产率降低和流产率增高,子代慢性病患病率高。

 ## 三、培养儿童健康的生活方式

越来越多的研究显示,成人的一些疾病与儿童时期不良生活习惯有关。儿童不良饮食习惯导致的肥胖症,长大后继续患肥胖症的概率为 25%—50%,到老年期患肥胖症的概率更是高达 78%。由家人从小"培养"起来的儿童高盐饮食习惯,成人期直到中、老年期高血压病的患病风险逐渐增加。儿童不按时睡觉导致睡眠剥夺,限制了大脑吸收和储存信息的能力,儿童智力发育不良,对孩子一生产生不良影响。家庭的不良生活习惯对孩子是一种"启蒙教育",很容易"传染"给孩子,儿童网瘾、烟瘾、酒瘾、药瘾、赌瘾等无不与幼儿时期生活环境和经历有关。儿童一旦"染瘾"就更不易戒脱,可能成为难治性慢性病而遗患终生。

如何培养儿童良好的生活习惯?

首先是生命最初的 1000 天(胎儿期到 2 岁)。管理好母婴营养是奠定孩子一生健康的基础,对预防糖尿病、心血管等慢性病,可以起到事半功倍的效果。也就是说,人的健康从一颗受精卵的时候,就开始打基础了。胎儿时期以及出生后 2 岁内是否肥胖,与是否形成进高热量食物习惯有密切关系。所以在孕期和新生儿喂养时,对预防这些慢性疾病要引起足够重视,不要以为养得越大越好,婴幼儿肥胖一点没有大问题,其实都是为其日后患上高血压、糖尿病、动脉粥样硬化等疾病埋下隐患。因此,慢性病的防控必须关口前移,从胎儿、婴幼儿开始。

目前,主要影响儿童健康的是两个三高和一个低:饮食"三高"(高盐、高脂、高糖)、患病率"三高"(肥胖率高、近视率高、龋齿率高)和一低(低运动量)。

目前,儿童健康素养的培养,首先要从最简单、最基础也是最重要的做起,那就是"一知":知道什么是垃圾食品;"两不":不随地吐痰,不随地便溺;"三减":减盐,减糖,减油;"四要":饭后要漱口,便后要洗手,每天要运动,睡眠要充足。

生命周期的各个阶段是生长发展累积的过程,同时也是疾病发生相关危险因素累积的过程。研究显示,慢性病的发生发展正是相关危险因素在生命过程中日积月累的结果。慢性病的基因易感性在整个生命周期变化并不大,但其他因素的累积作用却十分显著。这些相关因素随着生命周期的逐渐积累,促成慢性病的病因链推移和发展,最终导致成年期慢性病的发生。

四、关注慢性病中的"疑难杂症"

高血压、冠心病、糖尿病和健康体检中发现的许多变性、增生性疾病等慢性病的管理，如生活方式、饮食处方、运动处方、药物处方和随访、观察与复检等大都有一套固定模式，但对于慢性病中的一些"疑难杂症"，则亟须辨识其夹杂的身心疾病，发现潜在的心理因素，予以就诊指导、鼓励和安慰，许多"疑难杂症"便会迎刃而解。

临床发现，心身疾病患者往往表现出头痛、头晕、耳鸣、心悸、胸闷、气急、胃痛、作呕、胸背颈肩痛、乏力和失眠等躯体化症状。这些病人在心血管科、神经内科、消化科和内分泌科最常见，精神心理科却很少见到他们的身影。统计资料显示，在门诊患者中，60％的病人经体格检查和辅助检查可以发现异常，20％并未发现异常，还有20％的病人是似而非的灰色状态。也就是说，有40％左右的病人可能患有心身疾病。这类病人仅靠生物医学模式难以解除其病痛。此类患者还有一个特点：到处看病，不断挂号，不停询问，不停换医生，不停检查和服药，怀里有成摞的检查单、病历本、成堆的药品……由于疾病久治不愈，常被视为"疑难杂症"。有些病人还因此到体检中心来"全面检查"，以查明病因。其实，这些"疑难杂症"多半是心身疾病或器质性疾病夹杂着心理障碍，只要及时发现，合理治疗，许多患者的病痛可以得到及时缓解。而且因为这是一种功能性疾病，通过比较长时间的心理治疗或（和）药物治疗，还有治愈的希望。但为什么会出现这种求医找不对"庙"的情况呢？

究其原因，一是患病者没有就诊意愿。由于公众缺乏心理学方面的知识，目前我国心身障碍患者约1/3从未到相应科室就诊，他们缺乏心身疾病的相关知识，认定自己是器质性疾病，压根儿没有想过自己有心理问题，因而常年累月不停地在医院的"迷宫"里转悠，到头来，病痛没有解决，却花去大量的精力、时间、钱财和国家医疗资源。因此，当慢性病患者遇到常年不能确诊时，要试着找心理医生咨询或到精神科去看看。

二是缺乏非专科医生正确指导。据调查，在综合性医院里，身心疾病患者接受合理治疗者仅占20％。其中一个重要的原因是非专科医生缺乏对心身医学相关知识的了解，缺乏处理这类问题的能力和经验，或过于依赖精神科医生，或不愿涉及患者的心理问题，因为精神障碍性疾病看起来十分麻烦，除了仔细问诊耗时之外，还要通过各种检查排除许多器质性疾病，最后还要用各种量表来确诊，而且

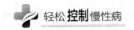
这类病人治疗依从性比较差。其实,非专科医生或全科医生对轻症心理障碍患者可做一般性处理,如对焦虑状态患者除心理疏导外,给予抗焦虑药,失眠者再加一些镇静药,也有一定效果。当然,非专科医生对疑似精神障碍的患者,要及时提请专科医生诊治。

对慢性病中的这些"疑难杂症",医患的认知度是有差距的。得了慢性病最忌讳的是急于求成,对治疗的期望值太高。最重要的是调整好自己的心态,生病靠医生,健身养病靠自己。带病生存、"与狼共舞"是常态。健康的生活方式,遵循医生开的饮食处方、运动处方、心理处方、药物处方,大多数慢性病患者的生活质量都可以比较高,照样可以与健康人一样长寿。"小痾长寿",大多是懂得养病的智慧型病人;还有些是"久病成医",更懂得如何应用上述"四大处方"来调理自己。

五、对身体关注过犹不及

防控慢性病,如减肥、降糖、降压等,都要循规蹈矩,有序地达标。否则,往往有悖初衷,损害健康。其中过度减肥最为常见。

一是"轻断食"损害健康。

有些人一旦查出体重超标,就施行"轻断食"来减肥,一日三餐只吃水果蔬菜,基本不吃谷类和蛋白质食物。这类"轻断食"者以青年女性较多,有的竟把体质指数降到了 14 以下,饿得皮包骨。这种"轻断食"导致的机体严重营养不良,使肌肉量减少、免疫力下降、脏器功能减退、提前步入中年,对健康反而极为不利。减肥应该循序渐进,在保证机体营养基础上节制饮食,否则得不偿失。

二是素食主义致营养不良。

现在,许多人崇尚素食。他们认为人类的祖先是生活在野外的草食动物,人和草食动物的解剖和生理功能有很多相似之处,如两者都是胃小肠长,适合慢慢吸收不易腐烂的食物,反刍动物更是如此。但科学研究的结论并非如此,人类既不是草食动物也不是肉食动物,而是一种杂食动物。人体需要的营养成分有的在植物性食物中含量多,有的在动物性食物中含量多,合理的杂食食谱才能实现营养均衡。

其实,素食者更加健康长寿只是人们的一种直观感觉。为了查证这种说法是否正确,英、美等国家的科学家进行了几项大规模的跟踪调查,结果表明,与社会平均寿命相比,素食者的平均预期寿命确实比较高;不过还伴随着其他生活方式的影响,比如抽烟、喝酒的人更少,平时饮食比较节制,生活方式的其他方面,如锻炼、心态以及生态环境等也更为健康。

科学上有很充分的证据表明，这些"混杂因素"有助于健康长寿。也就是说，素食者健康长寿的原因，主要是他们生活方式的其他方面，而不是素食本身。

不可否认，人们可以从素食中获得极大多数需要的营养成分，但在人体需要的营养成分中，有的在动物性食物中含量丰富，而在植物中不常见；而且，多数植物性食物的营养成分比较单一。蛋白质是一种极其重要的营养成分，尤其是对发育成长期的未成年人。动物性食物中蛋白质含量十分丰富，蛋、奶、肉中的蛋白质在氨基酸组成上与人体的需求更为接近，而且容易消化，故被称为优质蛋白质。优质蛋白质在植物性食物中含量比较少，故素食的青少年易致营养不良。铁、钙、锌在动物性食物中含量比较高，且容易被吸收，植物性食物中含量也不少，但不容易被吸收。维生素 B_{12} 几乎只存在于动物性食物中，完全素食者难以通过天然素食来获取。

虽然动物性食物，如肉、蛋、奶等含有大量人体需要的营养素，但现代人吃得太多了。过犹不及，其中含有的不利成分，如脂肪、胆固醇等，与许多心脑血管疾病有关。

总之，素食很难满足人体所需要的全部营养素。长期素食，由于营养失去均衡，对健康是有影响的，尤其是对青少年、老年人、体弱者和慢性病患者而言。一般情况下，肥胖或超重者用限时性或间断性素食来减肥是可行的，在体重达标以后再荤素混搭，在获得全面均衡营养前提下，可以用素多荤少来维持体质平衡。现在，有些人为了骨感美，采取"骨灰级"的素食加轻断食，只能使人体基因中的"蜡烛"（象征生命过程的端粒）加速燃烧。

三是超强度体育运动伤身。

体育运动增强体质无可非议，但有些体重超标或肥胖者、慢性病患者，为了减肥或加速疾病康复和增强体质，每天要暴走、跑步、骑车、登山等高强度运动几个小时。这种高强度体能锻炼如果每天限于 1 小时内，在青中年也许是可行的，但对于老年患者则等同于饮鸩止渴。

高强度体能锻炼要因人而异，过犹不及，不能盲目跟风或急于求成。暴走、跑步等高强度运动对下肢关节损伤较大，特别是髋关节和膝关节。刚开始，磨损的是软骨和半月板，进而会磨损骨组织；久而久之，还会造成髋关节和膝关节炎。另外，高强度体能锻炼对足部跖骨也易造成损伤，甚至可能导致疲劳性骨折。同时，还可能对膝、踝与脚后跟的肌肉韧带和骨膜造成劳损。更严重的是，由于心脏负荷过重，隐匿性心脏病患者可能发生心血管事件。

要特别提醒的是，肥胖人群做暴走、跑步等高强度运动风险更大。研究表明，肥胖者每次落地时膝关节受的压力是平时走路时的 7—10 倍,例如一个体重 100kg 的人,每迈出一步膝关节受压是 900kg,因而肥胖者长期跑步更容易对半月板造成损伤。肥胖群体比较合适的运动方式:一是游泳。游泳 1 小时可以消耗 400—700kcal 热量,因为水浮力的作用,身体只承受 10% 的压力。二是骑车。车座可承受身体的大部分重量,从而减轻膝盖的压力。三是走路。刚开始每周走路 2—3 次,等身体适应以后,逐渐增加到每周 4—5 次,每次 30 分钟左右,速度视身体情况而定。四是做坐姿态运动。例如普拉提、坐姿哑铃练习等。另外,肥胖者如果每天做超过 90 分钟的高强度运动,容易造成"饥饿状态",引起身体肌肉的流失。

 ## 六、HCY 是引发慢性病的"新秀"

在健康体检或临床常规检查中有一项对我们身体非常重要的生化指标常常被忽视,它就是同型半胱氨酸(HCY)。HCY 是一种含硫氨基酸,为蛋氨酸和半胱氨酸代谢过程中产生的重要中间产物。正常情况下,HCY 在体内能分解代谢,浓度维持在较低水平。而某些因素可使体内该指标升高,如不健康生活方式(吸烟、饮酒等)、营养元素缺乏(叶酸、维生素 B_6、维生素 B_{12} 等摄入不足)、遗传、某些疾病(肾功能不全、恶性肿瘤、甲状腺功能减退、银屑病等)、长时间过量运动(体能锻炼时肝脏产生肌酸以帮助肌肉收缩,产生肌酸的一个副产品就是同型半胱氨酸)等。

高同型半胱氨酸(HHCY)血症与许多慢性病密切相关。HHCY 可直接引发血管内皮功能障碍,促进血管平滑肌增殖肥大、血小板聚集增加及血栓形成,这些病理改变在卒中、冠心病等心脑血管疾病发病中扮演着重要角色。

在健康人血浆中 HCY 为 $5—10\mu mol/L$,如果血浆内浓度超过 $10\mu mol/L$ 认为是 HHCY。HHCY 按照血浆内浓度不同,可分为轻度($11—30\mu mol/L$)、中度($31—100\mu mol/L$)、重度($>100\mu mol/L$)三种类型。

HHCY 与以下几种慢性疾病关系最为密切。

(1)高血压。研究显示,高血压伴随 HHCY 是中风高发的最重要因素,因两者有显著的协同作用。我国高血压伴 HHCY 命名为 H 型高血压。据统计,我国成年高血压患者 HHCY 患病率为 75%(男性占 91%,女性占 60%),其心脑血管事件发生率较单纯高血压患者高出 5 倍,比正常人高出 25—30 倍。因此,在高血压治疗过程中同时降低血中 HCY 浓度有着十分重要的作用。

(2)冠心病。研究发现,约半数冠心病患者和 1/4 早发冠心病患者并无高血压、高脂血症、糖尿病、肥胖、吸烟等危险因素，而 HCY 水平却明显增高，这提示 HHCY 是冠心病发病的危险因素。进一步研究发现，HHCY 与冠状动脉病变血管支数有一定关系，单支、双支、多支血管病变的患者 HCY 呈逐渐上升趋势，并且与血管严重程度相关，冠状动脉狭窄≥99％的患者 HCY 水平明显高于冠状动脉狭窄＜75％的患者。这是由于 HCY 可促进冠状动脉内皮损害、脂质沉积、班块形成和血小板聚集，从而导致冠心病的发生与发展。

（3）脑血管疾病。HCY 对脑血管危害较大。一项对上千例国人随访 12 年的研究发现，水平超过 9.47 的患者，卒中和冠心病发生风险增加 1.3 倍。中国卒中一级预防研究对 20702 例无卒中和心肌梗死的高血压患者进行治疗和对照，治疗组给予依那普利叶酸合剂，对照组给予依那普利。结果显示，补充治疗可使首次风险降低 21％。高血压合并 HHCY 患者，与单纯高血压相比，脑梗死、脑出血风险增加 2 倍。与正常人比较，男性心脑血管事件发生风险增加 12 倍，而女性为 28 倍。调查显示，有 42％卒中患者 HCY 水平增高。HCY 水平与卒中风险相关，HCY 每增加 5μmol/L，发生卒中风险增加 59％；HCY 每降低 3μmol/L，发生卒中风险降低 24％。HCY 水平越高，远期生存率越低。由此可见，HHCY 对脑血管危害很大。

（4）糖尿病。研究表明，约 36％的糖尿病患者伴有 HHCY，在糖尿病伴发肾脏、视网膜病变及心血管并发症的患者中 HCY 水平更高。周围神经病变是糖尿病的重要并发症，发病率高，治疗难度大。由于 HCY 对神经细胞有直接毒性作用，容易引起神经营养障碍，从而导致糖尿病等神经病变的发生与发展。因此，糖尿病患者要注意监测 HCY 水平，以减少其并发症的发生。

（5）肾脏病。肾脏是 HCY 排泄和代谢器官，正常肾功能是保持 HCY 动态平衡的条件。临床实践证明，只要肾功能有轻度改变，HCY 就会明显升高，HCY 每升高 5μmol/L，微量蛋白尿出现的危险性增加 30％。慢性肾衰竭患者普遍存在 HHCY，血液透析患者 HCY 水平更高。而叶酸可降低蛋白尿风险。新近研究显示，高血压伴糖尿病患者，叶酸＋依那普利组较单纯依那普利组发生蛋白尿风险降低 52％。

（6）阿尔茨海默病。HHCY 是阿尔茨海默病强有力的危险因素，HHCY 不仅能引起脑白质损害，加重认知功能障碍，而且通过与 HCY 相关的高血压和脑梗死可间接引发老年性痴呆，尤其对阿尔茨海默病患者的记忆和执行功能损害更为明显。

（7）肿瘤。HCY 与多种细胞恶变有关。由于 HHCY 多数并存叶酸、维生素 B_6、维生素 B_{12}等营养素缺乏或 HCY 代谢中的相关酶缺陷，从而引发基因表达异常而发生恶性肿瘤。同时,由于肿瘤细胞快速增殖,对叶酸、维生素 B_6、维生素 B_{12} 需求量大,造成机体叶酸、维生素 B_6、维生素 B_{12} 供应相对不足,进而使 HCY 水平进一步升高,形成一种不良循环。已有研究表明,HCY 在结直肠癌、乳腺癌、肝癌、食道癌、胃癌、膀胱癌、卵巢癌、急性淋巴细胞白血病、恶性淋巴瘤、头颈部肿瘤等患者的血浆中水平升高。

调查显示,国人普遍缺乏叶酸。由于叶酸在正常成人体内储存量仅为 5—10mg,而食物中的叶酸在烹调和储存过程中可损失 50%—70%,因此,人群中叶酸缺乏的比例较高。资料显示,我国人群低叶酸率为美国的 100 倍,直接导致我国 H 型高血压和由其并发的卒中明显高于西方国家。

叶酸通过降低 HCY,改善血管内皮功能和自主神经功能,对高血压及动脉粥样硬化引发的脏器损害有保护作用。另外,叶酸还有轻度增强降压药疗效的作用。由于体内代谢水平是影响 HCY 的主要因素,因此,在防控高血压伴 HHCY 时,患者叶酸的补充不是一时的,而是长期的。在补充叶酸的同时,补充维生素 B_6 和维生素 B_{12} 对于降低血浆中 HCY 水平可以起到更好的治疗效果。

叶酸虽然属于维生素,但过多服用是有害的。一般对于未摄入叶酸强化食品的患者来说,目前推荐每日应摄入 0.4mg 以维持机体需求。我国防控高血压和心脑血管疾病的叶酸推荐量是 0.8mg / 日。目前市面上的叶酸片多为 5mg/片,这是用来治疗巨细胞性贫血的制剂,如果按照说明书服用,则每天要服用叶酸 15mg。长期大量服用叶酸会出现腹泻、失眠和与免疫功能相关的自然杀伤细胞活性改变等副反应,值得引起重视。

 # 七、不良生活习惯遗患终生

为什么有人会把医生告诫如何少得病、不得病,或得了病怎样才能把身体养得更好这样的"金玉良言"当成耳边风呢?

原因很多,但主要的也普遍存在的是观念问题。现在许多人都有不良生活习惯,烟、酒及高盐、高油、高糖、红肉等食物,每天都要"亲密接触",不然日子过得没劲。这是一部分"今朝有酒今朝醉,不管明朝是和非"的得过且过的人。具有这样意识的人是慢性病的高危人群,他们的不良生活习惯只要占了上面所说的一两项就足以成为慢性病的危险人群,占得越多风险越大,样样齐全者就是极高危人群了。在《我为什么生病》一书中提出了一个很有趣的问题:"为什么我们偏爱这些对我们身体有害的事物? 这似乎是一种积习难改的人性缺陷。"其实,这是一个认知问题、观念问题。

不少年轻人为了事业、妻儿老小,长期在高压力、高负荷环境下工作,无暇读书看报,甚至没有时间"触网",因而防病常识贫乏,他们今天以健康换金钱,却没有料到明天金钱换不回健康。到了中老年,慢性病便找上门来了。

在还没有生活方式疾病的时候,用良好的生活方式来预防生活方式疾病是健康观念上的一次升华;在生活方式疾病缠身的时候,及时就医诊治,辅以良好的生活方式自我治疗,更能使人体会到良好生活方式的弥足珍贵。科学、文明的生活方式一旦建立起来并保持下去,它将在我们举手投足之间自然流露,成为我们新的生活习惯和行为。